Anatomie topographique et médico-chirurgicale

Atlas photographique en couleurs

Tome III Thorax

Par

STEFAN KUBIK

Avec la collaboration de

TÖNET TÖNDURY et MIKLOS CSERHÀTI

Préface de l'édition française par

ANDRÉ DELMAS

Professeur d'Anatomie à la Faculté de Médecine de Paris

Préambule de

GIAN TÖNDURY

Directeur de l'Institut d'Anatomie de l'Université de Zurich

124 figures dont 72 photos en couleurs
avec 72 schémas explicatifs

1969

ÉDITIONS MOUTON - PARIS - LA HAYE

LIBRAIRIE MALOINE S.A. ÉDITEUR

27, Rue de l'École-de-Médecine, Paris-6e

STEFAN KUBIK

Professeur d'Anatomie à l'Université de Zurich

TÖNET TÖNDURY

Institut d'Anatomie de l'Université de Zurich

MIKLOS CSERHÀTI

Institut d'Anatomie de l'Université de Zurich

Traduit par le docteur

PIERRE CHAMPENDAL

Titre Original: Klinische Anatomie. Ein Farbphotoatlas der Topographie Band III. 2. Auflage 1969

Printed in Belgium

PRÉFACE DE L'ÉDITION FRANÇAISE

C'est un réel plaisir de présenter la traduction française de l'ouvrage du Professeur Stefan Kubik. Le texte et l'image sont associés avec bonheur dans cet atlas d'anatomie topographique du corps humain et la description s'accompagne ici d'heureuses considérations cliniques. L'originalité de ce livre réside surtout dans l'illustration: l'illustration est toujours importante, capitale, dans un livre d'anatomie. L'image est le vrai document, le texte, le commentaire. Un dessin est, cependant, une interprétation, le schéma qui en est la simplification s'éloigne davantage encore du modèle, sa fonction démonstrative est trop personnelle pour être objective. L'image vraie, celle du modèle, est avec évidence la photographie, mais en noir et blanc elle est peu lisible et nécessite des retouches; seule la couleur donne la représentation fidèle de la préparation anatomique, elle suggère le relief, recréant la profondeur, rendant sans truquage la vérité des rapports.

Le lecteur d'un ouvrage d'anatomie éprouve une profonde satisfaction à retrouver dans un livre ce qu'il a vu ou sait qu'il peut voir lui-même — avec la photographie en couleurs, le vrai et le beau peuvent coïncider. C'est le but que s'est fixé le Professeur Stefan Kubik: les photographies de son bel atlas restituent le volume, la couleur, les rapports des organes, ce que découvre la dissection dans ses approches successives et, ici, les préparations anatomiques sont excellentes. Un dessin accompagne les photographies; il est nécessaire, car la réalité est trop riche, il supprime les difficultés de l'identification par lecteur novice des éléments anatomiques sur l'image photographique.

Cette anatomie topographique est une anatomie médico-chirurgicale, elle rappelle chaque fois que cela est opportun l'intérêt de tel ou tel dispositif anatomique, d'un rapport ou d'une variation. Ces considérations d'ordre pratique sont souhaitées par l'étudiant désireux qu'on lui montre la place de l'anatomie dans sa formation médicale. Avec la description qu'accompagne un exposé des applications cliniques, l'anatomie entre dans la vie. Elle n'est pas, elle n'est plus, une science du cadavre.

Le projet du Professeur Stefan Kubik était ambitieux, sa réalisation ne mérite que des éloges.

Dr André DELMAS

Professeur d'Anatomie à la Faculté de Médecine de Paris

PRÉAMBULE

La littérature médicale ne manque pas de précis et de monographies qui traitent de l'anatomie topographique et présentent les particularités du thorax sous une optique purement morphologique ou chirurgicale de loin dépassée. Les auteurs s'efforcent tous d'illustrer ces ouvrages avec un maximum de figures pour simplifier la description de rapports parfois complexes et les rendre plus compréhensibles au lecteur. Dans son Atlas photographique d'Anatomie topographique humaine, STEFAN KUBIK recourt pour la première fois à la reproduction photographique de dissections anatomiques. Pour ne pas compliquer inutilement l'image en couleurs, la légende est indiquée sur des dessins en regard des photographies. Ainsi est inaugurée une nouvelle voie qui, certes, comporte de nombreux avantages mais ne va pas sans quelques inconvénients. Il est impossible de faire ressortir l'essentiel d'une photographie et d'en estomper ce qui l'est moins. Pour remédier à ce défaut, cet atlas comporte des schémas d'orientation qui soulignent l'essentiel.

Toutes les photos ont été faites à partir de dissections préparées dans ce but par l'auteur lui-même. Le texte est aussi bref que possible, concis, pour permettre une orientation rapide. Il est en outre réparti de façon qu'il accompagne le plus souvent l'illustration sur une seule et même page. Je suis persuadé que cet atlas comptera de nombreux amis, non seulement parmi les étudiants mais parmi les médecins qui désirent se rafraîchir la mémoire. Devant la rareté du matériel anatomique, l'étudiant, en salle de dissection, a de moins en moins l'occasion de se familiariser aujourd'hui, par sa propre expérience, avec la structure du corps humain. Il est d'autant plus important pour lui d'avoir entre les mains un guide qui l'aide aussi par l'iconographie à se faire une image exacte de l'anatomie topographique.

Que cet atlas photographique ait le plus d'amis possible. C'est là mon vœu.

Dr Gian TÖNDURY

Directeur de l'Institut d'Anatomie de l'Université de Zurich

AVANT-PROPOS

En anatomie, comme dans tout autre domaine de la morphologie, les connaissances sont étroitement liées au souvenir des images. Aussi bien l'étude et la compréhension des rapports précis et de leur importance pratique ne peuvent se concevoir sans la dissection et l'observation des préparations anatomiques. Comme il est souvent difficile de reporter sur la préparation les explications d'un dessin plus ou moins schématisé, nous avons réalisé cet atlas en nous efforçant d'associer le croquis et la photographie. La photographie exprime le réel qui par sa complexité rend malaisée une orientation rapide. Mais celle-ci devient possible grâce aux dessins qui soulignent l'essentiel*.

Le cadrage des illustrations est assez large pour que ressortent bien les rapports avec les formations et les organes voisins. La dissection s'accompagne d'un maximum de détails avec représentation et description des variations. A souligner que s'il obéit dans son architecture à des principes fondamentaux précis, le corps humain ne procède pas d'un schéma uniforme.

Le texte est aussi court que possible, il a pour but de donner l'essentiel pour une information rapide et d'indiquer quelques particularités pratiques primordiales. Je dois d'avoir achevé ce livre avant tout à mon maître, le Prof. G. TÖNDURY. Qu'il trouve ici l'expression de ma gratitude pour en avoir accepté l'idée avec une pleine compréhension, pour m'avoir aidé de son immense savoir et de ses conseils, pour avoir mis enfin à ma disposition les pièces anatomiques. Mes remerciements vont aussi au Dr h.c. G. Hauff qui m'a soutenu dans la réalisation de cet atlas et n'a cessé de me témoigner ses encouragements.

* La reproduction photographique irréprochable de préparations anatomiques dépend de multiples facteurs. Sans entrer dans des détails techniques, je signalerai simplement les différences de teinte du matériel. Alors qu'au début l'état de conservation donne des couleurs satisfaisantes, la même pièce anatomique peut changer de coloration au cours des prises de vue successives. Le manque de matériel explique pourquoi certaines régions n'ont pas toujours une limite franche par rapport aux organes voisins. Il a fallu souvent photographier des pièces déjà préparées provenant de la salle de dissection.

AVANT-PROPOS DU TOME III

Le tome III se divise en trois parties: paroi thoracique, cavités pleurales et médiastin. Lorsque les rapports topographiques et fonctionnels le nécessitent, la description déborde les limites anatomiques et s'étend aux zones de passage et aux territoires de transition. Ainsi, par exemple, à propos de la glande mammaire, l'accent est mis non seulement sur le groupe des ganglions lymphatiques axillaires mais sur la topographie du creux axillaire. Le système lymphatique et le système nerveux autonome sont traités plus en détail. Le premier, par suite de son importance clinique croissante, le second, parce qu'il a son origine dans la région thoracique. Dans le choix des illustrations, je me suis efforcé de montrer autant que possible toutes les régions mentionnées dans le texte. Les radiographies m'ont été aimablement prêtées par le Prof. K. Mülly, le Dr A. Rüttimann, P.D., le Dr T. Kiss, P.D., les Drs J. Balint, K. Kett et W. Wirth, les clichés de bronchoscopie, par le Dr R. Hug. Qu'ils trouvent ici l'expression de ma reconnaissance. Je suis redevable des dissections illustrées par la figure 9 au Dr M. Fueter, par les figures 23 et 24, à H. Füllemann, étudiant en médecine, par la figure 8, à M. R. Gangel. C'est aux procédés de conservation et aux larges connaissances techniques de ce dernier que je dois d'avoir travaillé sur des pièces anatomiques demeurées dans un état remarquable.

Mes remerciements vont à Mme Hildegard Resch, ma laborantine, pour son intérêt à la tâche, le soin apporté à la transcription du manuscrit et à l'établissement de l'index alphabétique.

M. et Mme Drews-Horn ont réalisé avec une grande fidélité les dessins d'après mes esquisses. Je remercie chaleureusement M. W. Brandenberger, chef du Laboratoire Agfa-Gevaert, S.A., pour son aide et ses conseils techniques.

Le Dr H. Müntener m'a été d'un grand secours dans la rédaction de certaines parties du texte et dans la correction du manuscrit. Mes remerciements s'adressent enfin au Dr Ch. Syburra et à Mlle M. Ernst pour leur collaboration dans la correction de l'ouvrage et l'établissement de l'index alphabétique.

Zurich, février 1968.

Dr Stefan KUBIK

Professeur d'Anatomie à l'Université de Zurich

TABLE DES MATIÈRES

POUMONS

MÉDIASTIN

GÉNÉRALITÉS

Délimitation du thorax

Le thorax est la partie supérieure du tronc. Sa limite supérieure, en direction du cou, passe par la fourchette du sternum, la clavicule et une ligne qui unit l'articulation acromioclaviculaire à l'apophyse épineuse de la 7e vertèbre cervicale. Sa limite inférieure, en direction de l'abdomen, va de l'appendice xiphoïde, le long de l'arc costal et de la 12e côte, jusqu'à l'apophyse épineuse de la 12e vertèbre dorsale. La capacité de la cavité thoracique ne correspond pas à cette délimitation externe car le diaphragme saille fortement dans la cavité thoracique par l'orifice inférieur du thorax (cf. p. 53) et les dômes pleuraux s'élèvent plus haut que les clavicules (cf. p. 70).

Squelette du thorax

Le squelette du thorax comprend les vertèbres dorsales, les côtes et le sternum.

Côtes. Des 12 paires de côtes, seules les 7 premières s'unissent directement au sternum. Ce sont les *vraies côtes (côtes sternales)*. Nommées *fausses côtes*, la 8e, la 9e et la 10e s'articulent indirectement avec le sternum, leur partie cartilagineuse se soudant à la côte située au-dessus. Elles forment ainsi l'*arc costal (Costae arcuariae)*. Les deux dernières côtes se terminent librement. Elles sont appelées *côtes flottantes*, par suite de leur grande mobilité. La 12e côte peut manquer.

Chaque côte se compose d'une *tête*, qui s'articule avec la colonne vertébrale, d'un *col* et d'un *corps*. A la jonction du col et du corps s'élève la *tubérosité costale* dont la surface articulaire forme avec la surface articulaire de l'apophyse transverse de la vertèbre l'articulation costo-transversaire (cf. p. 38). L'axe du col correspond à l'axe de rotation de la côte, il est oblique, en dehors et en arrière par rapport à la colonne vertébrale. Le corps de la côte garde au début cette direction puis il s'incurve en avant *(angle postérieur)*. Ainsi la cage thoracique présente-t-elle une courbure postérieure, à gauche et à droite du rachis *(gouttière* ou *sillon pulmonaire)*, d'où son aspect réniforme en coupe transversale (fig. 27).

Les côtes ont un trajet horizontal jusqu'à l'angle postérieur. A partir de ce point, elles tendent à devenir obliques vers le bas, de sorte que leur extrémité antérieure est moins élevée que leur extrémité postérieure. Cette coudure augmente de haut en bas. En avant, la côte se continue par le *cartilage costal* dont la longueur augmente de la 1ère à la 10e côte. Il en résulte que l'union de l'os et du cartilage se déplace, de haut en bas et de dedans en dehors, du niveau de la ligne parasternale à celui de la ligne médioclaviculaire. Le 1er cartilage costal a une direction légèrement descendante, le 2e et le 3e cartilage costal sont à peu près horizontaux. A partir de la 4e côte, les cartilages costaux sont de plus en plus ascendants. Dès 20 ans, les cartilages costaux commencent à s'ossifier, ce qui se traduit avec l'âge par une perte d'élasticité de la cage thoracique.

Les côtes sont séparées par les *espaces intercostaux*. Le sternum limite en avant les 5 premiers, les jonctions cartilagineuses intercostales, les 4 suivants. Les espaces inférieurs communiquent avec la paroi abdominale. Les espaces intercostaux supérieurs et inférieurs sont plus larges que les moyens. La largeur de chaque espace intercostal augmente d'arrière en avant. Son maximum se situe au niveau de la jonction ostéochondrale de la côte.

Sternum. Il est constitué par le manubrium, le corps et l'appendice xiphoïde. Le *manubrium* en est la partie supérieure. Dans la région de l'échancrure claviculaire, il est en rapport avec la clavicule et la 1ère côte. Le bord supérieur, déprimé, forme la *fourchette du sternum.* Le manubrium est soudé au *corps* par une synchondrose le plus souvent, par une synostose quelquefois. A la palpation, cette région forme une saillie transversale et correspond souvent à une angulation de l'axe du sternum *(angle manubrio-sternal de* LOUIS*).* De plus, c'est à ce niveau que s'unissent le sternum et le 2e cartilage costal à partir duquel on compte les côtes, car la 1ère côte est recouverte par la clavicule. Le long des bords du corps du sternum se trouvent les *échancrures costales* qui correspondent à l'insertion des 2e-7e cartilages costaux sur le sternum.

La jonction du cartilage costal de la 1ère côte avec le sternum (articulation sternocostale) se fait par une synchondrose. Pour les côtes suivantes, il s'agit d'une articulation avec une fente articulaire et une capsule formée par le périchondre et renforcée par les *ligaments costosternaux* ou *rayonnés.* Les faisceaux entrelacés forment la *membrane sternale antérieure* et *postérieure.*

L'extrémité du sternum est formée par l'*appendice xiphoïde* dont l'aspect et la taille sont variables.

Anomalies sternales. Les extrémités antérieures des 7 premières paires de côtes se soudent des deux côtés à un hémisternum. Les deux hémisternums se joignent d'ordinaire au moment de la vie fœtale où le cœur plonge dans la cavité thoracique. Des troubles du développement peuvent laisser une fissure complète ou partielle du sternum (fissure congénitale du sternum) et donner lieu à une ectopie cardiaque sous-cutanée généralement incompatible avec la vie. Encore très discret chez le nouveau-né, l'enfoncement du segment sternal inférieur peut s'accentuer plus ou moins au cours de la croissance à cause du raccourcissement de certains tendons diaphragmatiques et aboutir au thorax en entonnoir.

L'espace délimité par le squelette du thorax *(cage thoracique)* n'est pas clos en haut et en bas. Aussi parle-t-on d'un *orifice thoracique supérieur* et d'un *orifice thoracique inférieur.* L'ouverture supérieure est limitée par la 1ère vertèbre dorsale, la 1ère paire de côtes et par la fourchette du sternum. Comme son plan présente une obliquité antérieure de 30° environ, la fourchette sternale est à la hauteur de la 3e vertèbre dorsale. Étant donné que la cage thoracique s'évase en cloche vers le bas, son ouverture inférieure est plus grande. Elle est en outre moins nettement limitée. Elle passe par la 12e vertèbre dorsale, le long de la 12e paire de côtes, l'extrémité de la 11e côte, se continue par l'arc costal pour se fermer à la pointe de l'appendice xiphoïde. L'angle compris entre les deux arcs costaux s'appelle *angle xiphoïdien.*

Forme du thorax

Le squelette du thorax ressemble à un tronc de cône dont la base correspond à l'orifice thoracique inférieur et le sommet à l'orifice thoracique supérieur. La musculature du thorax adopte une disposition inverse. Vu la présence de la ceinture scapulaire et l'importance des masses musculaires thoraco-humérales, elle est large dans le haut du thorax et s'amincit vers le bas où elle se réduit aux muscles plats abdominaux. Chez l'homme, la cage thoracique est plus allongée que chez la femme. Les côtes masculines sont plus larges et plus inclinées, les côtes féminines, plus graciles. Le thorax leptosome est long, mince et plat, le thorax athlétique, large dans sa partie supérieure surtout, le thorax pycnique, en forme de tonneau plus large en bas. Les différences de forme thoracique dues à l'âge sont plus prononcées que les nuances constitutionnelles et sexuelles. Chez le nouveau-né, les côtes sont presque horizontales, la cage thoracique est élevée, engonçant le

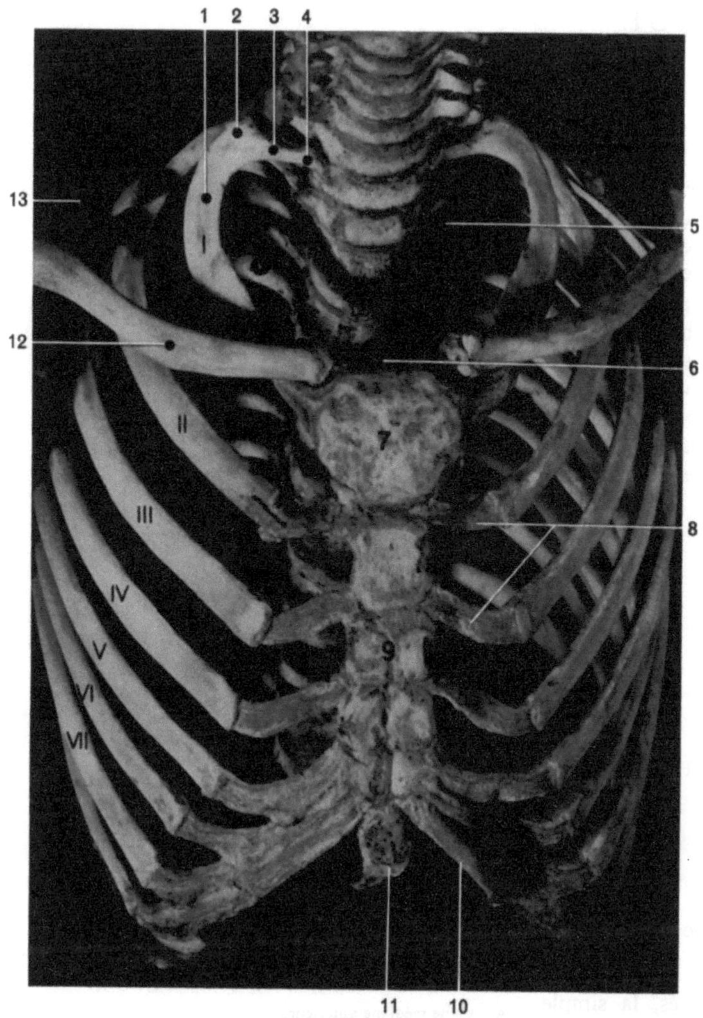

1

Squelette du thorax

1 Corps de la côte
2 Tubérosité costale
3 Col de la côte
4 Tête de la côte
5 Orifice thoracique supérieur
6 Fourchette du sternum
7 Manubrium sternal
8 Cartilages costaux
9 Corps du sternum
10 Arc costal
11 Appendice xiphoïde
12 Clavicule
13 Omoplate

cou; son diamètre transverse est faible par rapport au diamètre antéro-postérieur. Le thorax du nouveau-né rappelle celui des quadrupèdes. Avec l'âge, les côtes s'abaissent, le thorax subit un aplatissement antéro-postérieur. Chez le vieillard, le thorax est très aplati, l'angle xiphoïdien se rétrécit, d'où rétrécissement de l'orifice thoracique inférieur.

PAROI THORACIQUE

Plans de la paroi thoracique

En coupe frontale ou transversale, la paroi thoracique présente nettement trois plans successifs. Le plan superficiel est formé par la peau et le pannicule adipeux sous-cutané, le plan moyen, par les muscles proximaux du membre supérieur, ceux de l'abdomen et du dos, y compris leurs aponévroses, dont l'insertion ou l'origine siège au niveau du squelette du thorax. Le plan profond comprend le squelette du thorax, les muscles intercostaux, le fascia endothoracique et la plèvre pariétale.

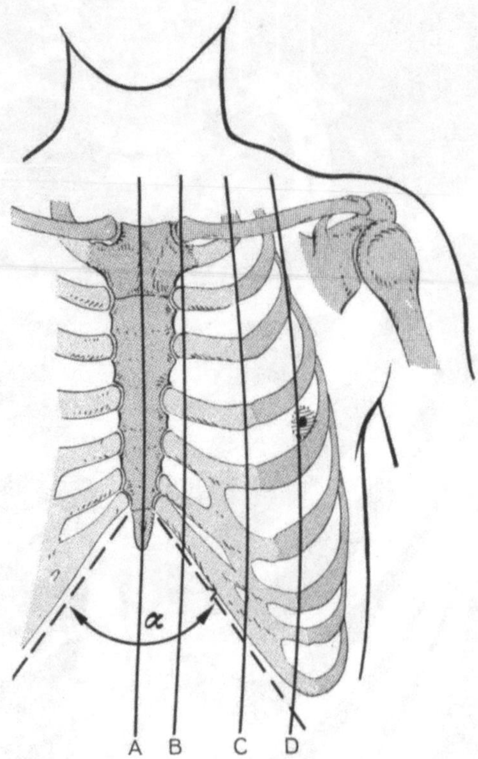

2a Lignes antérieures d'orientation

A Ligne médiane antérieure
B Ligne sternale au bord du sternum
C Ligne parasternale, située entre les lignes B et D
D Ligne médioclaviculaire ou mamillaire, passant par le milieu de la clavicule
Ligne interrompue: Arc costal
α Angle xiphoïdien

PLAN SUPERFICIEL DE LA PAROI THORACIQUE

Inspection de la paroi thoracique

Chez les sujets robustes, élancés, la simple inspection donne une idée assez juste des limites du thorax et de ses divers muscles.

Vue antérieure (face antérieure) (fig. 2b). On reconnaît la limite supérieure de la cage thoracique au milieu de la fourchette du sternum et, latéralement, au trajet de la clavicule qui se prolonge par l'acromion et saille chez les sujets maigres par suite de la dépression de la peau au niveau du triangle omo-claviculaire. La ligne médiane est marquée par le manubrium, le corps et l'appendice xiphoïde du sternum. L'arc costal marque la base de la cage thoracique. Les deux arcs costaux forment un angle dont l'appendice xiphoïde est le sommet. C'est l'angle xiphoïdien, plus ou moins ouvert selon les individus. Le relief de la face thoracique antérieure est complété par les grands pectoraux qui s'insèrent au niveau de la clavicule et du sternum et se distinguent bien de l'origine des grands droits

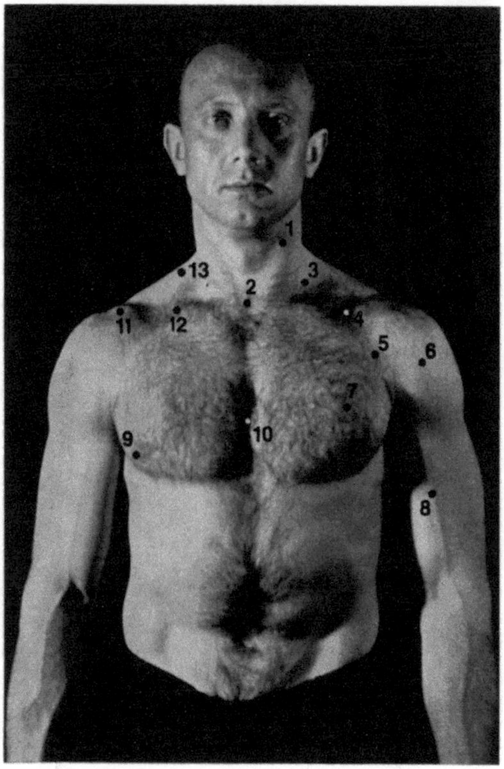

2b

Relief de la surface de la paroi thoracique antérieure

1	Sternocléidomastoïdien	8	Veine céphalique
2	Fourchette du sternum	9	Mamelon
3	Triangle omo-claviculaire	10	Ligne sternale médiane
4	Espace delto-pectoral	11	Acromion
5	Sillon deltoïdéo-pectoral	12	Clavicule
6	Deltoïde	13	Bord du trapèze
7	Grand pectoral		

de l'abdomen. Latéralement, le grand pectoral et le deltoïde limitent un sillon, qui commence au milieu de la clavicule par une dépression triangulaire (espace delto-pectoral) et se continue sous le nom de sillon deltoïdéo-pectoral à la face antérieure du bras. S'il est abondant, le pannicule adipeux sous-cutané arrondit les formes extérieures et en efface le relief. Pour localiser un point de la paroi thoracique antérieure, on en fait la description par rapport aux mamelons situés, chez l'homme et chez la femme jeune, à la hauteur du 4e espace intercostal en dehors de la jonction ostéochondrale des côtes, par rapport aux espaces intercostaux et, des deux côtés par rapport à 4 lignes auxiliaires verticales, les lignes médiane antérieure, sternale, parasternale et médioclaviculaire (mamillaire) (fig. 2a).

Vue latérale (fig. 3). La face latérale de la cage thoracique est en grande partie recouverte par le bras abaissé. Une fois le bras levé au-dessus de l'épaule, le *creux axillaire,* qui est la limite supérieure de la paroi latérale, devient visible. Il est compris entre le pli axillaire antérieur soulevé par le bord mousse du grand pectoral et le pli axillaire postérieur qui correspond au bord inférieur du grand dorsal et du grand rond. Au milieu, c'est-à-dire contre la paroi thoracique, le creux axillaire s'étend vers le bas et se prolonge par une ligne en dents de scie (ligne de GERDY) qui correspond à l'engrenage des origines du grand dentelé et du grand oblique de l'abdomen. Au niveau du bras, le creux axillaire se continue dans le sillon bicipital interne, le long du bord interne du biceps. En son milieu, la tête de l'humérus peut parfois faire une saillie antérieure. A ce niveau, elle est, quoi qu'il en soit, toujours palpable. En arrière du bord du grand pectoral, le coraco-brachial et le court chef du biceps forment un léger renflement. Plus en dehors, le paquet vasculo-nerveux du bras est parfois apparent sous les téguments. Chez les sujets peu gras mais musclés, on peut percevoir en outre le tendon de la longue portion du triceps. Toutes les formations du creux axillaire énumérées ci-dessus sont toujours palpables. Pour juger des ganglions lymphatiques axillaires, de la tête de l'humérus et du paquet vasculo-nerveux, il est bon de ne pas faire trop lever le bras, de le placer au contraire en adduction, pour détendre les muscles, la capsule articulaire et l'aponévrose axillaire, rendant ainsi possible une palpation profonde La localisa-

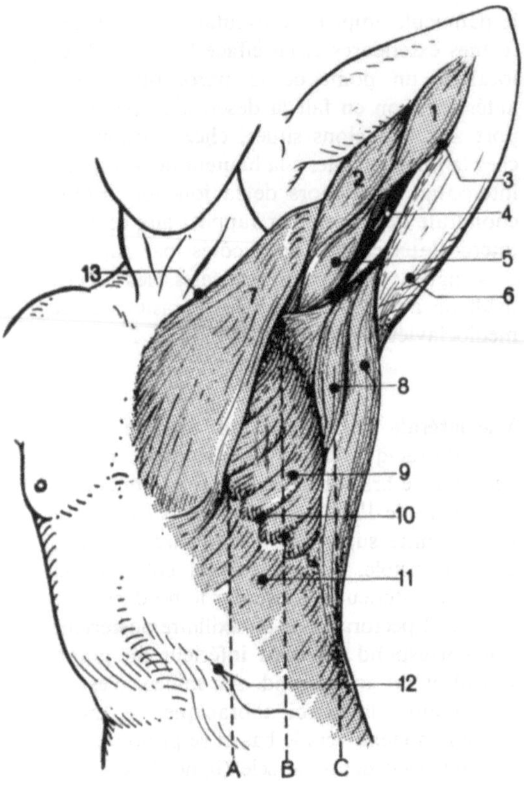

3a

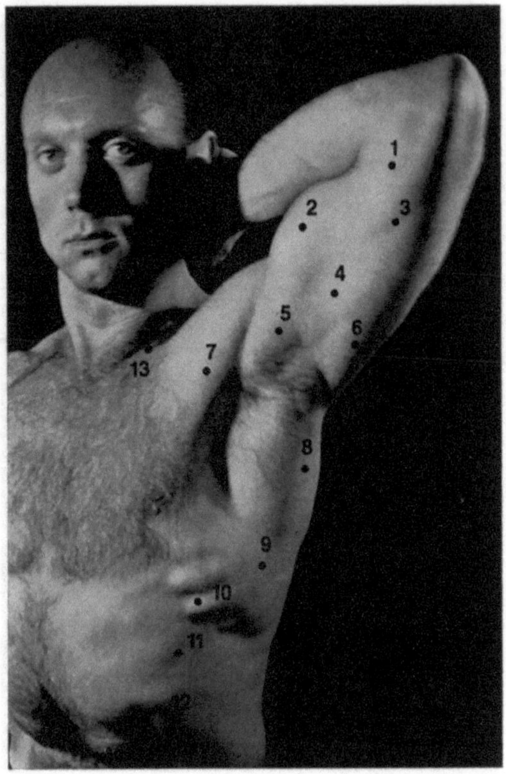

3b

Lignes latérales d'orientation

A Ligne axillaire antérieure
B Ligne axillaire médiane
C Ligne axillaire postérieure

3b

Relief de la surface de la paroi thoracique latérale et du creux axillaire

1 Brachial antérieur
2 Biceps
3 Sillon bicipital interne
4 Paquet vasculo-nerveux
5 Coraco-brachial et court chef du biceps
6 Longue portion du triceps
7 Grand pectoral (pli axillaire antérieur)
8 Grand dorsal et grand rond (pli axillaire postérieur)
9 Grand dentelé
10 Ligne de Gerdy
11 Grand oblique de l'abdomen
12 Arc costal
13 Clavicule

tion d'un point de la face latérale du thorax se guide d'après les espaces intercostaux et 3 lignes verticales, les lignes axillaires antérieure et postérieure, qui passent par les plis axillaires correspondants, et la ligne axillaire médiane, par le sommet de l'aisselle.

Vue postérieure (fig. 4a). Toute la paroi postérieure du tronc est divisée par la gouttière dorsale médiane en une moitié gauche et une moitié droite. Cette gouttière débute, à la jonction des vertèbres cervicales et dorsales, au niveau de l'apophyse épineuse de la 7e vertèbre cervicale (vertèbre proéminente). Elle s'étend jusqu'au sacrum, atteignant le maximum de sa dépression au niveau des vertèbres dorsales. Sa profondeur dépend du développement des extenseurs de la colonne vertébrale. Les muscles dorsaux superficiels ne sont que de minces lames, la netteté de leurs

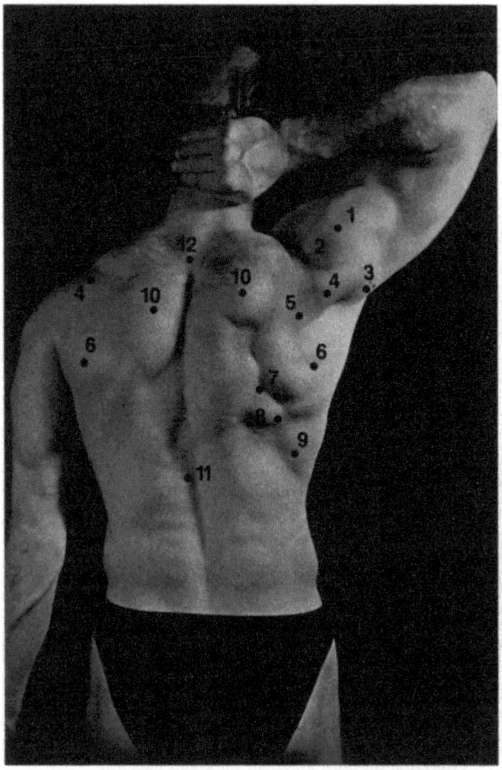

4a

Relief de la surface de la paroi thoracique postérieure

1 Deltoïde
2 Clavicule (extrémité externe)
3 Portion épineuse du deltoïde
4 Acromion
5 Epine de l'omoplate
6 Grand rond
7 Bord spinal de l'omoplate
8 Bord supérieur du grand dorsal
9 Grand dorsal
10 Trapèze
11 Gouttière dorsale
12 Apophyse épineuse de la vertèbre proéminente

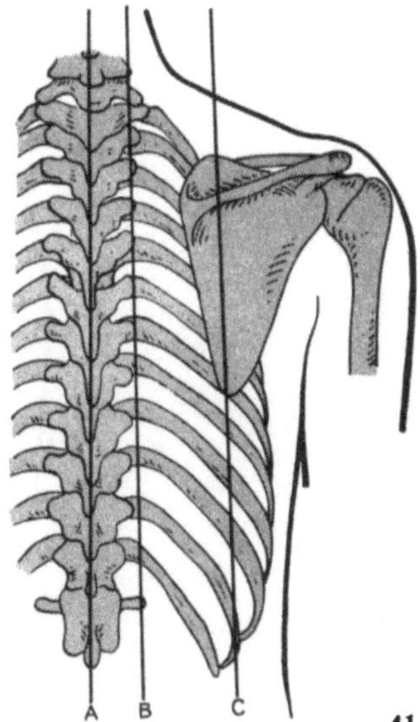

4b

Lignes postérieures d'orientation

A Ligne médiane postérieure, passant par les apophyses épineuses
B Ligne paravertébrale, unissant les extrémités des apophyses transverses
C Ligne scapulaire (verticale passant par l'angle inférieur de l'omoplate)

contours est en rapport étroit avec l'épaisseur du pannicule adipeux sous-cutané. La fig. 4a montre à gauche les contours du trapèze, de l'acromion et du grand rond. La même figure, à droite, révèle, en position brachiale haute, les zones d'insertion du trapèze et du deltoïde sur l'extrémité externe de la clavicule, sur l'acromion et sur l'épine de l'omoplate puis le bord spinal de l'omoplate, l'angle inférieur de cet os et le bord supérieur du grand dorsal. La fig. 4b schématise les lignes thoraciques postérieures d'orientation qui sont, de dehors en dedans, la ligne scapulaire, la ligne paravertébrale et la ligne médiane postérieure.

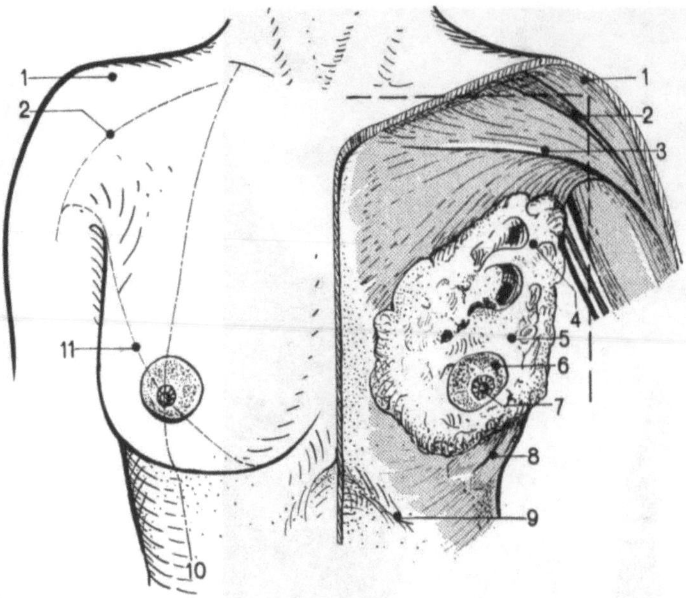

5a

1 Deltoïde
2 Sillon deltoïdéo-pectoral
3 Grand pectoral et aponévrose pectorale superficielle
4 Lobe axillaire
5 Corps mammaire
6 Aréole
7 Mamelon
8 Grand dentelé
9 Grand oblique abdominal
10 Ligne médioclaviculaire
11 Projection du bord antérieur du grand pectoral (prolongement du pli axillaire antérieur)

Glande mammaire (sein)

Le sein est une glande cutanée située sous la peau. La *glande mammaire masculine* ne se développe pas et reste presque entièrement limitée à l'aréole et au mamelon, situé le plus souvent, chez l'homme et la fillette, à la hauteur du 4e espace intercostal, à un travers de doigt en dehors de la ligne de jonction ostéochondrale des côtes. Par sa forme hémisphérique, la *glande mammaire féminine* contribue largement au relief de la paroi thoracique antérieure. Elle commence à se développer à la puberté par une accumulation plus ou moins dense de pelotons cellulo-graisseux (enveloppe cellulo-adipeuse du sein) parcourus par des faisceaux conjonctifs. La taille maximale et l'épanouissement du tissu glandulaire ne s'observent qu'au moment de la grossesse et en période de lactation.
La forme et la situation de la glande mammaire sont variables d'un individu à l'autre (fig. 5). Dans la plupart des cas, elle s'étale sur la ligne mamillaire, de la 3e à la 6e côte et de la ligne sternale à la ligne axillaire antérieure. Son bord inférieur se détache nettement de la paroi thoracique antérieure. Leur union dessine au milieu un sillon superficiel allongé. Au sommet du sein, généralement à l'intersection de la ligne médioclaviculaire et du prolongement du pli axillaire antérieur, siège le mamelon, fortement pigmenté et cerné par l'aréole. Mince et fine, la peau de l'aréole et de la glande mammaire est mobile sur les plans sous-jacents. La fixation circonscrite et la rétraction de la peau du sein éveillent une suspicion tumorale. Le tissu glandulaire proprement dit se compose de lobules (lobules glandulaires) insérés dans une atmosphère adipeuse sous-cutanée abondante, parcourue par un réseau conjonctif dense. Plus ou moins volumineux, les lobules

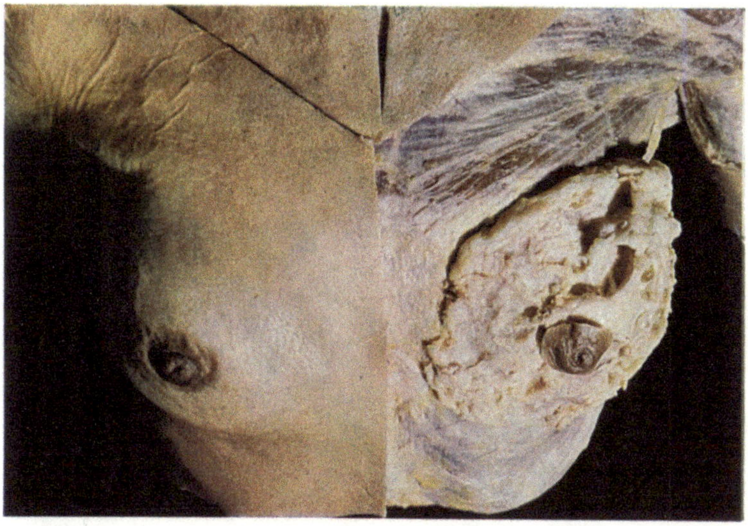

5b

Sein. A gauche: Relief en surface. A droite: Aponévrose pectorale superficielle et glande mammaire après excision de la peau et du tissu adipeux préglandulaire

adipeux sont enchâssés dans des logettes (fosses adipeuses) encadrées par des cloisons conjonctives anastomotiques (crêtes fibreuses) (hémithorax gauche de la fig. 5) qui marquent grosso modo la face antérieure et les bords de la glande. La base du sein est homogène et moins riche en tissu adipeux.

La glande (corps mammaire) repose en grande partie sur l'aponévrose pectorale superficielle, accessoirement sur l'aponévrose du grand dentelé. Elle comporte souvent un prolongement en direction de l'aiselle (lobe axillaire). L'adhérence aux aponévroses n'est réalisée que par un tissu conjonctif lâche, ce qui permet la mobilisation de la glande mammaire sur le plan sous-jacent. Les faisceaux conjonctifs appendus à la clavicule et rayonnant dans le lacis conjonctif du sein forment ce que GIRALDES appelle le ligament suspenseur de la glande mammaire. Avec l'âge ou lors de grossesse, la fixation du sein se relâche, d'où l'affaissement de l'organe (ptose mammaire).

Vaisseaux de la glande mammaire. La zone médiane de la glande mammaire est vascularisée par les rameaux mammaires internes (branches perforantes 3 à 5 de l'artère mammaire interne). Les rameaux mammaires externes naissent de l'artère mammaire externe. Les rameaux mammaires supérieurs proviennent de l'artère acromiothoracique ou directement de l'artère axillaire; ils gagnent le bord supérieur de la glande mammaire. La base du sein est irriguée par les branches perforantes des artères intercostales 3 à 7 qui cheminent à travers les pectoraux. Il se forme de cette manière un réseau artériel sous-cutané dont les branches superficielles sont destinées à la peau et les branches profondes au tissu glandulaire. Les veines se groupent aussi en un lacis sous-cutané, souvent visible à travers la minceur de la peau durant la période de lactation. Elles se jettent dans les veines thoraco-épigastriques, la veine épigastrique superficielle et la veine cervico-axillaire. Les veinules profondes aboutissent aux veines intercostales. Cf. p. 10 pour les vaisseaux lymphatiques et les ganglions lymphatiques régionaux du sein.

L'*innervation* sensible du sein dépend des branches cutanées internes et externes des nerfs intercostaux 2-4-6. Le tissu glandulaire, la musculature lisse du mamelon et les vaisseaux reçoivent des fibres végétatives des plexus périvasculaires et des nerfs intercostaux.

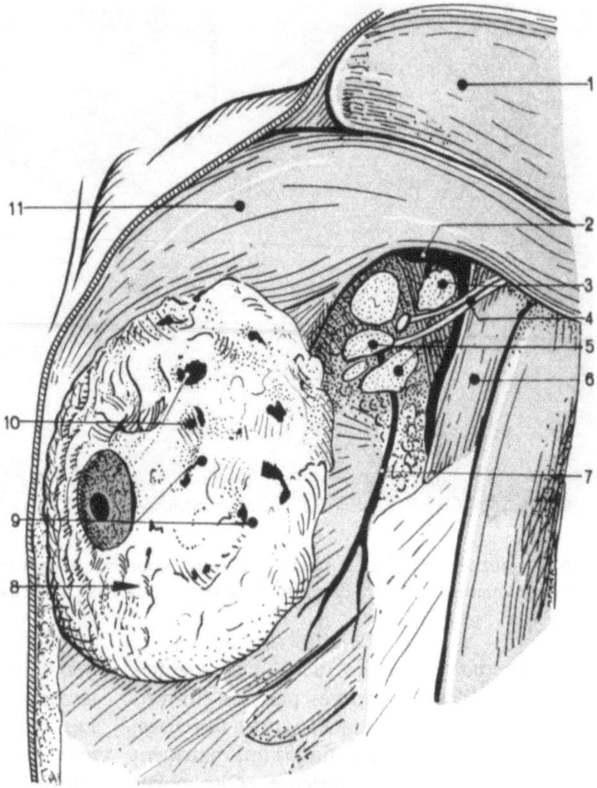

6a

1 Aponévrose du deltoïde
2 Veine axillaire
3 Ganglion lymphatique axillaire interne
4 Nerf intercosto-huméral de Hyrtl
5 Ganglions lymphatiques pectoraux
6 Grand dorsal
7 Veine thoraco-épigastrique
8 Corps adipeux de la glande mammaire
9 Crêtes fibreuses
10 Fosses adipeuses
11 Aponévrose pectorale superficielle

Vaisseaux et ganglions lymphatiques de la paroi thoracique antérieure et du sein (fig. 6 et 7)

Les tumeurs malignes de la peau et du sein font d'abord des métastases lymphogènes dans les ganglions lymphatiques régionaux puis essaiment par les voies efférentes de ces ganglions dans d'autres groupes ganglionnaires. La description se limitera ici aux vaisseaux lymphatiques et aux ganglions lymphatiques régionaux, en d'autres termes, aux premiers relais de la circulation de la lymphe. Cf. p. 20 pour les autres groupes ganglionnaires.

Le *réseau lymphatique de la paroi thoracique* est en rapport avec ceux du cou, du bras et de la paroi abdominale. Il est essentiellement drainé par les groupes ganglionnaires axillaires superficiels et bien palpables (fig. 6). En fonction de la direction de l'écoulement, on distingue 3 territoires:

Le *territoire antérieur* va jusqu'à la ligne axillaire antérieure, il englobe le plexus aréolaire, à fines mailles, et le plexus péri-aréolaire, à mailles grossières, de la peau de la glande mammaire. Les voies d'écoulement aboutissent surtout aux ganglions lymphatiques pectoraux. Quelques vaisseaux de la zone supérieure du territoire antérieur parviennent aux ganglions lymphatiques sus-claviculaires, d'autres, de la région parasternale, perforent la paroi thoracique, pour gagner les ganglions lymphatiques parasternaux. Les réseaux des deux seins communiquent largement entre eux, divers troncs collecteurs efférents se croisent sur la ligne médiane et vont jusqu'aux ganglions lymphatiques axillaires controlatéraux. Les anastomoses avec les vaisseaux lymphatiques de la paroi abdominale expliquent pourquoi l'écoulement de la lymphe peut se faire vers les ganglions inguinaux.

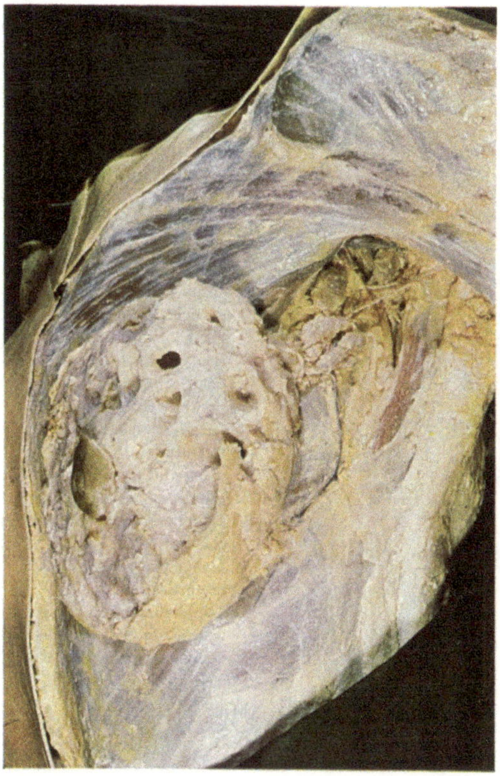

6b

Glande mammaire et ganglions lymphatiques axillaires

Le *territoire moyen* se situe entre les lignes axillaires antérieure et postérieure, ses vaisseaux confluent vers les ganglions lymphatiques pectoraux.

Le *territoire postérieur* est limité par la ligne axillaire postérieure et la ligne médiane postérieure. Ses ganglions régionaux se nomment ganglions lymphatiques sous-scapulaires.

Vaisseaux lymphatiques du sein (fig. 7). En plus du réseau lymphatique de la peau du sein, décrit ci-dessus, il existe un réseau périlobaire situé entre les lobes glandulaires. Il se densifie dans la profondeur du mamelon pour former le *plexus sous-aréolaire,* en relation avec le plexus aréolaire. C'est du plexus sous-aréolaire que naissent les troncs lymphatiques efférents de la glande mammaire. La *principale voie de drainage* de la lymphe passe par les ganglions pectoraux pour gagner les ganglions axillaires internes ou va directement aux ganglions axillaires internes et externes. Son trajet peut comporter divers petits ganglions sous-cutanés (ganglions paramammaires et paramamillaires).

Il existe en outre 4 *voies de drainage inconstantes* :

Dans la zone interne de la glande, les vaisseaux intercostaux perforent les pectoraux et les muscles intercartilagineux pour se jeter dans les ganglions parasternaux vers lesquels conflue aussi la lymphe de la plèvre pariétale. Des ganglions parasternaux, la lymphe se déverse directement dans le tronc sous-clavier ou gagne les ganglions sus-claviculaires homo- ou controlatéraux. Les vaisseaux inter- et sous-pectoraux, dont le trajet peut comporter quelques ganglions isolés (ganglions interpectoraux), naissent à la base du sein. S'ils cheminent uniquement à travers le grand pectoral, leur écoulement est interpectoral;

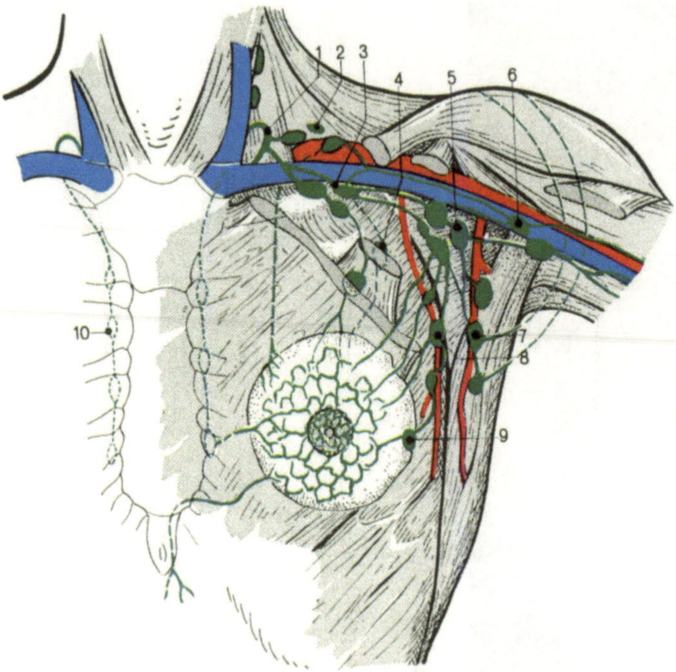

7a

Lymphatiques efférents et ganglions lymphatiques régionaux de la glande mammaire

1 Canal thoracique
2 Ganglions lymphatiques sus-claviculaires
3 Ganglions lymphatique supérieurs (sous-claviculaires)
4 Ganglion lymphatique interpectoral
5 Ganglions lymphatiques internes
6 Ganglions lymphatiques externes
7 Ganglions lymphatiques sous-scapulaires
8 Ganglions lymphatiques pectoraux
9 Ganglion lymphatique paramammaire
10 Ganglions lymphatiques parasternaux

7b

Rapports entre les réseaux lymphatiques et les vaisseaux lymphatiques efférents des plans de la paroi thoracique (coupe transversale)

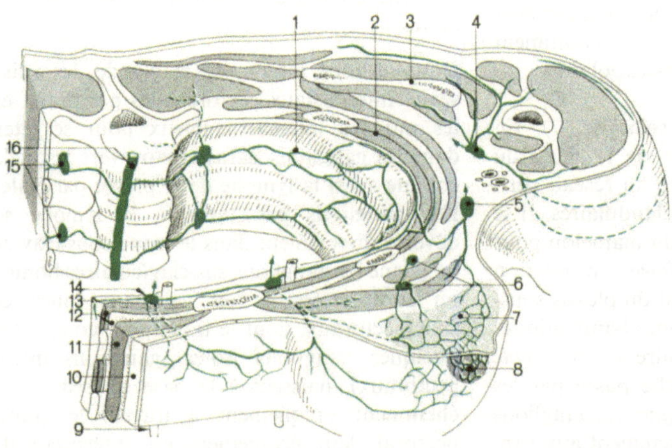

1 Réseau lymphatique pleural
2 Intercostaux
3 Omoplate et musculature de la ceinture scapulaire
4 Ganglion lymphatique sous-scapulaire
5 Ganglion lymphatique pectoral
6 Ganglions lymphatiques interpectoraux
7 Glande mammaire
8 Plexus aréolaire
9 Artère mammaire interne
10 Peau et pannicule adipeux
11 Grand pectoral
12 Muscles intercartilagineux et membrane intercostale externe
13 Plèvre pariétale
14 Ganglion lymphatique parasternal
15 Ganglions lymphatiques intercostaux
16 Canal thoracique

s'ils cheminent aussi en profondeur, à travers le petit pectoral, leur écoulement est sous-pectoral. Ils se terminent pour la plupart dans les ganglions lymphatiques axillaires supérieurs. Une troisième voie inconstante part du quadrant supéro-interne et conduit directement aux ganglions lymphatiques sus-claviculaires. Enfin, des vaisseaux lymphatiques, provenant de la zone inférieure et moyenne de la glande, au voisinage de l'appendice xiphoïde, peuvent se diriger vers le réseau lymphatique péritonéal.

PLAN MOYEN DE LA PAROI THORACIQUE

Face antérieure du thorax. Contrairement au plan superficiel formé par la peau, le tissu adipeux sous-cutané et ses organes, le plan moyen comprend essentiellement de la musculature: grand pectoral, petit pectoral, sous-clavier et grand droit de l'abdomen, en avant; grand dentelé et grand oblique abdominal, latéralement; muscles du dos, en arrière.

Le *grand pectoral* s'attache sur le tiers interne de la clavicule (faisceau claviculaire), sur le sternum et les cartilages costaux des 6 premières côtes (faisceau sternocostal) et, par une seule languette, sur la gaine du grand droit de l'abdomen (faisceau abdominal). Il se termine sur la crête sous-trochitérienne. Lorsqu'il est bien développé, il confère à la paroi thoracique antérieure une part de son relief (cf. p. 4, fig. 2). Le bord inférieur de ce muscle forme le pli axillaire antérieur, son bord supérieur confine au deltoïde dont il est séparé par une fente plus ou moins large (sillon deltoïdéo-pectoral). La dissection permet de dissocier très facilement le faisceau claviculaire du faisceau sternocostal accolés à une fente de séparation. Cette particularité revêt une grande importance pratique lors d'amputation du sein élargie qui ne conserve que le faisceau claviculaire du grand pectoral. Le *petit pectoral* est entièrement recouvert par le grand pectoral. Il s'étend de la face externe des 2e—5e côtes pour se terminer sur l'apophyse coracoïde de l'omoplate. Les deux muscles pectoraux fixent la ceinture scapulaire et empêchent, avec le sous-clavier, le déplacement de l'épaule vers le haut lorsque le corps prend appui sur les bras. Si l'épaule est fixée, leur contraction soulève les côtes. Ce sont donc des muscles inspiratoires. Le grand pectoral est en outre un adducteur et un rotateur interne du bras. Sa contraction ramène énergiquement le bras levé en bas et en dedans (geste du coup de marteau).

Le *sous-clavier* unit l'extrémité sternale de la 1ère côte à l'extrémité externe de la clavicule. Il préserve ainsi l'articultaion sterno-claviculaire lorsque le bras est tiré en abduction. Par son emplacement, il matelasse la face inférieure de la clavicule et protège ainsi le paquet vasculo-nerveux du bras (fig. 13).

Au niveau du grand pectoral, l'aponévrose superficielle du corps en général s'appelle *aponévrose pectorale superficielle*. Celle-ci s'attache en haut à la clavicule, en dedans au sternum. En bas, elle se prolonge par l'aponévrose superficielle de l'abdomen. En dehors, elle se joint à l'aponévrose axillaire, à l'aponévrose du grand dentelé et à l'aponévrose clavipectorale, dans la profondeur du sillon deltoïdéo-pectoral. Le petit pectoral et le

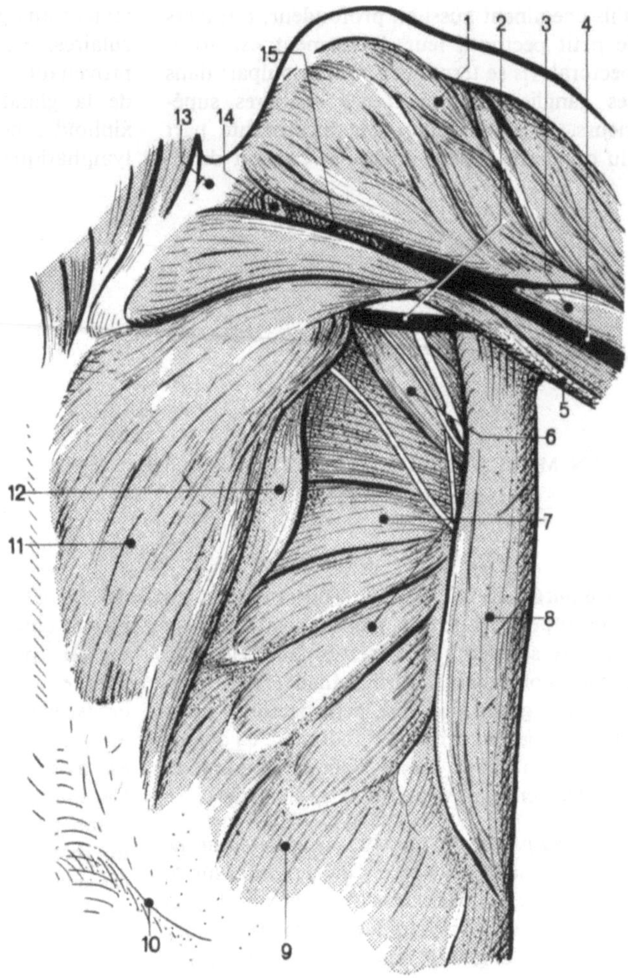

8a

1 Deltoïde
2 Paquet vasculo-nerveux
3 Biceps
4 Veine céphalique
5 Coraco-brachial
6 Sous-scapulaire
7 Grand dentelé
8 Grand dorsal
9 Grand oblique
10 Arc costal
11 Grand pectoral
12 Petit pectoral
13 Clavicule
14 Espace delto-pectoral
15 Sillon deltoïdéo-pectoral

sous-clavier sont tapissés par l'*aponévrose pectorale profonde* ou *clavipectorale*, renforcée entre les deux muscles par de l'aponévrose (cf. p. 26).

Les nerfs de ces muscles proviennent du plexus brachial. Le sous-clavier est innervé par le nerf sous-clavier issu des branches antérieures des nerfs rachidiens (C4, C5, C6). Les pectoraux sont innervés par les nerfs pectoraux interne et externe issus de C5 à D1. Au bas de la paroi thoracique antérieure naissent les 7 ou 8 digitations du *grand oblique*. Les digitations supérieures s'engrènent avec les insertions en dents de scie du grand dentelé, les digitations inférieures, avec les languettes d'insertion costale du grand dorsal. Le *grand droit*, qui s'attache sur les cartilages des 5ᵉ, 6ᵉ et 7ᵉ côtes, est recouvert par l'aponévrose du grand oblique.

Le *grand dentelé* constitue le plan moyen de la paroi thoracique externe. Ses 8 ou 9 digitations d'insertion costale lui donnent un aspect en dents de scie (fig. 8). Le long de la paroi thoracique externe, par un trajet oblique

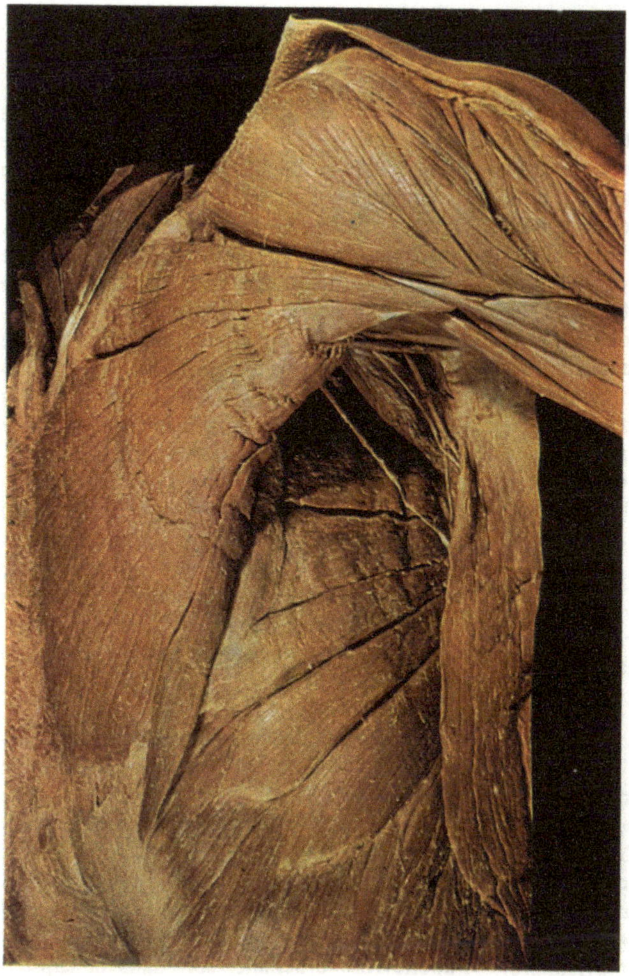

8b

Délimitation musculaire du creux axillaire

(Dissection de R. Gangel)

ascendant, il gagne le bord spinal de l'omoplate qu'il peut ainsi tirer en avant par sa contraction. Son faisceau inférieur, puissant, se fixe à l'angle inférieur de l'omoplate et imprime un mouvement de rotation à cet os, ce qui permet de lever le bras plus haut que l'épaule. Le trapèze a une fonction analogue. Le grand dentelé est innervé par le nerf de même nom qui provient des 5ᵉ, 6ᵉ, 7ᵉ (8ᵉ) nerfs cervicaux.

Avec les rhomboïdes, il forme une plaque musculaire, oblique en avant et en bas, qui enserre le bord spinal de l'omoplate. Cet os est ainsi plaqué contre la paroi thoracique mais reste libre de se mouvoir. Si cette lame musculaire est faible, le bord spinal de l'omoplate saille comme une aile (omoplate ailée), ce qui s'observe particulièrement bien chez les asthéniques. Quand l'omoplate est fixée par les rhomboïdes, le grand dentelé agit comme un muscle élévateur des côtes, en d'autres termes, comme un muscle inspiratoire.

Généralités

Par *creux axillaire (région axillaire)*, on désigne la zone de transition entre la paroi thoracique externe et la face interne du bras. Comme le paquet vasculo-nerveux du bras, venant de la fosse sus-claviculaire et gagnant l'extrémité, traverse le creux axillaire, celui-ci est considéré le plus souvent, avec la région sous-claviculaire, comme faisant partie du membre supérieur. Nous étudierons le creux axillaire et la région sous-claviculaire dans leurs relations avec la paroi thoracique car c'est à leur niveau que nous trouvons les vaisseaux et les nerfs destinés à la musculature thoraco-humérale et que siègent les ganglions lymphatiques régionaux de la glande mammaire.

Lorsque le bras pend le long du corps, en adduction, la région axillaire se réduit à une fente. De cette manière, l'aponévrose axillaire est détendue et cette position est particulièrement favorable à la palpation axillaire. Pour procéder à l'inspection du creux axillaire, le bras sera levé et en abduction (cf. p. 6).

La région axillaire a la forme d'une pyramide quadrangulaire tronquée. Sa base est représentée par la peau tendue entre le bras et la paroi latérale du thorax, son sommet correspond au tiers moyen de la clavicule, sous lequel pénètre le paquet vasculo-nerveux du bras provenant de la fosse sus-claviculaire. Elle se termine en haut par la cloison cervico-axillaire, lamelle située entre la clavicule, la 1ère côte et le bord supérieur de l'omoplate, contre la région cervicale externe. A travers cette cloison ne passe que le paquet vasculo-nerveux dont la gaine cependant adhère au septum, réalisant ainsi une séparation entre la zone viscérale externe du cou et la région axillaire. Un abcès cervical ne peut fuser dans le creux axillaire qu'en empruntant la gaine du paquet vasculo-nerveux. Les muscles voisins et leur revêtement aponévrotique forment les parois du creux axillaire: les deux pectoraux, l'antérieure; le sous-scapulaire, le grand dorsal et le grand rond, la postérieure; le grand dentelé, l'interne; le coraco-brachial et le long chef du biceps, l'externe.

L'aponévrose axillaire (fig. 9) représente la limite inférieure, la base de l'atmosphère conjonctive axillaire. Elle se prolonge, au niveau du pli axillaire antérieur, par les aponévroses pectorales superficielle et profonde, au niveau du pli postérieur, par l'aponévrose du grand dorsal. En dedans, elle fusionne avec l'aponévrose du grand dentelé; en dehors, avec celle du bras. Ses rapports avec l'aponévrose pectorale profonde (clavipectorale) sont particulièrement étroits. Certains auteurs en font le prolongement de cette dernière aponévrose. En son centre, l'aponévrose axillaire est mince et criblée de fins orifices (*Lamina cribrosa* [EISLER], fosse ovale) livrant passage à de petits vaisseaux sanguins et lymphatiques ainsi qu'à l'anastomose intercosto-brachiale de HYRTL. Le bord de la lamina cribrosa est renforcé et forme, latéralement, l'*arc brachial* et, en dedans, l'*arc axillaire* (LANGER).

Ces arcs contiennent parfois des fibres musculaires qui se détachent du grand dorsal *(arc du grand dorsal)* ou du grand pectoral *(arc pectoral)* et croisent le paquet vasculo-nerveux du bras, le coraco-brachial et le biceps. L'arc du grand dorsal s'insère sur le tendon du grand pectoral, rarement sur l'apophyse coracoïde. L'arc pectoral irradie soit dans l'aponévrose brachiale, soit dans la capsule articulaire scapulo-humérale. L'importance pratique des arcs musculaires axillaires provient, d'une part, de leur confusion possible, s'ils sont bien développés, avec le bord externe du grand pectoral ou du grand dorsal. D'autre part, vu leur situation, ils peuvent comprimer le paquet vasculo-nerveux et provoquer ainsi divers troubles du membre supérieur.

L'aponévrose axillaire recouvre la vaste atmosphère conjonctive de l'aisselle *(espace axillaire)* dont les côtés correspondent aux aponévroses des muscles voisins. La région axillaire est riche en tissu adipeux et en tissu conjonctif lâche qui facilitent les mouvements du bras au niveau de l'articulation de l'épaule. En profondeur, au sommet de la région axillaire, ce conjonctif présente deux densifications. Le premier renforcement forme une gaine assez ferme pour le paquet vasculo-nerveux, le second est une lame qui unit la gaine vasculo-nerveuse à l'aponévrose clavi-pectorale et ferme ainsi comme un dôme l'espace axillaire. Quelques auteurs appellent ces deux formations conjonctives l'*aponévrose axillaire profonde*. Elle permet de faire l'ablation radicale du conjonctif, de la graisse et des ganglions lymphatiques de la région axillaire sans risque de lésion du paquet vasculo-nerveux. Les suppurations de l'espace axillaire provoquent des bosselures du creux axillaire.

La région axillaire postérieure communique avec la région sous-deltoïdienne par l'*espace huméro-tricipital* et avec la région sous-scapulaire par l'*espace omo-tricipital*. Ces deux espaces sont limités par le bord axillaire de l'omoplate. Il faut les rechercher, à partir de la base du creux axillaire, entre le grand dorsal et le sous-scapulaire. L'espace huméro-tricipital, quadrangulaire, est limité en dehors par le col chirurgical de l'humérus, en dedans par le long chef du triceps, en bas par les tendons du grand dorsal et du grand rond, en haut, par le petit rond. Il livre passage au nerf circonflexe et à l'artère circonflexe postérieure qui pénètrent dans la région deltoïdienne. Par l'espace omo-tricipital, triangulaire, limité par le long chef du triceps, le sous-scapulaire et le grand rond, l'artère scapulaire inférieure gagne la région sous-scapulaire. Latéralement, l'atmosphère conjonctive axillaire se poursuit, le long du paquet vasculo-nerveux, dans le sillon bicipital interne et dans la fosse cubitale.

La gaine vasculo-nerveuse est en rapport avec la cloison cervico-axillaire. Il n'y a communication avec l'espace viscéral externe du cou que par cette gaine. Les collections purulentes provenant de la région cervicale ne s'accumulent pas, par conséquent, dans l'espace axillaire mais suivent le paquet vasculo-nerveux du cou jusqu'à la fosse cubitale.

A proximité immédiate du creux axillaire se trouvent encore deux vastes atmosphères conjonctives, l'une sous le grand pectoral, l'autre sous le grand dentelé. L'espace sous-pectoral (ou interpectoral) est entouré par l'aponévrose pectorale profonde et le périmysium du grand pectoral; il correspond à peu près à l'étendue de ce muscle. Dans cet espace, les suppurations font saillir le grand pectoral en avant. Également clos, le second espace siège sous le grand dentelé; il est fermé en dedans par le revêtement conjonctif des côtes et des intercostaux externes. La région axillaire a deux voies d'abord, l'une *par la base,* l'autre *par la paroi antérieure*. Par la base, les ganglions lymphatiques axillaires et le trajet distal (axillaire) du paquet vasculo-nerveux peuvent être dégagés. L'incision de la paroi antérieure fait apparaître le trajet proximal (sous-pectoral) du paquet vasculo-nerveux normalement recouvert par les pectoraux. Les pages qui suivent décrivent ces deux voies d'accès.

Dissection du creux axillaire à partir de la base

Plan superficiel du creux axillaire. La dissection de la région axillaire à partir de la base commence par le tissu sous-cutané puis isole, entre la peau et l'aponévrose axillaire, des veines sous-cutanées et des nerfs superficiels (fig. 9).

Veines sous-cutanées. Comme toutes les veines sous-cutanées, les veines superficielles de la face externe du thorax ont un trajet et un calibre inconstants. Il existe le plus souvent deux troncs collecteurs le long de la paroi thoracique, la *veine thoraco-épigastrique (V. thoraco-epigastrica)* et la *veine costo-axillaire*. La veine thoraco-épigastrique court à la surface de l'aponévrose, elle est fine et difficile à mettre en évidence. Elle collecte le sang du réseau veineux sous-cutané de la paroi thoracique et abdominale antérieure (région épigastrique) et voisine de ce fait avec la veine épigastrique superficielle et les veines parombilicales. Son anastomose avec la veine épi-

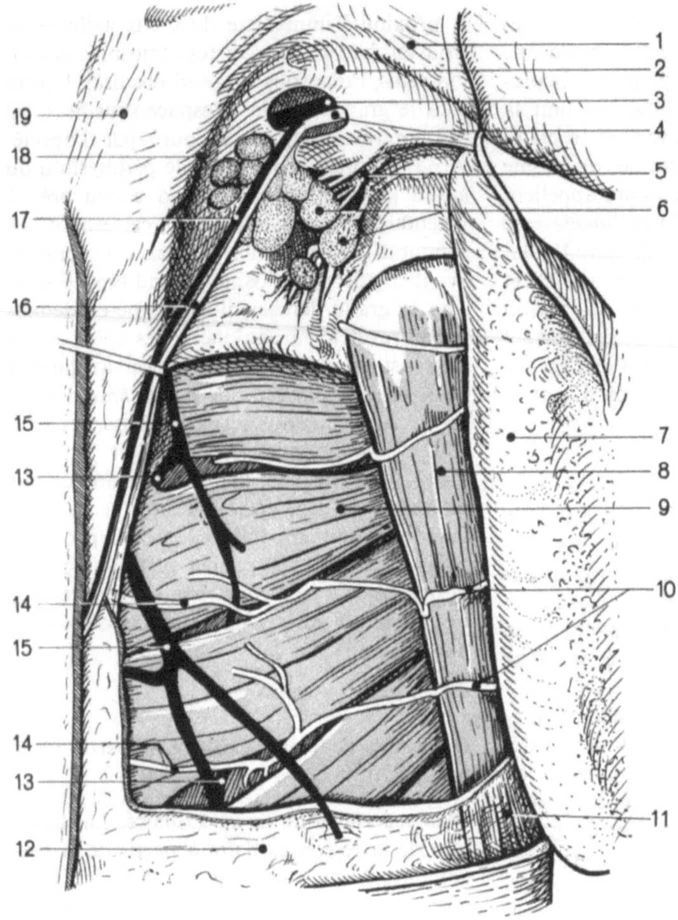

9a

1 Aponévrose brachiale
2 Aponévrose axillaire
3 Veine axillaire gauche
4 Artère axillaire gauche
5 Vaisseaux lymphatiques
6 Ganglions lymphatiques axillaires
7 Lambeau cutané rabattu
8 Grand dorsal
9 Grand dentelé
10 Rameaux postérieurs des branches cutanées externes
11 Aponévrose du grand dorsal
12 Aponévrose du grand dentelé
13 Rameaux perforants des veines intercostales
14 Rameaux antérieurs des branches cutanées externes
15 Veine costo-axillaire
16 Artère superficielle (variation)
17 Veine thoraco-épigastrique
18 Pli axillaire antérieur
19 Aponévrose pectorale superficielle

gastrique superficielle réalise une collatérale avec la veine cave inférieure, sa jonction avec les veines parombilicales, une collatérale avec la veine porte. Ce tronc collecteur draine également le sang de la glande mammaire. Les rameaux perforants des 8 premières veines intercostales aboutissent à la *veine costo-axillaire* par un ou plusieurs troncs ascendants. Ils se jettent dans la veine axillaire ou dans la veine thoraco-épigastrique. Contrairement à ce dernier vaisseau, ils cheminent sous l'aponévrose. La dissection illustrée par la fig. 9 présente une variation, en ce sens que la veine thoraco-épigastrique est satellite d'une artère superficielle.

Les veines sous-cutanées sont ténues d'ordinaire et à peine visibles à travers la peau. Elles n'apparaissent comme un lacis sous-cutané sinueux, dilaté et saillant, qu'en cas d'obstacle à la circulation de retour dans le territoire de la veine cave supérieure, de la veine cave inférieure ou de la veine porte. Loin de s'étendre en l'occurrence à l'ensemble du réseau veineux sous-cutané, la stase se confine le plus souvent à quelques troncs. Le dessin vasculaire superficiel permet de la sorte et dans une certaine mesure de situer l'obstacle à la circulation sanguine. La compression de la veine cave supérieure entraîne une stase dans la veine thoraco-épigastrique (type veine cave supérieure), la compression de la veine cave inférieure, en revanche, dilate la

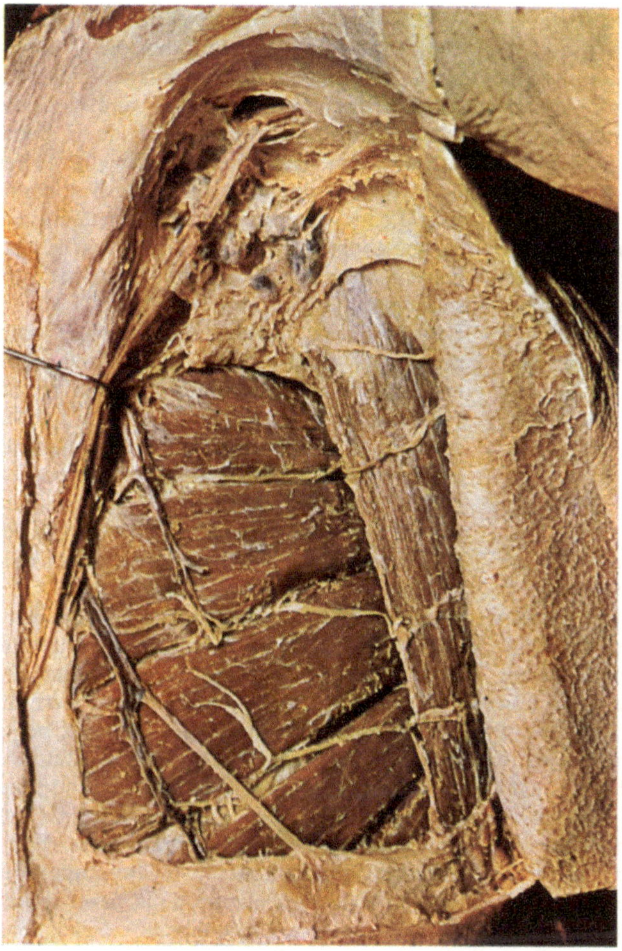

9b

Plan superficiel de la région axillaire (ablation partielle de l'aponévrose du grand dentelé et de l'aponévrose du grand dorsal). Dissection du Dr M. Fueter

veine épigastrique superficielle (type veine cave inférieure). Les troubles de la circulation porte s'accompagnent en général de la dilatation des veines thoraciques (type veine porte) et s'expriment de plusieurs façons. Les varices de la région péri-ombilicale dessinent le contour saisissant de la tête de Méduse. Dans d'autres cas, la vasodilatation n'affecte que les veines présternales ou la veine thoraco-épigastrique. Ces deux variations peuvent du reste s'observer simultanément.

Nerfs superficiels. Les nerfs sous-cutanés de la paroi externe du thorax sont les *branches perforantes latérales des nerfs intercostaux.* Elles se fraient un passage à travers les muscles intercostaux, les languettes du grand dentelé (2e au 8e espace intercostal) ou du grand oblique (9e au 12e espace intercostal) pour s'épanouir dans le pannicule adipeux. Le 1er nerf intercostal n'a pas de branche perforante latérale. Alors qu'elles sont encore sous l'aponévrose musculaire, ces branches se scindent en un rameau antérieur et un rameau postérieur. Les *rameaux antérieurs* sont des filaments qui innervent la peau entre la ligne médioclaviculaire et la ligne axillaire médiane, ils participent, en outre, à l'innervation de la glande mammaire (rameaux mammaires externes). Les rameaux antérieurs des 6 branches perforantes latérales inférieures cheminent à la face antérieure du grand oblique jusqu'au bord de la gaine des grands droits. Ils innervent la face externe de l'abdomen jusqu'à la crête iliaque. Les *rameaux postérieurs,* faciles à isoler, se distribuent à la peau entre la ligne axillaire médiane et la ligne scapulaire, croisant en chemin le bord antérieur du grand dorsal.

La branche perforante latérale du 2ᵉ nerf intercostal, et parfois du 3ᵉ, enjambe comme un pont sus-aponévrotique la région axillaire, formant le *nerf intercosto-huméral de Hyrtl (N. intercosto-brachialis)* qui s'anastomose avec l'accessoire du brachial cutané interne. Il se distribue à la peau de la région axillaire et participe à l'innervation de la face interne du bras.

Ganglions lymphatiques axillaires

Les ganglions lymphatiques axillaires collectent la lymphe du bras, de l'épaule, de la paroi thoracique et du sein. Comme ils sont tous solidaires les uns des autres, il est impossible de les classer en sous-groupes d'après les territoires qu'ils drainent. Une répartition topographique est dès lors difficile car il n'y a pas de critères précis pour différencier entre eux les divers groupes et le nombre des ganglions n'est pas constant. Pour faciliter la description de clichés lymphographiques et dans l'intérêt d'une nomenclature uniforme, nous appliquons en l'occurrence la classification dite Nomina Anatomica de Paris (NAP), bien qu'elle ne soit pas toujours satisfaisante. La subdivision des ganglions lymphatiques axillaires est fonction du trajet des vaisseaux (fig. 7a). Leur nombre oscille d'ordinaire entre 20 et 30 (8 et 43, selon FROHSE), il dépend de l'âge de l'individu et de la taille des ganglions. D'après la NAP, on distingue des ganglions lymphatiques pectoraux, externes, sous-scapulaires, internes et supérieurs, soit 5 groupes ganglionnaires (fig. 10b).

Les *ganglions lymphatiques pectoraux* (fig. 6 et 10b) siègent le long de l'artère mammaire externe, sur le bord inférieur du grand pectoral ou sous ce muscle, en avant du grand dentelé, entre le 3ᵉ et le 6ᵉ espace intercostal. Leur nombre varie de 1 à 3. Il est rare d'en trouver plus. Du reste, ils manquent souvent (GROSSMANN). Au niveau de la 3ᵉ digitation du grand dentelé, on trouve encore fréquemment le ganglion de SORGIUS, élément inconstant de ce groupe ganglionnaire. Tous ces ganglions collectent la lymphe de la paroi antéro-externe du thorax, du sein (fig. 11) et de la région supérieure de la paroi abdominale. Leurs vaisseaux efférents se jettent dans les ganglions lymphatiques internes ou gagnent directement les ganglions lymphatiques supérieurs (GROSSMANN et BARTELS).

Les *ganglions lymphatiques externes* sont groupés en arrière ou à côté des vaisseaux axillaires, à leur pénétration dans la région brachiale (fig. 7a). Au nombre de 1 à 6, ils drainent la lymphe du bras. La plupart de leurs vaisseaux efférents aboutissent aux ganglions lymphatiques internes. Quelques-uns suivent le trajet du paquet vasculo-nerveux et gagnent les ganglions lymphatiques sus-claviculaires.

Les *ganglions lymphatiques sous-scapulaires* (2 à 6 éléments) (fig. 10b), disposés autour de l'artère sous-scapulaire et de sa branche thoraco-dorsale, sont croisés par le nerf du grand dorsal. On trouve parfois 1 ou 2 petits ganglions, dépendant de ce groupe, à la face postérieure de l'omoplate, entre le grand rond et le petit rond. Les vaisseaux afférents des ganglions sous-scapulaires drainent la région inférieure de la nuque, la région scapulaire, la peau et la musculature de la paroi thoracique postérieure. La lymphe de ces ganglions aboutit aux ganglions internes et externes.

Les *ganglions lymphatiques internes* (fig. 10b) se logent dans le tissu adipeux du creux axillaire et sont séparés du paquet vasculo-nerveux par sa gaine (cf. p. 17). En dedans et en profondeur, passe le nerf du grand dentelé, en dehors et plus en surface, le nerf intercosto-huméral de HYRTL. Au nombre de 3 à 5, les ganglions internes sont les plus volumineux du creux axillaire. Unis entre eux par un réseau vasculaire dense, ils sont de plus en rapport avec les ganglions des autres groupes de cette région. L'ensemble forme ce que la lymphographie (fig. 10a) appelle le *plexus lymphatique axillaire* qui résume la lymphe des groupes ganglionnaires externe, pectoral et sous-scapulaire. Il correspond au 2ᵉ relais de filtration de ces groupes. De là,

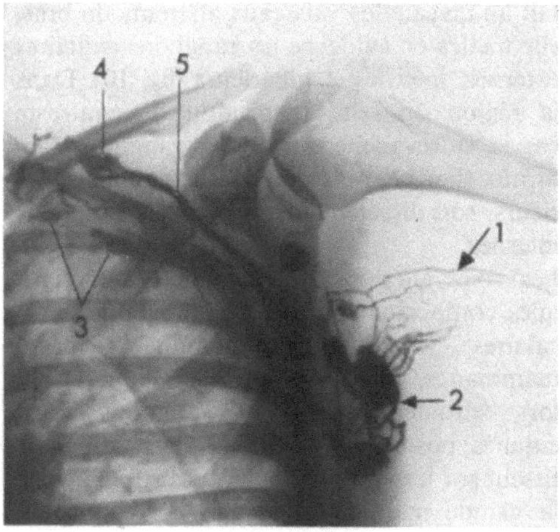

10a

Lymphographie du bras (gauche)

(Extrait de Gerteis, W.: Die Lymphographie beim Genitalcarcinom der Frau. Arch. Gyn. 200, cahier 2)

1 Vaisseaux lymphatiques afférents
2 Ganglions lymphatiques axillaires internes et sous-scapulaires
3 Ganglions lymphatiques supérieurs
4 Ganglion lymphatique sus-claviculaire
5 Tronc sous-clavier

la lymphe gagne les ganglions supérieurs, 3e relais de filtration, ou aboutit directement aux ganglions sus-claviculaires. Aussi, lors d'atteinte des ganglions internes, le groupe sus-claviculaire peut être touché alors que le groupe supérieur reste épargné.

Les *ganglions lymphatiques supérieurs* (fig. 10) siègent dans la région sous-claviculaire. C'est la raison pour laquelle on les appelle parfois ganglions sous-claviculaires. Ils se trouvent en dedans de l'artère sous-clavière, près de l'artère acromio-thoracique, entre la clavicule et le bord supérieur du petit pectoral, recouverts par l'aponévrose clavipectorale (fig. 13). Se rattachent à ce groupe le ganglion lymphatique juxtacoracoïdien, inconstant, qui draine la lymphe de l'articulation scapulo-humérale, les ganglions sous-pectoraux qui peuvent adhérer intimement au plan profond du petit pectoral, les ganglions lymphatiques interpectoraux, inconstants également.

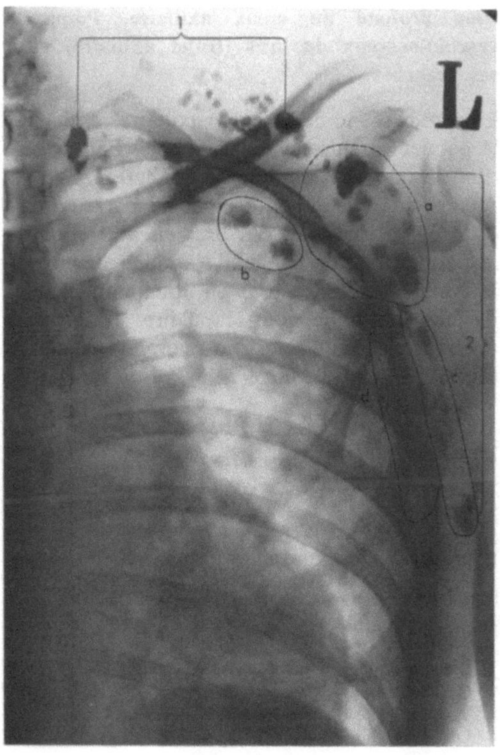

10b

Opacification des ganglions lymphatiques axillaires

(Cliché de A. Rüttimann et W. Wirth, Clinique de Radiologie, Université de Zurich)

1 Ganglions lymphatiques sus-claviculaires
2 Ganglions lymphatiques axillaires
a Ganglions lymphatiques internes
b Ganglions lymphatiques supérieurs
c Ganglions lymphatiques sous-scapulaires
d Ganglions lymphatiques pectoraux

Les ganglions lymphatiques supérieurs constituent le 3e relais de filtration de la lymphe périphérique qui y parvient après avoir traversé les groupes ganglionnaires régionaux (pectoraux, externes, sous-scapulaires) et les ganglions internes, 2e relais de filtration. Seuls quelques vaisseaux de la paroi thoracique antérieure et du bras, le long de la veine céphalique, s'ouvrent directement dans les ganglions lymphatiques supérieurs. Les vaisseaux efférents de ces ganglions et du plexus axillaire s'anastomosent en un tronc collecteur unique, rarement double ou triple *(troncs sous-claviers)*, qui se jette directement dans l'angle veineux de PIROGOFF, ou dans le canal thoracique à gauche et dans la grande veine lymphatique à droite. Le ou les troncs sous-claviers ont un trajet parallèle à la veine sous-clavière (fig. 10a).

Comme le remplissage des ganglions secondaires dépend des rapports des ganglions primaires, l'arborisation réalisée par la lymphographie varie d'après le lieu d'injection de la substance de contraste. Si cette injection se fait au niveau des vaisseaux afférents du bras, elle mettra en évidence les ganglions axillaires externes, internes et supérieurs (fig. 10). Dans la région du sein, le produit de contraste gagne, en revanche, surtout les ganglions pectoraux (fig. 11) puis de là les ganglions supérieurs, soit directement, soit par les ganglions internes.

Les voies afférentes des ganglions lymphatiques comportent parfois des ganglions intercalaires: ganglions paramamillaires, paramammaires, interpectoraux, ganglion du sillon deltoïdéo-pectoral et ganglions souscutanés postérieurs. Les premiers se répartissent sur les voies lymphatiques efférentes de la glande mammaire, le ganglion du sillon deltoïdéo-pectoral, dont la désignation indique l'emplacement, reçoit des lymphatiques brachiaux. Situés à la hauteur de l'apophyse épineuse de la vertèbre proéminente, entre la colonne vertébrale et le bord spinal de l'omoplate, les ganglions lymphatiques sous-cutanés postérieurs jalonnent le trajet des vaisseaux lymphatiques de la peau du dos.

Plan profond du creux axillaire. Paquet vasculo-nerveux du bras (trajet axillaire) et ses branches

Le plan profond de la région axillaire contient le paquet vasculo-nerveux du bras. Entourée d'une gaine résistante, cette formation comprend l'artère axillaire, la veine de même nom et le plexus brachial. Le bras en adduction, le paquet vasculo-nerveux s'applique contre le grand dentelé; le bras en abduction, il se déplace contre le sous-scapulaire. Il forme un bourrelet visible, près du coraco-brachial (fig. 3). Sa gaine adhère à la *cloison cervico-*

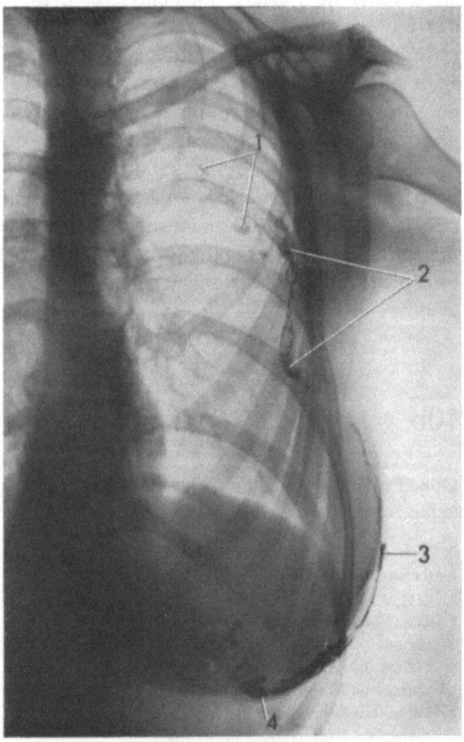

11

Lymphographie mammaire gauche

(Cliché de K. Kett, Clinique chirurgicale de l'Université de Pecs)

1 Ganglions lymphatiques axillaires supérieurs
2 Ganglions lymphatiques pectoraux
3 Vaisseau lymphatique efférent de la glande mammaire
4 Lieu d'injection

axillaire qui ferme en dôme la région axillaire au niveau du triangle cervical externe. La fig. 12 montre le paquet vasculo-nerveux du bras après ablation de la gaine et section du grand pectoral.

Le trajet du paquet vasculo-nerveux du bras se subdivise en trois tronçons. Le tronçon supérieur (trajet sous-claviculaire) va de la clavicule au bord supérieur du petit pectoral, l'inférieur (trajet axillaire), du bord externe de ce muscle au tendon du grand dorsal. Le tronçon moyen (trajet sous-pectoral) est caché par le petit pectoral. Les trajets sous-claviculaire et sous-pectoral n'apparaissent qu'après excision de la paroi axillaire antérieure. Elles ne seront étudiées pour cela qu'à propos de la région sous-claviculaire.

Dans son trajet axillaire, l'artère axillaire occupe le centre du paquet vasculo-nerveux. Les troncs du plexus brachial se disposent autour du vaisseau: le *tronc postérieur,* en arrière de l'artère, le *tronc antéro-interne,* en dedans, le *tronc antéro-externe,* en dehors. Ces deux derniers troncs forment aussi les troncs antérieurs symétriquement opposés au tronc postérieur.

Le *nerf médian* longe la face antérieure de l'artère. Il naît des troncs antéro-interne et antéro-externe. Les deux racines se joignent en dessinant un V *(fourchette du médian)* entre les branches duquel l'artère axillaire est visible. A ce niveau, se détache du tronc antéro-externe le *nerf musculo-cutané* qui pénètre aussitôt dans le muscle coraco-brachial par son bord interne. Le tronc antéro-interne donne naissance au *nerf cubital* qui passe entre la face interne de l'artère et la veine, au *brachial cutané interne* et à l'*accessoire du brachial cutané interne.* A la face postérieure de l'artère et, par conséquent, caché par ce vaisseau, le tronc postérieur se divise en *nerf radial* et en *nerf circonflexe.* Ce dernier quitte la région axillaire avec l'artère circonflexe postérieure par l'espace huméro-tricipital. La paroi axillaire interne est innervée par le *nerf du grand dentelé.* A la face vostérieure de la paroi axillaire, recouverts par le paquet vasculo-nerveux, cheminent les nerfs du sous-scapulaire et le nerf du grand dorsal. Les *nerfs du sous-scapulaire* sont de courtes branches issues des divers troncs du plexus ou seulement du nerf circonflexe. Ils se distribuent au sous-scapulaire et au grand rond. Le *nerf du grand dorsal* peut être considéré comme un nerf sous-scapulaire long qui suit le bord axillaire de l'omoplate et gagne la face profonde du grand dorsal. Il innerve ce muscle et fournit des rameaux destinés au sous-scapulaire et au grand rond. Comme il chemine dans le tissu conjonctif lâche de l'espace axillaire et croise les ganglions lymphatiques sous-scapulaires, il risque fortement d'être traumatisé lors de curetage ganglionnaire.

Artères. Du segment distal de l'*artère axillaire* naissent séparément ou par un tronc commun les artères sous-scapulaire (ou scapulaire inférieure), circonflexe antérieure et circonflexe postérieure. L'*artère sous-scapulaire* longe le bord axillaire de l'omoplate, en arrière du tronc nerveux antéro-interne et de la veine axillaire. Elle se divise en *artère scapulaire inférieure,* qui gagne la fosse sous-épineuse par l'espace omo-tricipital et forme dans cette région un réseau artériel avec les artères scapulaires supérieure et postérieure, et en *artère thoraco-dorsale* qui court le long de la paroi thoracique externe et s'achève dans le grand dorsal et le grand dentelé. L'*artère circonflexe antérieure* plonge sous le coraco-brachial, franchit la gouttière bicipitale pour irriguer la capsule de l'articulation scapulo-humérale et la tête de l'humérus. Généralement de calibre plus important, l'*artère circonflexe postérieure* accompagne le nerf circonflexe dans l'espace sous-deltoïdien en passant par l'espace huméro-tricipital. Elle se distribue au deltoïde et forme avec les artères circonflexe antérieure et scapulaire inférieure un réseau anastomotique.

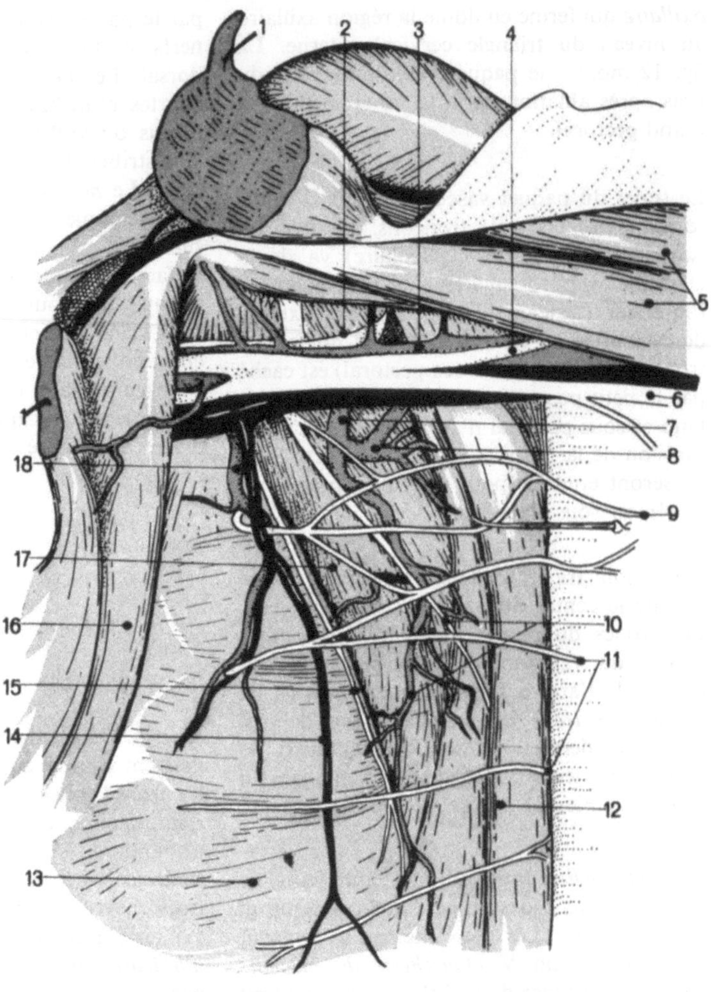

12a

1 Grand pectoral (lambeau rabattu)
2 Nerf circonflexe
3 Artère axillaire
4 Nerf musculo-cutané
5 Biceps
6 Nerf médian
7 Artère sous-scapulaire
8 Artère scapulaire inférieure
9 Nerf intercosto-huméral de HYRTL
10 Artère thoraco-dorsale et nerf du grand dorsal
11 Rameaux postérieurs des branches perforantes latérales
12 Grand dorsal
13 Grand dentelé
14 Veine thoraco-épigastrique
15 Nerf du grand dentelé
16 Petit pectoral
17 Sous-scapulaire
18 Artère mammaire interne

Veines. La *veine axillaire* fait suite à la *veine humérale* satellite *interne*, de fort calibre, appliquée à la face interne de l'artère humérale. Elle chemine en dedans puis en avant de l'artère axillaire. Au niveau des trajets moyen et inférieur du paquet vasculo-nerveux, la veine est séparée de l'artère par les nerfs cubital et accessoire du brachial cutané interne. Le tissu conjonctif ambiant adhère fortement à sa tunique externe non seulement dans la région sous-claviculaire mais dans l'espace axillaire, ce qui maintient sa lumière béante. Les mouvements du bras augmentent encore son calibre.

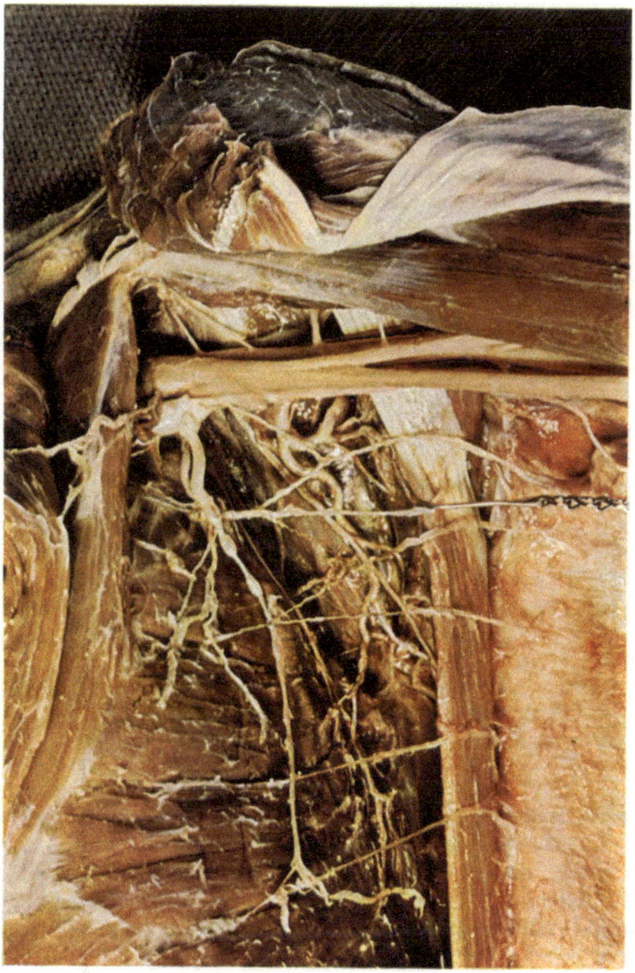

12b

Plan profond de la région axillaire (après section du grand pectoral)

De faible diamètre, la *veine humérale externe,* seconde veine satellite de l'artère humérale, gagne la face postéro-externe de l'artère axillaire, traverse l'aisselle et s'ouvre dans la veine axillaire après avoir croisé l'artère et le plexus brachial. Il n'est pas rare que cette veine perfore la racine externe du nerf médian. Il ne faut pas confondre ce V inconstant avec le V formé par les racines du médian enserrant l'artère axillaire, qui, lui, existe toujours.

Les rameaux veineux périphériques qui collectent le sang de la région axillaire s'unissent en deux veines satellites le long des branches correspondantes de l'artère axillaire. De ce fait, elles ne nécessitent pas de description particulière. Tant que le retour du sang par la veine céphalique et les anastomoses avec les veines scapulaires n'est pas entravé, la ligature de la veine axillaire est possible.

13a

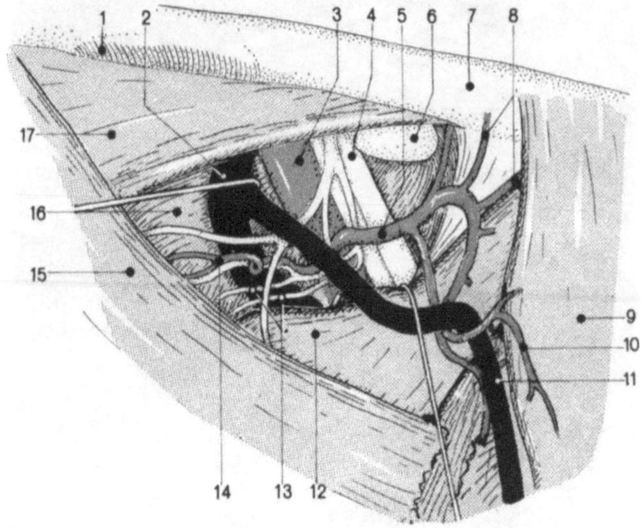

1 Zone d'insertion du faisceau claviculaire réséqué du grand pectoral
2 Veine axillaire
3 Artère axillaire
4 Plexus brachial
5 Artère acromio-thoracique
6 Ganglion lymphatique supérieur
7 Clavicule
8 Branches acromiales
9 Deltoïde
10 Branche deltoïdienne
11 Veine céphalique
12 Petit pectoral
13 Rameaux thoraciques antérieurs
14 Branche pectorale
15 Grand pectoral
16 Intercostal externe
17 Sous-clavier engainé par l'aponévrose clavipectorale

Dissection du creux axillaire à partir de la paroi antérieure

Région sous-claviculaire, trajet sous-claviculaire du paquet vasculo-nerveux. La *région sous-claviculaire* contient les pectoraux qui forment la paroi antérieure du creux axillaire. Elle constitue ainsi la zone de transition entre la paroi thoracique antérieure et le membre supérieur. On la nomme aussi région scapulaire antérieure.

Dans le tissu sous-cutané, on isole les *rameaux sus-sternaux de la branche sus-claviculaire* du plexus cervical, quelques faisceaux du peaucier du cou et, au-dessus, l'*aponévrose pectorale superficielle* prolongée, en haut, par l'aponévrose cervicale superficielle, en dehors, par l'aponévrose deltoïdienne et, le long du bord inférieur du grand pectoral, par l'aponévrose axillaire.

Le *plan musculaire superficiel* est formé par le grand pectoral, visiblement séparé du deltoïde par le *sillon deltoïdéo-pectoral.* Cette fente se poursuit en bas par le sillon bicipital externe et en haut par l'*espace delto-pectoral* limité par la clavicule, le grand pectoral et le deltoïde. En partant de cet espace, bien repérable de l'extérieur car la peau est déprimée à son niveau (fosse de MOHRENHEIM, fig. 2b) si le pannicule adipeux est peu abondant, on peut aborder l'artère et la veine axillaire sans sectionner de musculature (fig. 13). Il faut suivre pour cela la veine céphalique, provenant de la face externe du bras par le sillon deltoïdéo-pectoral pour s'ouvrir en profondeur dans la veine axillaire, et le rameau deltoïdien de l'artère acromio-thoracique qui émerge des plans profonds et s'épanouit dans les deux muscles contigus.

Le *plan musculaire profond* consiste en deux muscles, le sous-clavier et le petit pectoral, revêtus l'un et l'autre par l'aponévrose clavipectorale (ou coracoclavipectorale ou pectorale profonde), visible au fond de l'espace deltoïdéo-pectoral. Entre ces deux muscles s'étend l'aponévrose clavipectorale, dédoublement renforcé de lame aponévrotique, perforé par la veine céphalique, les nerfs thoraciques antérieurs et les ramifications de l'artère

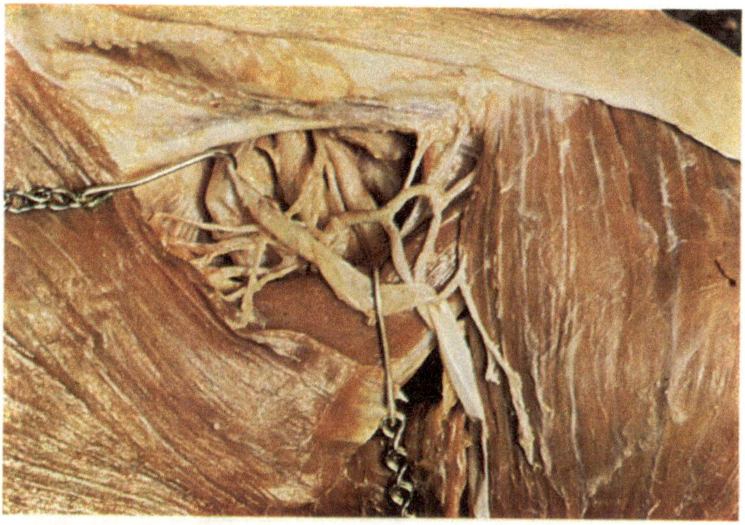

13b

Région sous-claviculaire (après résection du faisceau claviculaire du grand pectoral)

acromio-thoracique. Cette fente occupée par du conjonctif lâche, entre l'aponévrose clavipectorale et le grand pectoral, se nomme aussi espace sous-pectoral.

L'ablation de l'aponévrose clavipectorale et du faisceau claviculaire du grand pectoral découvre le tronçon supérieur du paquet vasculo-nerveux du bras, entre la clavicule et le bord interne du petit pectoral (fig. 13): en dedans, la veine axillaire, en dehors, le plexus brachial et l'artère axillaire entre deux. La *veine axillaire* adhère à l'aponévrose clavipectorale qui la maintient toujours béante. Ce vaisseau plonge sous la clavicule doublée du sous-clavier et se jette dans la veine sous-clavière. Il arrive que la veine axillaire, visible alors sous la peau, passe sur la clavicule, ce qui la rend très vulnérable. La *veine céphalique* forme une crosse dans l'espace deltoïdéo-pectoral pour s'aboucher dans la veine axillaire. Elle reçoit à ce niveau les veines satellites des ramifications de l'artère acromio-thoracique. La veine céphalique passe parfois entre la clavicule et le sous-clavier pour gagner la veine sous-clavière. L'*artère axillaire* chemine à la face externe de la veine et plus profondément. De sa face antérieure se détache l'*artère acromio-thoracique* qui se divise en 3 branches alors qu'elle est encore sous l'aponévrose. La *branche deltoïdienne* irrigue le deltoïde, elle s'isole facilement le long du bord antérieur de ce muscle. La *branche pectorale* donne des ramifications destinées aux deux pectoraux et à la peau. La *branche acromiale* participe au réseau artériel acromien. L'artère axillaire donne aussi un frêle rameau, l'*artère thoracique supérieure*, qui se distribue en arrière du plexus brachial à la digitation supérieure du grand dentelé et, inconstamment, l'*artère scapulaire postérieure* (plus souvent issue du tronc thyro-bicervico-scapulaire) qui gagne la profondeur du cou entre les faisceaux musculaires.

Le *plexus brachial* est très difficile à voir, très en dehors. Il se compose de trois troncs dont seul l'antéro-externe, à la face externe de l'artère est visible, car ce vaisseau recouvre les troncs antéro-interne et postérieur.

14a

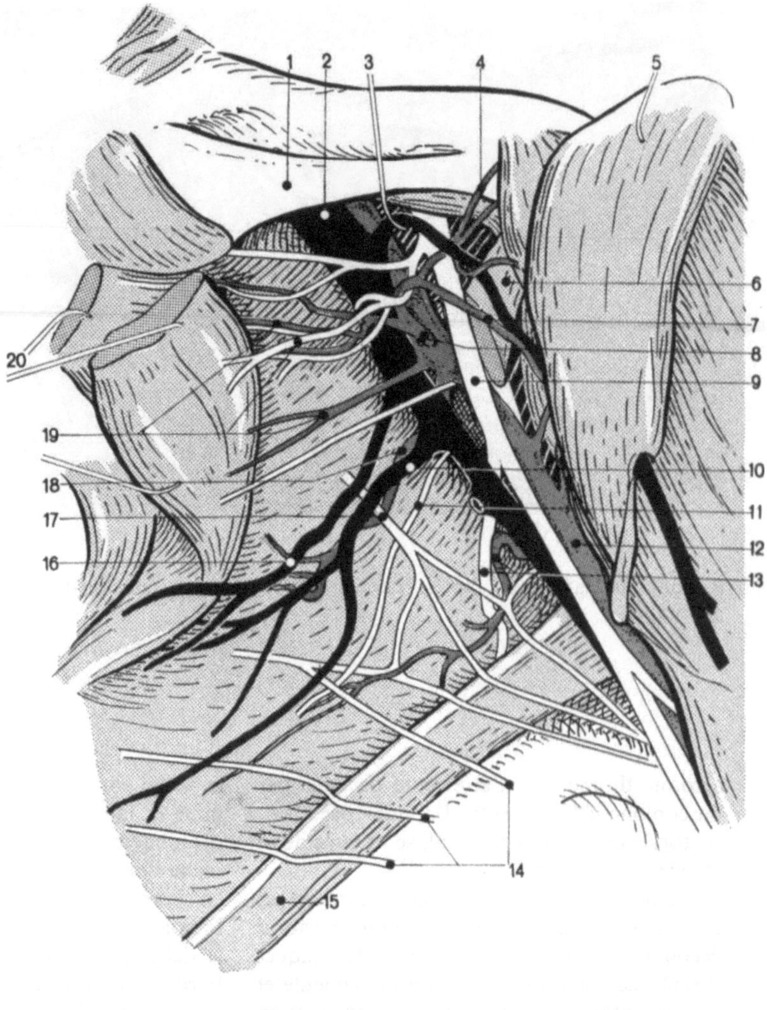

1 Sous-clavier
2 Veine axillaire gauche
3 Veine céphalique
4 Branches acromiales
5 Lambeau du grand pectoral
6 Lambeau du petit pectoral
7 Branche deltoïdienne
8 Artère acromio-thoracique
9 Plexus brachial (tronc antéro-interne)
10 Veine thoraco-épigastrique
11 Nerf du grand dentelé
12 Artère axillaire
13 Artère thoracodorsale et nerf du grand dorsal
14 Branches cutanées externes des intercostaux
15 Grand dorsal
16 Veine mammaire externe
17 Nerf intercosto-huméral de Hyrtl
18 Artère mammaire externe
19 Branches pectorales et nerfs thoraciques
20 Lambeaux des pectoraux

Région sous-claviculaire après section des deux pectoraux. Trajet sous-pectoral du paquet vasculo-nerveux.

La figure 14 montre la région sous-claviculaire après section des deux pectoraux, ce qui permet d'apercevoir le paquet vasculo-nerveux du bras dans son ensemble, de son origine sous-claviculaire à son passage dans le bras. La veine axillaire conserve sa position interne avec l'artère de même nom longeant sa face externe. Le tronc antéro-interne du plexus brachial, d'abord en arrière de l'artère, gagne peu à peu le côté interne de ce vaisseau. Sa localisation sur le côté antérieur de l'artère, telle que l'indique la fig. 14, est une éventualité assez rare. Le tronc antéro-externe demeure sur le côté externe de l'artère, le tronc postérieur, sur le côté postérieur du même vaisseau. C'est dans cette disposition que le paquet vasculo-nerveux aborde l'espace axillaire (cf. p. 23).

La section des pectoraux met en évidence les vaisseaux et les nerfs qui les pénètrent. Les *branches pectorales de l'artère acromio-thoracique* parcourent l'aponévrose clavipectorale pour se distribuer à la profondeur de ces deux masses musculaires. Parfois, l'artère axillaire

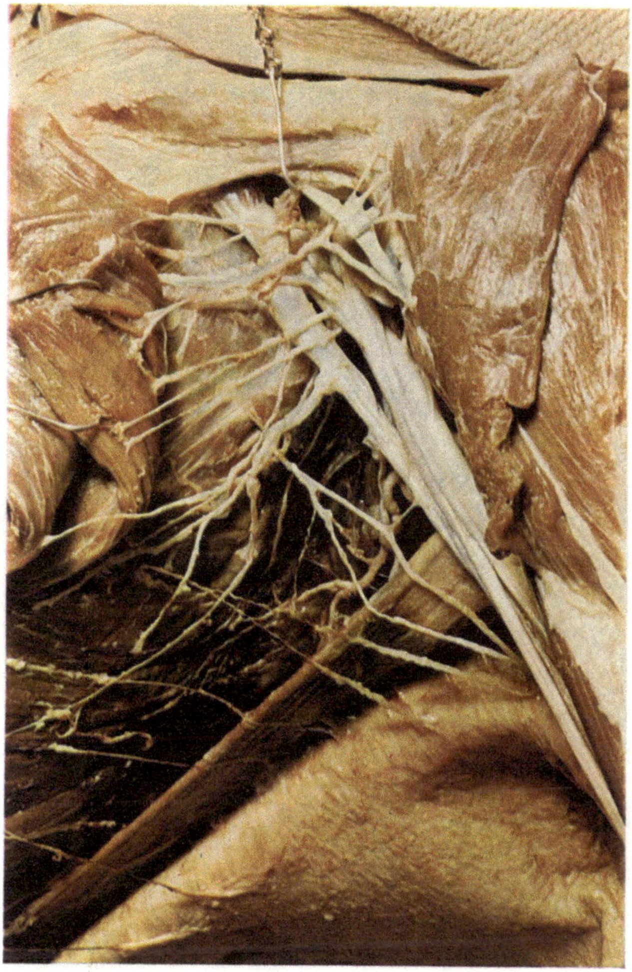

14b

Plan profond de la région sous-claviculaire et du creux axillaire (pectoraux sectionnés et rabattus)

donne directement naissance à une branche pectorale (fig. 14). Les nerfs des pectoraux se résument en deux troncs. Le *nerf thoracique interne,* issu du tronc antéro-interne, s'épanouit en éventail à la face antérieure des gros vaisseaux huméraux (fig. 14). Le *nerf thoracique externe* naît du tronc antéro-externe. Il passe entre l'artère et la veine axillaire pour devenir superficiel et innerver la partie externe des pectoraux. Il arrive qu'un rameau, outre le faisceau claviculaire du grand pectoral, innerve aussi le faisceau claviculaire du deltoïde. De la portion médiane de l'artère axillaire ne naît d'ordinaire que l'*artère mammaire externe* qui se détache du côté postérieur du vaisseau. Son trajet est très variable. Elle se porte le plus souvent vers le grand dentelé qu'elle irrigue, en longeant le bord externe du petit pectoral (fig. 14). Elle est d'abord recouverte par la veine axillaire puis par la veine mammaire externe ou par la veine costo-axillaire. Le nerf intercosto-huméral de Hyrtl la croise. Sa veine satellite s'ouvre dans la veine axillaire.

De la portion moyenne de l'artère axillaire se détache parfois une branche pectorale. Née de la paroi antérieure de l'artère, elle suit le trajet du nerf thoracique antéro-externe.

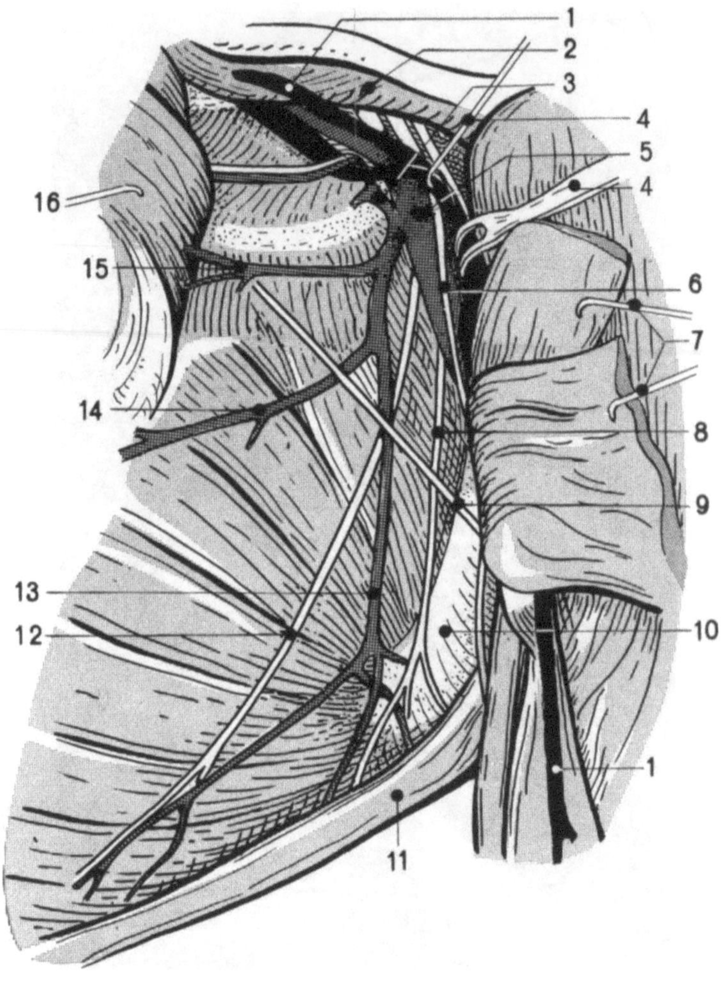

15a

1 Veine céphalique
2 Sous-clavier
3 Artère acromio-thoracique
4 Veine axillaire et tronc antéro- interne écartés en dehors, veine céphalique
5 Artère axillaire
6 Nerf accessoire du brachial cutané interne
7 Grand pectoral
8 Nerf du grand dorsal
9 Nerf intercosto-huméral de Hyrtl
10 Sous-scapulaire
11 Grand dorsal
12 Nerf du grand dentelé
13 Artère thoracodorsale
14 Artère mammaire externe
15 Branche pectorale
16 Pectoraux

Paroi interne du creux axillaire

Le grand dentelé tapisse la paroi interne du creux axillaire (cf. p. 14). Sous son aponévrose cheminent le nerf du grand dentelé et l'artère mammaire externe. Pour mieux les voir, il faut sectionner les pectoraux, les rabattre et exciser les veines satellites et cutanées. C'est ce que montre la figure 15.

Comme on peut nettement s'en rendre compte en écartant la veine axillaire, l'*artère mammaire externe* naît du côté postérieur de l'artère axillaire. Son trajet classique est décrit p. 29. Pour sa part, la fig. 15 illustre une variation moins fréquente puisque loin de s'épuiser dans le grand dentelé, l'artère mammaire externe donne ici, comme branche terminale, l'artère thoracodorsale, qui provient le plus souvent de l'artère scapulaire inférieure. En outre, elle abandonne une branche pectorale qui, dans la figure 14, se détache directement de l'artère axillaire mais peut être aussi une ramification de l'artère acromio-thoracique (comme les autres branches pectorales). Le *nerf du grand dentelé* ou *thoracique long* ou *respiratoire externe* (Belli) contient des fibres provenant des branches antérieures des

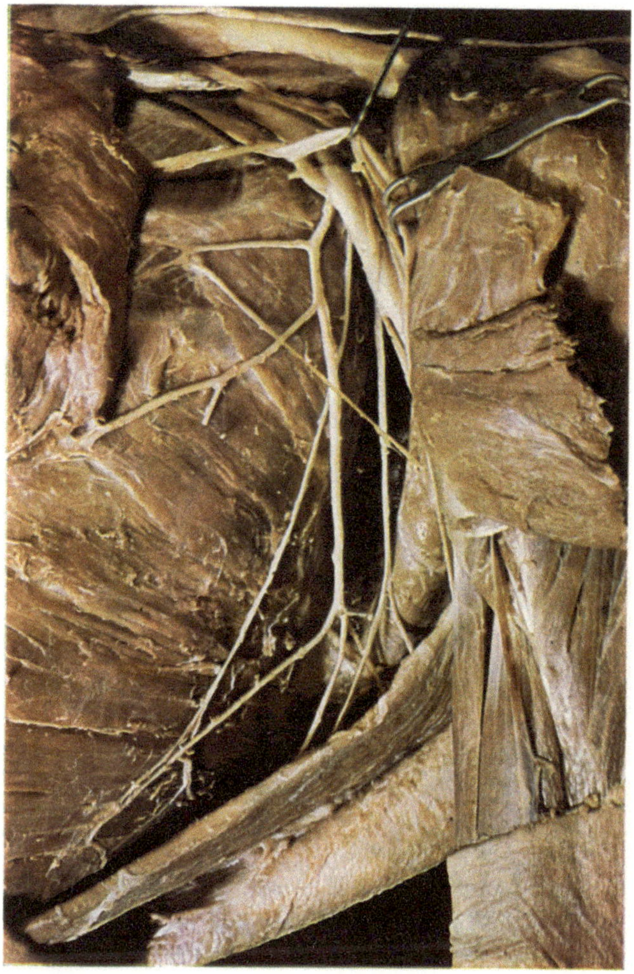

15b

Paroi interne du creux axillaire (pectoraux sectionnés et rabattus)

5e, 6e, 7e et parfois 8e nerfs cervicaux. Il traverse le scalène moyen, passe derrière le paquet vasculo-nerveux pour gagner la surface du grand dentelé. Étant donné la longueur de son trajet, après s'être détaché du plexus brachial, il est facilement vulnérable et doit être isolé avec soin lors de curetage ganglionnaire du creux de l'aisselle. Sa section provoque la paralysie du grand dentelé. Le trapèze n'arrive que partiellement à le remplacer dans sa fonction. Le bras ne s'élève plus guère au-dessus de l'horizontale, l'omoplate est attirée en dedans et en haut par les rhomboïdes, l'angulaire de l'omoplate et le trapèze. L'angle inférieur de cet os s'écarte de la paroi thoracique. L'artère mammaire externe et le nerf thoracique externe se séparent, l'artère suit le bord externe du petit pectoral, le nerf, la ligne axillaire médiane. Parfois, comme dans la fig. 15, le nerf croise l'artère thoracodorsale. Il faut penser à ces variations lors de ligature artérielle.

Le *nerf intercosto-huméral de Hyrtl* quitte le thorax entre les digitations supérieures du grand dentelé et pénètre l'espace axillaire qu'il traverse de la paroi interne à la paroi externe.

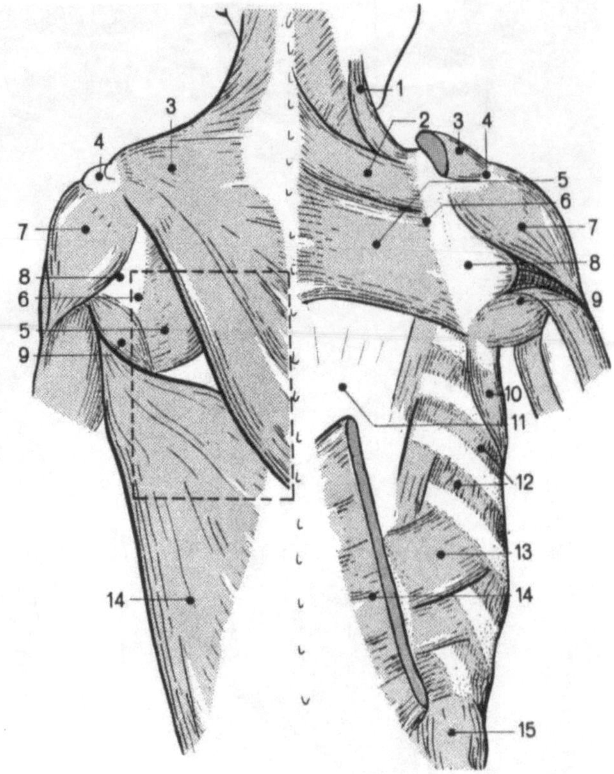

16a

1 Angulaire de l'omoplate
2 Petit rhomboïde
3 Trapèze
4 Epine de l'omoplate (acromion)
5 Grand rhomboïde
6 Bord spinal de l'omoplate
7 Deltoïde
8 Aponévrose du sous-épineux et du petit rond
9 Grand rond
10 Grand dentelé
11 Extenseurs de la colonne vertébrale
12 Intercostaux externes
13 Petit dentelé postérieur et inférieur
14 Grand dorsal
15 Grand oblique

L'encadrement délimite la région représentée par la fig. 18

Paroi thoracique postérieure

La couche moyenne de la paroi thoracique postérieure comprend l'omoplate, la musculature de la ceinture scapulaire et du dos (fig. 16). L'omoplate et les muscles scapulo-huméraux recouvrent la face postéro-externe des 7 premières côtes. Le grand dentelé s'étend le long de la paroi thoracique, sous l'omoplate, et s'insère sur le bord spinal de cet os. Il est séparé du sous-scapulaire par une atmosphère conjonctive lâche dissociable. Par-dessus l'omoplate s'étagent les muscles spino-huméraux, larges lames musculaires disposées sur plusieurs plans, des apophyses épineuses des vertèbres à l'omoplate ou à l'humérus. Les muscles les plus superficiels sont le trapèze et le grand dorsal qui masquent presque entièrement les muscles sous-jacents. En dedans du bord spinal de l'omoplate, il existe entre ces deux muscles un petit triangle tapissé par le grand rhomboïde en dehors, par les extenseurs de la colonne vertébrale en dedans. Le trapèze cache le grand rhomboïde et le petit rhomboïde qui vont des apophyses épineuses au bord spinal de l'omoplate. Le grand dorsal recouvre le petit dentelé postérieur et inférieur. Les rhomboïdes masquent

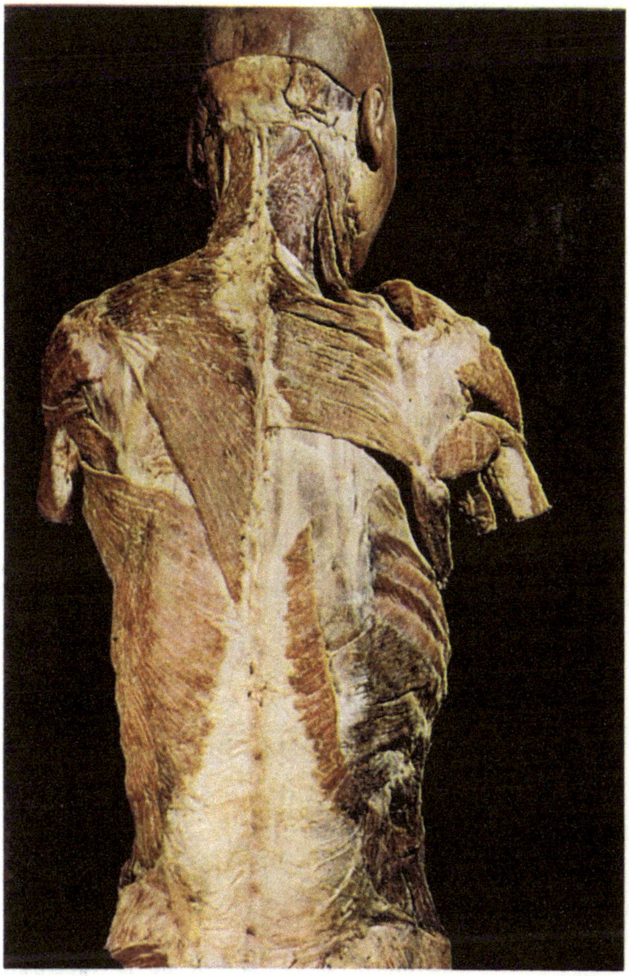

16b

Ceinture scapulaire et musculature dorsale de la paroi thoracique postérieure

le petit dentelé postérieur et supérieur. Ils forment ensemble le groupe musculaire spino-costal. Le plan sous-jacent est constitué, le long de la colonne vertébrale, par la masse latérale de la musculature dorsale propre (M. erector spinae, extenseurs de la colonne vertébrale). Cette masse comprend le long dorsal (interne) et l'iliocostal (externe). La ligne de séparation entre ces deux muscles est marquée par les branches cutanées postérieures des nerfs intercostaux et les branches dorsospinales des artères intercostales (cf. p. 36).
Innervé par les branches postérieures des nerfs rachidiens, ce groupe musculaire a bien conservé sa disposition métamérique. Il est recouvert par le groupe musculaire superficiel dérivé du blastème des extrémités qui s'étend secondairement de l'extrémité proprement dite à la région du dos et y trouve insertion. Aussi ce groupe musculaire est-il innervé par les branches antérieures des nerfs rachidiens, le trapèze par le spinal, le grand dorsal par le nerf de même nom, l'angulaire de l'omoplate et les rhomboïdes par le nerf de l'angulaire et des rhomboïdes, le petit dentelé postérieur et supérieur par les 1er—4e nerfs intercostaux, le petit dentelé postérieur et inférieur par les 9e—11e nerfs intercostaux.

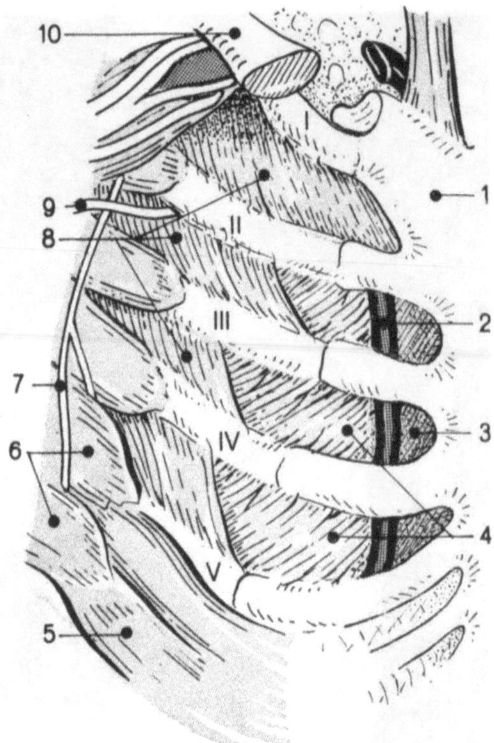

17a

1 Fourchette du sternum
2 Vaisseaux mammaires internes
3 Plèvre pariétale
4 Intercartilagineux (intercostaux internes et moyens)
5 Grand oblique
6 Grand dentelé
7 Nerf du grand dentelé
8 Intercostaux externes
9 Nerf intercosto-huméral de Hyrtl
10 Clavicule

PLAN PROFOND DE LA PAROI THORACIQUE

Le squelette du thorax et la musculature intercostale constituent le plan profond de la paroi thoracique.

Les *intercostaux* sont des muscles métamériques qui ont très nettement gardé les limites segmentaires des myomères. Ils forment la musculature thoracique propre et peuvent être distingués à cet égard du plan moyen de la paroi thoracique. Ces muscles se subdivisent en 3 lames: les intercostaux externes, superficiels, les intercostaux internes, profonds, les intercostaux moyens, entre deux.

Intercostaux externes. Leurs fibres se dirigent obliquement, d'arrière en avant et de haut en bas, de la côte sus-jacente à la sous-jacente, parallèlement aux fibres du grand oblique abdominal. Ils s'étendent de la tubérosité costale à la jonction ostéochondrale des côtes et se prolongent dans les espaces cartilagineux interarticulaires par une lame tendineuse, la membrane intercostale externe.

Intercostaux moyens. Lame musculaire intercostale moyenne, ils ont un trajet identique à celui des intercostaux internes (opposé à celui des intercostaux externes), oblique de haut en bas et d'avant en arrière. Ils siègent dans la région antéro-externe des espaces intercostaux, du bord du sternum aux angles costaux postérieurs. Comme ils s'unissent le plus souvent à la lame musculaire profonde, on ne les considère généralement pas comme une couche musculaire autonome. C'est seulement au niveau de la gouttière costale qu'ils

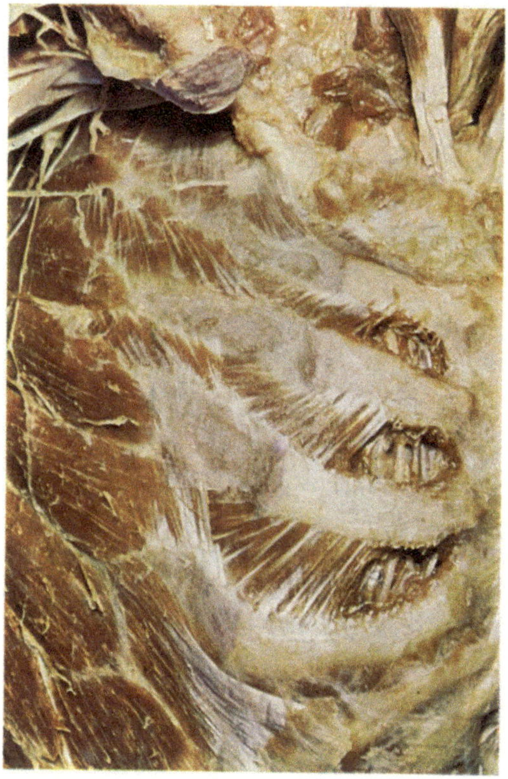

17b

Intercostaux et grand dentelé (après ablation des pectoraux)

s'individualisent et participent à la formation d'un canal ostéo-musculaire (Canalis intercostalis). La zone interchondrale des intercostaux moyens et internes est connue sous le nom de *muscles intercartilagineux*.

Intercostaux internes (fig. 21). Leurs fibres ont le même trajet et la même étendue que les intercostaux moyens. Ils se poursuivent sans interruption par le petit oblique. A l'angle postérieur de la côte, ils se terminent par une lame tendineuse (membrane intercostale interne) (fig. 19) qui se fixe sur la colonne vertébrale. Entre les intercostaux externes et les deux couches musculaires internes s'insère une mince lame fibreuse (membrane intercostale) dont l'extrémité sternale rejoint la membrane intercostale externe et l'extrémité vertébrale, la membrane intercostale interne.

Sous-costaux. On peut les interpréter comme un dédoublement des intercostaux internes. Il s'agit de fines lames musculaires au voisinage de l'angle costal postérieur, qui passent toujours par dessus 1 ou 2 côtes (fig. 120). Les sous-costaux et les intercostaux internes recouvrent le fascia endothoracique et la plèvre pariétale. Les intercostaux sont innervés par les nerfs de même nom. Ce sont des muscles tenseurs. Grâce à eux, la paroi thoracique, indépendamment de la position respiratoire des côtes et des mouvements du tronc, demeure toujours plane. Les intercostaux externes peuvent servir aussi de *muscles inspiratoires*, les intercostaux moyens et internes, de *muscles expiratoires*. Les examens électromyographiques révèlent néanmoins qu'ils ne jouent qu'un rôle très secondaire dans cette fonction.

18a

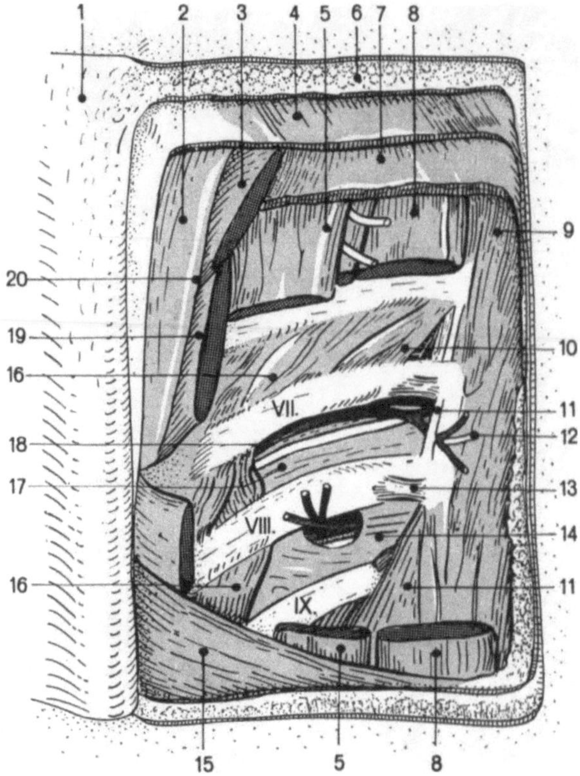

1 Peau
2 Aponévrose du sous-épineux
3 Petit rhomboïde
4 Trapèze
5 Iliocostal
6 Aponévrose dorsale
7 Aponévrose thoraco-lombaire et petit dentelé postérieur et supérieur
8 Long dorsal
9 Transversaire épineux
10 Surcostal
11 Ligament intertransversaire
12 Branche postérieure du nerf intercostal
13 Ligament costo-transversaire externe
14 Membrane intercostale interne
15 Grand dorsal
16 Intercostaux externes
17 Fascia endothoracique et plèvre pariétale
18 Vaisseaux et nerf intercostaux
19 Grand rhomboïde
20 Bord de l'omoplate

Paroi postérieure. Les muscles extenseurs de la colonne vertébrale recouvrent les côtes que l'on distingue sur la fig. 18 avec les muscles intercostaux jusqu'à l'angle costal postérieur. Aux intercostaux externes qui s'arrêtent au niveau de l'angle costal postérieur se joignent en dedans les *surcostaux,* en forme d'éventail, qui s'insèrent sur l'apophyse transverse et s'épanouissent dans le périoste de la côte sous-jacente. En dedans du levier costal, on trouve entre les apophyses transverses les *ligaments intertransversaires* de trajet vertical et le *ligament costo-transversaire postérieur* de trajet horizontal, entre l'apophyse transverse et la tubérosité costale. Les intercostaux externes et les surcostaux masquent la partie postérieure robuste de la membrane intercostale interne (8e espace intercostal dans la fig. 18). Cette membrane recouvre les nerfs et les vaisseaux intercostaux, situés au milieu de l'espace intercostal uniquement à ce niveau, puisque à partir de l'angle costal postérieur ils cheminent dans le canal intercostal, au bord inférieur de la côte supérieure.

Les *branches postérieures des nerfs intercostaux* pénètrent, entre les apophyses transverses, en dedans des rotateurs des vertèbres et des ligaments intertransversaires, dans la musculature dorsale propre. Elles se divisent en deux. Les rameaux externes de la moitié supérieure du thorax, exclusivement moteurs, innervent le long dorsal et l'iliocostal. Les rameaux externes de la moitié inférieure du thorax, mixtes, donnent aussi des filets cutanés. Les rameaux internes ont un comportement inverse, les supérieurs innervant peau et musculature, les inférieurs se distribuant uniquement à la musculature. Les branches postérieures des 2e, 3e et 4e nerfs rachidiens dorsaux ont un

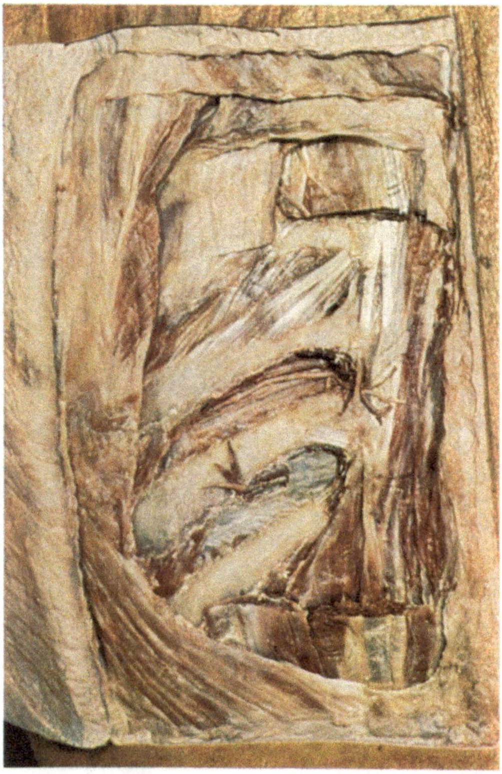

18b

Plan profond de la paroi thoracique postérieure (musculature spino-humérale et dorsale propre excisée couche après couche. Dissection du muscle intercostal externe, du muscle surcostal, du 7e et du 8e espace intercostal)

trajet quasi horizontal. Les branches postérieures inférieures sont de plus en plus obliques vers le bas, ce qui entraîne un déplacement des dermatomes dans la même direction. Ainsi le 11e nerf dorsal innerve la peau de la crête iliaque, le 12e, la peau recouvrant le grand trochanter (fig. 22b).

Les branches dorso-spinales des artères intercostales suivent dans leur trajet les rameaux postérieurs des nerfs intercostaux. Elles irriguent la profondeur de la musculature du dos et la peau sus-jacente. Les insertions du trapèze et des rhomboïdes reçoivent leurs vaisseaux de la branche descendante de l'artère scapulaire postérieure qui court le long du bord spinal de l'omoplate.

Les vaisseaux lymphatiques de la musculature propre du dos sont satellites des branches postérieures des artères et des nerfs intercostaux; ils se terminent dans les ganglions lymphatiques intercostaux. La lymphe des plasn musculaires superficiels s'écoule en direction des ganglions lymphatiques cervicaux. Les lymphatiques efférents du trapèze aboutissent aux ganglions sous-trapézoïdaux, ceux des rhomboïdes, aux ganglions scapulaires. Les premiers forment le prolongement de la chaîne ganglionnaire satellite du nerf spinal et siègent sous le trapèze, les seconds sont situés le long du bord spinal de l'omoplate, recouverts par les rhomboïdes. Les voies efférentes de ces deux groupes parviennent à la chaîne transversale des ganglions lymphatiques cervicaux (ganglions sus-claviculaires).

La cage thoracique forme avec la musculature intercostale le plan profond de la paroi du thorax. Ce plan a déjà fait l'objet d'une description (p. 34), aussi l'exposé se bornera-t-il ici aux rapports de la colonne vertébrale et des côtes.

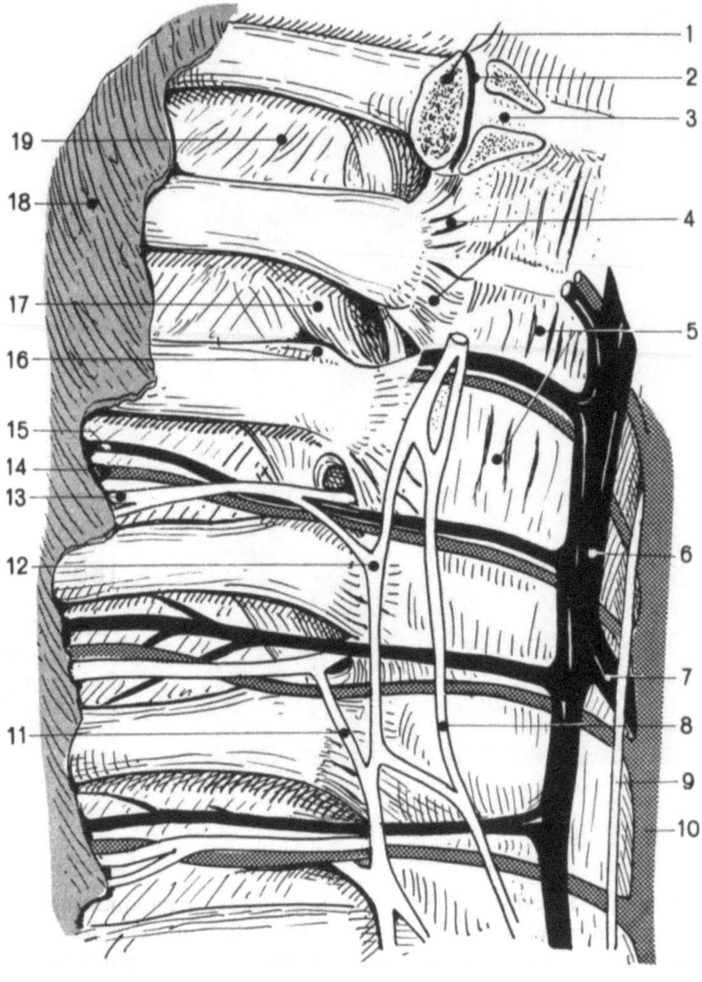

19a

1 Tête de la côte
2 Articulation de la tête costale
3 Disque intervertébral
4 Ligament rayonné
5 Ligament vertébral commun antérieur
6 Veine azygos
7 Veine interazygos
8 Grand splanchnique
9 Canal thoracique
10 Aorte thoracique descendante
11 Rameau communicant
12 Tronc sympathique
13 Nerf intercostal
14 Artère intercostale
15 Veine intercostale
16 Tubérosité costale
17 Ligament cervico-transversaire supérieur
18 Intercostal interne
19 Membrane intercostale interne

L'*articulation costo-vertébrale* unit la côte à la vertèbre. C'est une articulation complexe qui comprend l'articulation de la tête de la côte et l'articulation costo-transversaire.

L'*articulation de la tête de la côte* est double. La surface articulaire de la tête costale est partagée par une crête mousse: la facette costale supérieure s'articule avec la facette articulaire inférieure du corps vertébral sus-jacent, la facette costale inférieure, avec la facette articulaire supérieure de la vertèbre sous-jacente, de même chiffre que la côte. La cavité articulaire est cloisonnée par un ligament interosseux qui s'étend de la crête mousse au disque intervertébral (fig. 19).

L'*articulation costo-transversaire* siège entre la facette articulaire de la tubérosité costale et la facette costale de l'apophyse transverse. Elle fait défaut au niveau des 11e et 12e côtes où elle est remplacée par une syndesmose.

L'appareil ligamentaire des articulations costo-vertébrales fixe la côte aux vertèbres de quatre manières. Le *ligament rayonné* unit la tête costale au corps vertébral de même chiffre et au corps vertébral voisin (fig. 19). Le *ligament cervico-transversaire moyen* va du col de la côte à l'apophyse transverse et comble presque entièrement l'espace costo-transversaire. Les *ligaments cervico-transversaires supérieurs et inférieurs* assujettissent le col de la côte à

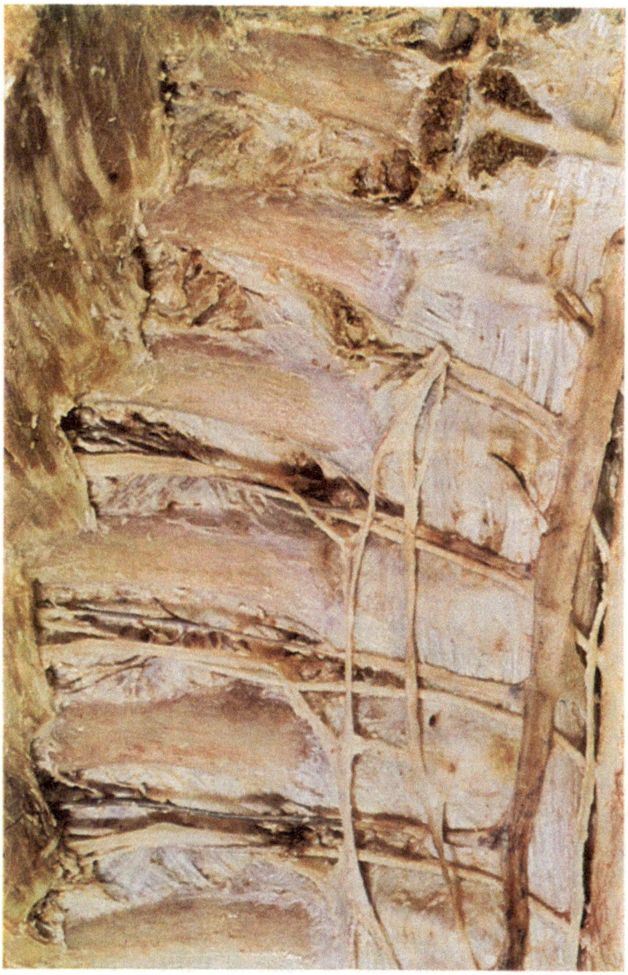

19b

Articulation de la tête costale. Topographie des vaisseaux et nerfs intercostaux

l'apophyse transverse de la vertèbre sus-jacente. Le *ligament cervico-transversaire supérieur* (Nomina Anatomica de Bâle (NAB): *antérieur* ; Nomina Anatomica d'Iéna (NAI): *interne*) joint le sommet de l'apophyse transverse au col de la côte par un trajet oblique de haut en bas et de dehors en dedans, visible de la face interne (fig. 19). Le *ligament cervico-transversaire inférieur* (NAB: *postérieur* ; NAI: *externe*) unit le col de la côte à la base de l'apophyse transverse par un trajet oblique opposé. Entrecroisé avec le ligament supérieur en forme de X, il est partiellement caché par ce ligament en vue antérieure. Le ligament inférieur apparaît en vue postérieure après résection de la musculature dorsale profonde (intertransversaires, transversaire épineux, rotateurs) (fig. 18). La branche antérieure du nerf intercostal gagne l'espace intercostal en passant entre le ligament cervico-transversaire supérieur et la colonne vertébrale. Les branches postérieures des intercostaux et des artères intercostales s'insinuent entre les deux ligaments cervico-transversaires pour pénétrer dans la région dorsale.

L'articulation costo-vertébrale est une charnière complexe formant une unité fonctionnelle, en ce sens que le col de la côte pivote sur son axe. Il en résulte une élévation ou un abaissement de l'extrémité antérieure de la côte.

(Artères intercostales, artère mammaire interne, topographie des espaces intercostaux) Les artères intercostales, l'artère intercostale supérieure et l'artère mammaire interne irriguent la majeure partie de la paroi thoracique. Seuls la peau de l'aisselle et de la région sous-claviculaire, la zone externe de la glande mammaire et les muscles thoraco-huméraux sont nourris principalement par des branches de l'artère axillaire.

Artère intercostale supérieure. C'est une branche du tronc cervico-intercostal qui se détache de l'artère sous-clavière et fournit peu après l'artère cervicale profonde (fig. 38). L'artère intercostale supérieure descend en avant du col de la 1ère côte jusqu'au 1er, plus souvent jusqu'au 2e, rarement jusqu'au 3e espace intercostal, abandonnant au niveau de chaque espace une artère intercostale correspondante.

Artères intercostales aortiques. L'aorte thoracique descendante donne à gauche et à droite 10 artères intercostales entre la 5e vertèbre dorsale et la 1ère vertèbre lombaire. Il n'est pas rare que 2 et même 3 artères aient un tronc commun. Les premières, par un trajet oblique en avant, les moyennes et les dernières, par un trajet horizontal, les artères intercostales atteignent chacune leur espace intercostal respectif qu'elles pénètrent en passant entre le ligament de la tête costale et le grand sympathique thoracique (fig. 122). Jusqu'à l'angle costal postérieur, elles cheminent au milieu de l'espace intercostal, entre l'intercostal externe et la membrane intercostale interne, d'une part, le fascia endothoracique et la plèvre pariétale, de l'autre (fig. 19). A partir de l'angle postérieur, elles se placent dans le *canal intercostal,* limité en haut par la gouttière costale, en dehors par l'intercostal moyen, en dedans par l'intercostal interne, le fascia endothoracique et la plèvre pariétale. Les artères intercostales 1 à 6 s'anastomosent à la face antérieure du thorax avec les intercostales antérieures, branches de l'artère mammaire interne, les artères intercostales 7 à 9, avec des rameaux de la branche musculophrénique de terminaison de l'artère mammaire interne. Les anastomoses de la 10e, de la 11e artère intercostale et de la dernière intercostale postérieure avec la branche musculophrénique sont ténues et inconstantes. Le plus souvent, ces artères s'épuisent entre les muscles abdominaux.

Topographie des espaces intercostaux. Entre l'aorte et le tronc du grand sympathique, dans le médiastin postérieur, les artères intercostales ont un trajet médiastinal contigu à la colonne vertébrale et au ligament vertébral commun antérieur, trajet masqué par la lame prévertébrale, prolongement du fascia endothoracique. Par suite de la situation asymétrique paravertébrale de l'aorte, les artères intercostales ont un trajet médiastinal plus long à droite qu'à gauche. Ce dernier croise à droite l'œsophage, le canal thoracique, la veine azygos et le tronc sympathique (fig. 122), à gauche, la veine hémi-azygos, la veine hémi-azygos accessoire et le tronc sympathique (fig. 114). Les nerfs splanchniques passent aussi en avant des artères intercostales inférieures. Chaque artère intercostale possède une veine satellite, affluent de l'azygos ou de l'hémi-azygos. A l'exception des 2 ou 3 premières, les veines intercostales sont sus-jacentes aux artères. De chaque côté de la colonne vertébrale, le nerf intercostal se joint aux vaisseaux de même nom. Jusqu'au ligament cervico-transversaire, il chemine le plus souvent entre la veine et l'artère. Puis le nerf passe au-dessous ou au-dessus de l'artère, ce qui réalise la topographie typique du paquet vasculo-nerveux, en avant de ce croisement: veine supérieure, nerf inférieur, artère entre deux (fig. 102).

Branches des artères intercostales. Dans leur trajet médiastinal, ces artères abandonnent de fins rameaux destinés aux corps vertébraux, aux ligaments antérieurs et aux articulations costo-vertébrales. Dans la plupart des cas, une artère bronchique naît de la 3e intercostale droite, parfois de la 4e (fig. 113). Dès sa pénétration dans l'espace intercostal, l'artère donne la *branche dorso-spinale* qui, en se glissant entre le rachis, le col de la côte et

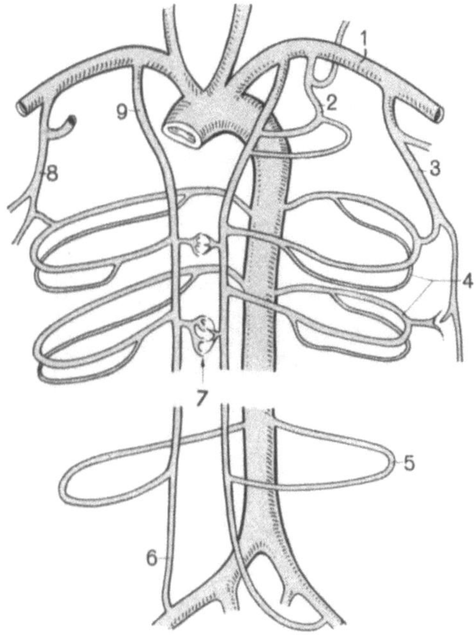

20

Circulation collatérale entre l'aorte thoracique, l'artère sous-clavière et l'artère iliaque externe
1 Artère sous-clavière
2 Artère intercostale supérieure
3 Artère mammaire externe
4 Artères intercostales
5 Artère lombaire
6 Artère épigastrique
7 Rameaux sternaux
8 Artère thoracodorsale (branche thoracique de l'artère scapulaire inférieure)
9 Artère mammaire interne

le ligament cervico-transversaire, gagne la musculature dorsale (rameaux musculaires) et la peau qui la recouvre (rameau cutané postérieur). Au niveau du trou de conjugaison, la branche dorso-spinale envoie un rameau spinal à la colonne vertébrale, à la moelle et aux méninges. Avant de s'engager dans le canal intercostal, l'artère intercostale fournit le *rameau sus-costal* qui se dirige en avant, entre l'intercostal interne et l'intercostal moyen, en longeant le bord supérieur de la côte sous-jacente, et s'anastomose avec la branche correspondante de l'artère mammaire interne ou de sa branche terminale externe (A. musculophrenica). Ainsi chaque espace intercostal comporte-t-il un arc vasculaire double typique qui s'anastomose avec l'aorte et l'artère mammaire interne (fig. 20 et 21). A la hauteur de la ligne médiane axillaire se détache la *branche perforante latérale* qui traverse avec les nerfs cutanés l'intercostal externe et gagne entre les digitations du grand dentelé la peau de la face externe du thorax. Son territoire va de la ligne scapulaire à la ligne médioclaviculaire et comprend, outre la peau, la glande mammaire en partie et certains muscles thoraco-huméraux. Elle s'anastomose avec les branches mammaires de l'artère axillaire.

Quelques rameaux traversent l'intercostal interne pour irriguer la plèvre pariétale. Des 6 dernières artères intercostales se détachent des rameaux destinés à la périphérie du diaphragme et à la plèvre diaphragmatique (cf. p. 50).

Artère mammaire interne (fig. 21). Ce vaisseau naît de l'artère sous-clavière et descend obliquement en avant du dôme pleural, en arrière de la clavicule et de la veine sous-clavière, jusqu'au 3e cartilage costal (fig. 75). De là et jusqu'au 6e espace intercostal, elle passe 1 cm en dehors du sternum, derrière les cartilages costaux, les muscles intercartilagineux, les membranes intercostales externes, en avant de la plèvre pariétale. Deux veines satellites l'accompagnent puis confluent à la hauteur du 2e espace intercostal en un tronc qui s'ouvre dans le tronc veineux brachiocéphalique. Parallèlement à l'artère, court un tronc lymphatique qui collecte la lymphe des ganglions lymphatiques parasternaux voisins.

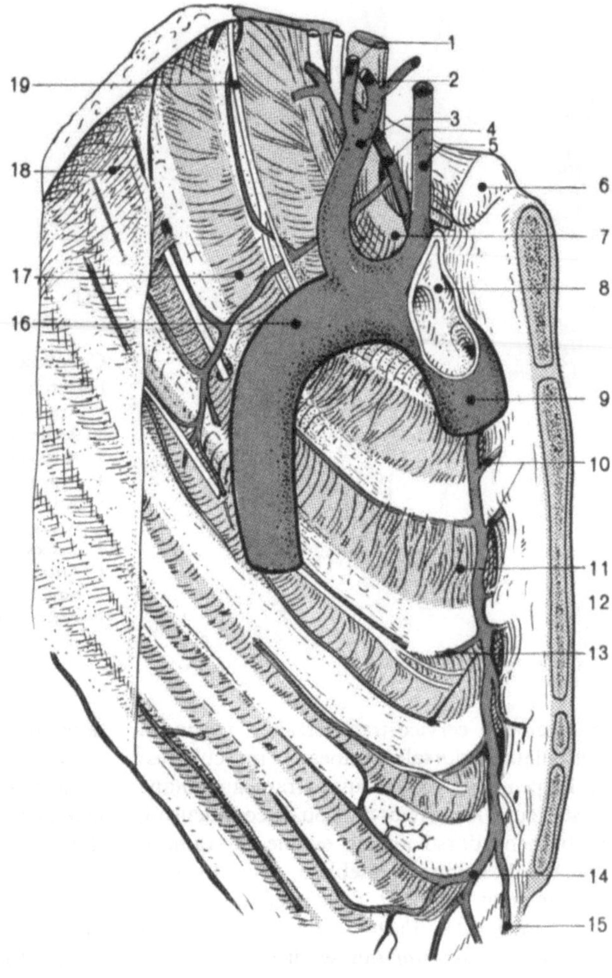

21a

1 Artère vertébrale
2 Tronc thyro-bicervico-scapulaire
3 Artère sous-clavière gauche
4 Artère mammaire interne gauche
5 Carotide primitive gauche
6 Clavicule
7 1ère côte
8 Tronc brachiocéphalique artériel (sectionné)
9 Aorte ascendante
10 Branches perforantes
11 Muscle intercartilagineux
12 Sternum
13 Artères intercostales antérieures
14 Artère musculophrénique
15 Artère épigastrique supérieure
16 Crosse de l'aorte
17 Artère mammaire interne accessoire
18 Plèvre costale
19 2e nerf intercostal

Branches de l'artère mammaire interne. Cette artère fournit à chaque espace intercostal 2 *intercostales antérieures* cheminant, l'une, le long du bord supérieur, l'autre, le long du bord inférieur de l'espace intercostal. Elles se placent d'abord en avant de la plèvre, puis passent entre les intercostaux et s'anastomosent avec l'artère intercostale et l'artère sus-costale correspondantes. Les artères intercostales antérieures se ramifient dans les intercostaux. Les *branches perforantes* de l'artère mammaire interne traversent les 5-6 premiers espaces intercostaux et atteignent les muscles de la paroi thoracique (rameaux musculaires), la peau (rameaux cutanés antérieurs) et la région interne de la glande mammaire (rameaux mammaires). Les *branches sternales* sont de fins vaisseaux appliqués à la face postérieure du sternum qui s'anastomosent entre eux, fermant ainsi l'anneau artériel intercostal. L'*artère musculophrénique* est la branche terminale externe de l'artère mammaire interne. Elle suit l'arc costal, cède des rameaux au diaphragme et donne les rameaux intercostaux des 7e, 8e et 9e espaces intercostaux. L'*artère épigastrique supérieure* est la branche terminale interne de l'artère mammaire interne. Elle irrigue le grand droit de

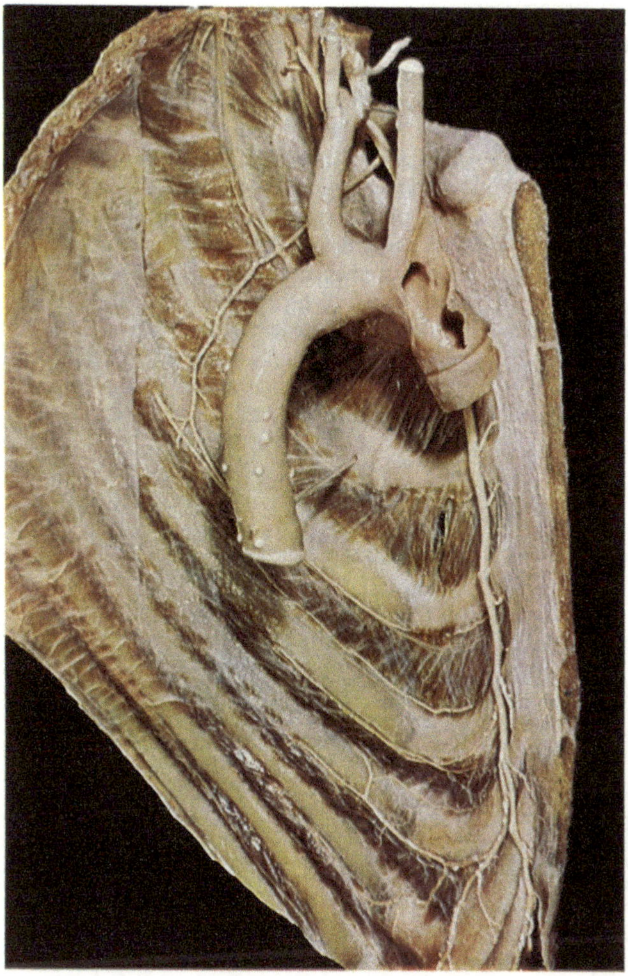

21b

Artère mammaire interne. Anneau artériel intercostal (face intérieure de la paroi antéro-externe)

l'abdomen et s'anastomose avec l'artère épigastrique (inférieure), réalisant ainsi, entre l'artère sous-clavière et l'artère iliaque externe, une collatérale de l'aorte thoracique descendante qui peut avoir une fonction compensatrice lors de sténose isthmique, p. ex.

On observe parfois une *artère mammaire interne accessoire* ou *latérale* (fig. 21) qui naît soit directement de l'artère sous-clavière, soit de l'artère mammaire interne. Elle s'étend sur la face interne du thorax jusqu'au 4e ou 5e espace intercostal et s'anastomose avec les artères intercostales.

Veines de la paroi thoracique. Le sang veineux du plan superficiel est drainé par les veines cutanées (veine costo-axillaire et veine thoraco-épigastrique). Le sang des autres plans s'écoule vers les veines satellites des artères. Les veines satellites des artères acromio-thoracique, mammaire externe et sous-scapu-taire s'ouvrent dans la veine axillaire, celles des artères mammaires internes, dans le tronc brachiocéphalique gauche. Les veines intercostales rejoignent la veine azygos ou la veine hémi-azygos (cf. p. 196).

La paroi thoracique est innervée surtout par les nerfs rachidiens dorsaux qui se distribuent au plan musculaire profond et à la peau. Pour une large part, la musculature du plan moyen se rattache à celle de la ceinture scapulaire et des membres supérieurs. De ce fait, les nerfs qui l'atteignent proviennent du plexus brachial.

Nerfs rachidiens dorsaux

A sa sortie du trou de conjugaison, chacun des 12 nerfs rachidiens dorsaux d'un hémithorax se divise en une branche antérieure et une branche postérieure. Pour la description des branches postérieures, cf. p. 36. Les branches antérieures parcourent les espaces intercostaux et se nomment pour cette raison *nerfs intercostaux*. Le 12e nerf intercostal, qui passe sous la 12e côte, est de ce fait appelé aussi *nerf sous-costal*. Les nerfs intercostaux ne s'anastomosent pas entre eux et ne forment pas de réseau, contrairement aux branches antérieures des nerfs rachidiens des autres segments. Il n'y a d'anastomose constante qu'entre le 1er nerf dorsal et le 8e nerf cervical et entre le 12e nerf dorsal et le 1er nerf lombaire. De la sorte, le 1er nerf dorsal participe à la formation du plexus brachial, le 12e, à celle du plexus lombaire.

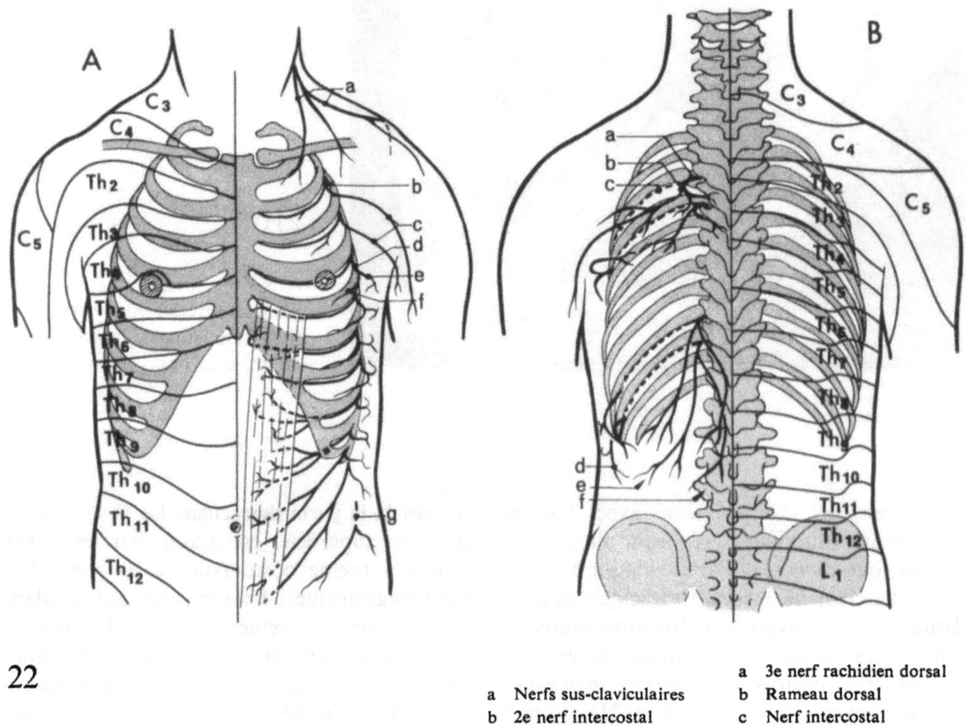

Innervation cutanée segmentaire et périphérique de la paroi thoracique

(Extrait de Hansen, K., Schliack, H.: Segmentale Innervation, ihre Bedeutung für Klinik und Praxis. Thieme, Stuttgart 1962)

A:
- a Nerfs sus-claviculaires
- b 2e nerf intercostal
- c Nerfs intercosto-huméraux
- d Rameau cutané externe
- e Rameau postérieur
- f Rameau antérieur
- g Nerf sous-costal (12e nerf intercostal)

B:
- a 3e nerf rachidien dorsal
- b Rameau dorsal
- c Nerf intercostal
- d Rameau postérieur (du rameau cutané externe)
- e Rameau externe (du rameau dorsal)
- f Rameau interne (du rameau dorsal)

Topographie. De la colonne vertébrale à l'angle postérieur de la côte, les nerfs intercostaux sont situés entre la membrane intercostale interne et le fascia endothoracique ainsi que la plèvre pariétale. Les affections pleurales inflammatoires peuvent, par conséquent, les toucher. A partir de l'angle costal postérieur, ils suivent les vaisseaux intercostaux dans le canal costal. Cf. p. 40 pour la topographie intercostale.

Les 6 premiers nerfs gardent leur trajet intercostal jusqu'au bord du sternum. Les 6 derniers quittent les espaces intercostaux au niveau de l'arc costal et gagnent la paroi abdominale entre les digitations d'insertion du diaphragme. Passant entre le transverse et le petit oblique, ils se terminent dans la gaine du grand droit.

Branches des nerfs intercostaux. Dès leur origine, chaque nerf intercostal reçoit un *rameau communicant gris* qui l'unit au tronc du sympathique et lui fournit des fibres végétatives. Au cours de son trajet, il donne des branches motrices *(rameaux musculaires)* aux muscles du dos, du thorax et de l'abdomen (rotateurs, intercostaux, triangulaire du sternum, transverse, grand droit, oblique externe, oblique interne, pyramidal de l'abdomen). Les branches sensibles innervent, d'une part, la plèvre costale et une zone marginale de la plèvre diaphragmatique *(rameaux pleuraux)*, le péritoine de la paroi abdominale antéro-externe *(rameaux péritonéaux)*. D'autre part, elles parviennent à la peau et se scindent en rameaux internes et externes. Les rameaux internes *(rameaux cutanés antérieurs)* sont les branches terminales des nerfs intercostaux. Les 6 premiers émergent du grand pectoral, le long du sternum et innervent la peau de la paroi thoracique antérieure (rameaux pectoraux), 2-4 branches antérieures gagnent la peau de la glande mammaire (rameaux mammaires internes). Les 6 derniers rameaux internes traversent le grand droit, sa gaine, pour atteindre le plan cutané sus-jacent. Les *rameaux cutanés externes* innervent la peau au niveau de la ligne axillaire médiane (cf. p. 19).

Dermatomes

Que ce soit au cours du développement fœtal ou plus tard, il n'est pas possible de reconnaître une segmentation au niveau de la peau. Seuls les territoires innervés par les branches cutanées des nerfs rachidiens présentent une disposition segmentaire décrite sous le nom de *dermatomes.* Lors de troubles radiculaires de la sensibilité, d'éruptions zostériennes et de naevus multiples à efflorescences segmentaires, on peut distinguer les limites des dermatomes qui affectent d'ordinaire un trajet onduleux avec sinuosités et saillies caractéristiques.

La zone cutanée sous-claviculaire est innervée par les nerfs sus-claviculaires, branches des segments C3 et C4. Cette zone s'unit directement sur la paroi thoracique au dermatome Th2. L'absence des dermatomes C5 à Th1, qui concernent le membre supérieur, est nommée hiatus cervico-dorsal. Après Th2, les dermatomes dorsaux se suivent dans l'ordre. Th3 s'étend au creux axillaire et à la face interne du bras. Th4 n'innerve pas le mamelon. Le prolongement supérieur de Th5 pour le mamelon et le prolongement inférieur de Th6 et Th7 sur la ligne mamillaire sont caractéristiques. L'ombilic est au centre de Th10 (fig. 22A).

Le niveau des dermatomes dorsaux à peu près horizontaux ne coïncide pas avec les apophyses épineuses correspondantes. Les dermatomes s'élargissent vers le bas et sont repoussés dans la même direction. Ainsi la limite inférieure de Th12 se trouve au niveau de l'apophyse épineuse de la 4e vertèbre lombaire (fig. 22B).

La limite d'innervation des rameaux cutanés antérieurs et postérieurs au niveau de la ligne scapulaire forme une ligne brisée caractéristique appelée « élévation scapulaire » par Hansen et Schliack.

DIAPHRAGME

Lame musculo-tendineuse à convexité supérieure, le diaphragme sépare la cavité thoracique de la cavité abdominale. Il comprend deux parties, l'une périphérique, musculeuse, la *portion charnue,* l'autre centrale, le *centre phrénique.* Le diaphragme consiste en un ensemble de muscles radiaires, digastriques, dont les tendons intermédiaires s'entrecroisent en constituant le centre phrénique (fig. 24).

Portion charnue

C'est la zone périphérique du diaphragme, formée par les ventres des muscles digastriques. En fonction de l'origine des fibres sur la paroi endothoracique, elle offre à étudier trois parties: la partie lombaire, la partie chondrocostale et la partie sternale.

Portion diaphragmatique lombaire. Étant donné l'obliquité de l'orifice thoracique inférieur, la portion lombaire naît plus bas que la portion sternale, elle est pour cela bien visible par devant (fig. 23). Elle comporte des deux côtés deux piliers, l'interne et l'externe. Le *pilier interne* prend naissance à la face antérieure des 1er, 2e et 3e corps vertébraux lombaires et sur les disques intervertébraux correspondants, il descend d'ordinaire un corps vertébral plus bas à droite qu'à gauche. Il peut être subdivisé par un orifice distinct franchi par le petit splanchnique. Les bords tendineux internes des deux piliers internes forment l'*arcade médiane* qui, à la hauteur de la 12e vertèbre dorsale, limite l'*orifice aortique* par lequel passent l'aorte et le canal thoracique.

Le *pilier interne droit* s'insère sur l'arcade médiane par 3 faisceaux: le faisceau externe s'incurve à droite et s'épanouit dans la foliole droite du centre phrénique. Le deuxième faisceau a un trajet vertical, le faisceau interne s'infléchit à gauche de sorte que ces deux faisceaux ménagent une fente, l'*orifice œsophagien* qu'empruntent l'œsophage et les deux pneumogastriques pour passer du thorax dans l'abdomen (cf. p. 186 pour les hernies hiatales). Le *pilier interne gauche,* toujours plus grêle, participe rarement à la formation de l'orifice œsophagien.

Le *pilier externe* de la portion lombaire du diaphragme est une large lame musculaire qui s'insère sur 2 arcs tendineux (ligaments arqués). L'arc tendineux interne *(arcade du psoas)* s'étend de la face latérale au sommet

---

23a

1 Orifice de la veine cave inférieure
2 Foliole antérieure
3 Orifice œsophagien
4 Arc costal
5 Foliole gauche
6 Arcade médiane
7 Orifice aortique
8 Pilier externe
9 Portion chondrocostale
10 Hiatus costo-diaphragmatique
11 Transverse (aponévrose)
12 Grand psoas
13 Vaisseaux lombaires
14 Tronc sympathique
15 Nerf génito-crural
16 Carré des lombes
17 12e nerf intercostal
18 12e côte
19 Arcade du carré des lombes
20 Arcade du psoas
21 Pilier interne droit
22 Nerfs splanchniques
23 Foliole droite

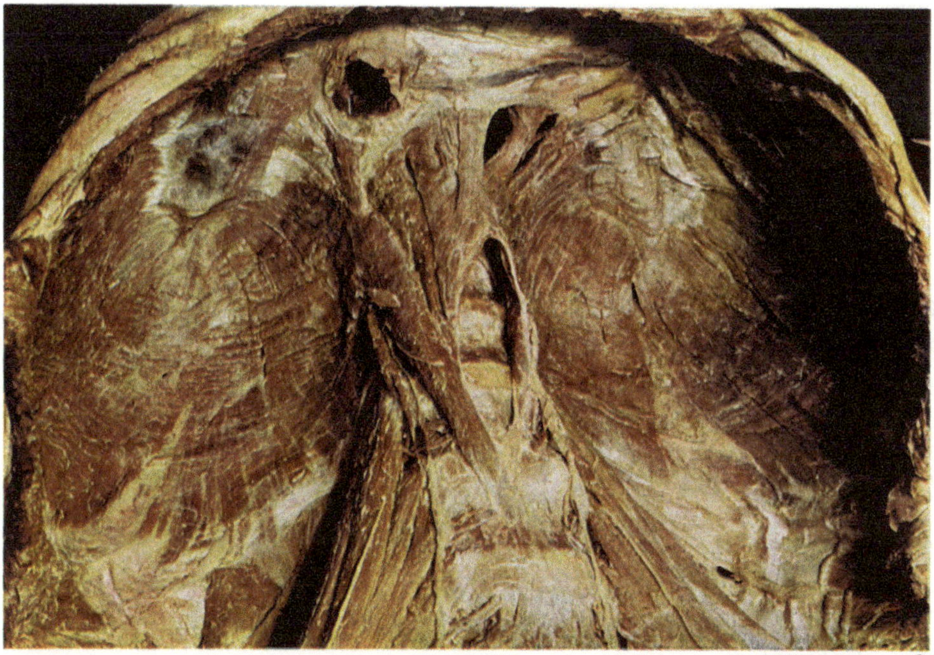

Diaphragme (face abdominale, portion lombaire) (Dissection réalisée par H. Füllemann, étudiant en médecine) 23b

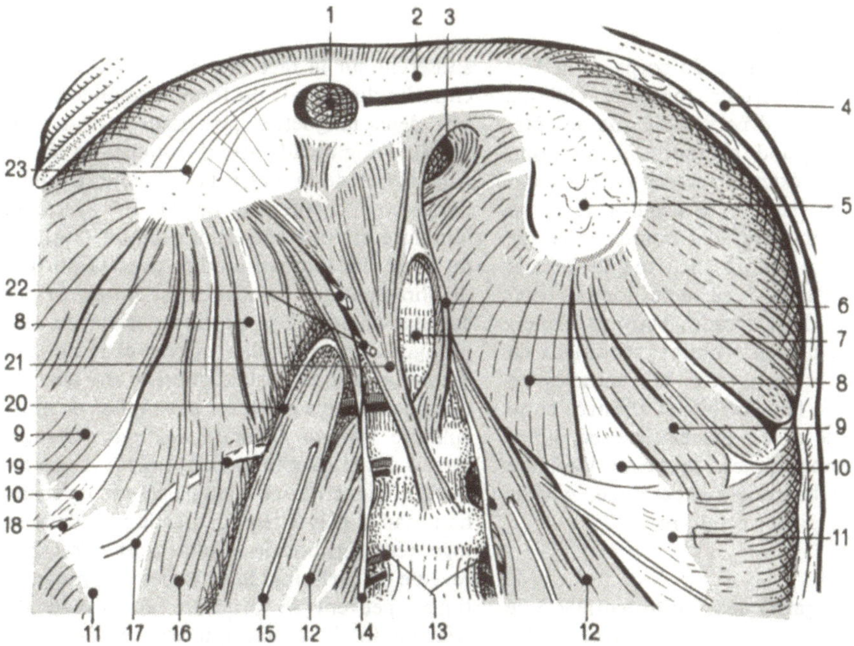

23a

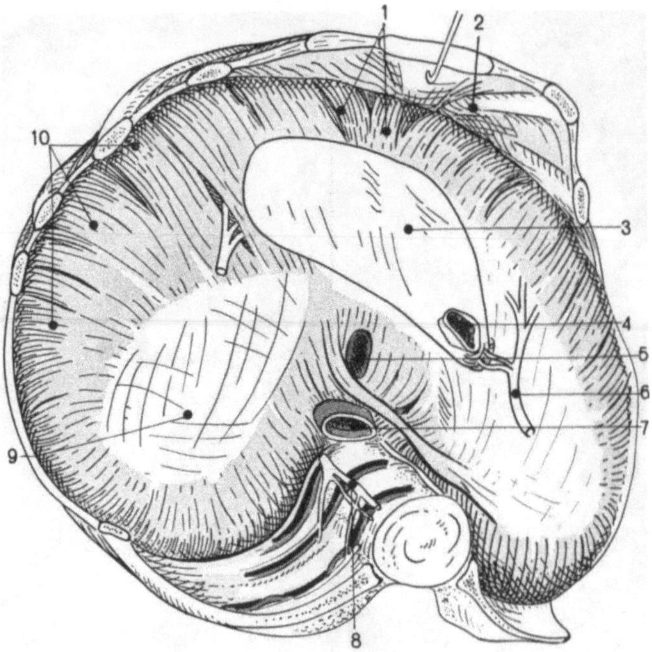

24a

1 Portion sternale
2 Triangulaire du sternum
3 Portion diaphragmatique du péricarde
4 Orifice de la veine cave inférieure
5 Orifice œsophagien
6 Nerf phrénique droit (rameaux diaphragmatiques)
7 Aorte – Orifice aortique
8 Tronc sympathique
9 Centre phrénique (foliole gauche)
10 Portion chondrocostale

de l'apophyse costiforme du corps de la 1ère et parfois de la 2e vertèbre lombaire. Oblique d'avant en arrière, il ne se voit que de côté. Il enjambe le grand psoas d'où son nom. L'arc tendineux externe *(arcade du carré des lombes)* va de l'apophyse costiforme de la 1ère vertèbre lombaire à la pointe de la 12e côte. Moins long et moins incurvé que l'arcade du psoas, il enjambe le carré des lombes d'où son nom. Les deux arcades peuvent s'interpréter comme un renforcement tendineux en bandelette de l'aponévrose des muscles en question. Par la fente étroite et allongée entre le pilier interne et le pilier externe, pénètrent les nerfs splanchniques, la veine lombaire ascendante et le tronc sympathique, parfois séparé par un pilier accessoire.

Portion diaphragmatique (chondro)costale. Elle fait suite à la portion lombaire. Ses languettes s'insèrent sur la face interne des 7e-12e côtes entre les digitations du transverse abdominal. Les deux languettes postérieures possèdent chacune une arcade aponévrotique, de la 12e à la 11e et de la 11e à la 10e côte. Comme l'apophyse costiforme de la 1ère vertèbre lombaire est une côte rudimentaire, l'arcade du carré des lombes, étudiée avec la portion diaphragmatique lombaire, est rattachée par certains auteurs à la portion costale du diaphragme. Entre le pilier externe et la portion diaphragmatique costale subsiste un triangle de taille variable qui n'est pas tapissé de musculature (*hiatus diaphragmatique,* triangle lombo-costal [Bochdalek]). Formé d'une lamelle conjonctive, ce triangle est recouvert en haut par la plèvre, en bas par le rein dans sa loge rétropéritonéale. Cette zone n'est pas revêtue de péritoine. Les hernies diaphragmatiques peuvent se produire au niveau du triangle lombo-costal qui est un point de

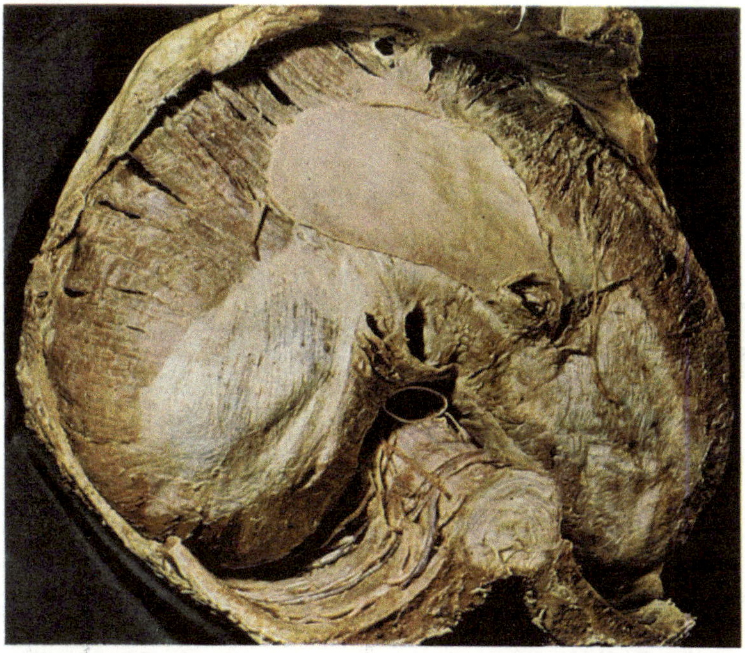

24b

Diaphragme (face thoracique, centre phrénique, portion diaphragmatique du péricarde) (Dissection réalisée par H. Füllemann, étudant en médecine)

moindre résistance, au-dessus du pôle supérieur du rein. Le sac herniaire est composé de la lamelle conjonctive et de la plèvre pariétale. Ce genre de hernie est plus fréquent à gauche parce que le sommet du triangle conjonctif n'est pas protégé à gauche par le rein comme à droite par le foie.

Portion diaphragmatique sternale (fig. 24). La portion diaphragmatique sternale comprend 2 petits faisceaux musculaires qui s'étendent de la face postérieure de l'appendice xiphoïde à la foliole antérieure du centre phrénique et délimitent entre eux une petite zone dépourvue de muscle. La portion sternale est séparée de la portion costale par la *fente de* Larrey, d'ordinaire entièrement tapissée de séreuse, mais parfois percée d'un orifice (orifice sterno-costal [Morgagni]) par lequel les viscères abdominaux peuvent faire irruption sans sac herniaire dans la cavité thoracique. A ce sujet, il faut souligner que l'artère mammaire interne ne traverse pas la fente de Larrey. Séparée du diaphragme par le triangulaire du sternum, elle s'insinue entre le transverse de l'abdomen, l'appendice xiphoïde et l'arc costal pour gagner la gaine du grand droit.

Centre phrénique (fig. 24)

Le centre phrénique est la partie tendineuse centrale du diaphragme. Il affecte la forme d'un trèfle à trois feuilles auquel on distingue deux folioles latérales (droite et gauche) qui correspondent aux coupoles diaphragmatiques, et une foliole médiane (antérieure). La foliole antérieure adhère à la portion diaphragmatique du péricarde (cf. p. 144). Situé à l'union des folioles antérieure et droite, l'*orifice de la veine cave inférieure* permet le passage de cette veine et du rameau abdominal du nerf phrénique droit.

25

Vascularisation sanguine du diaphragme

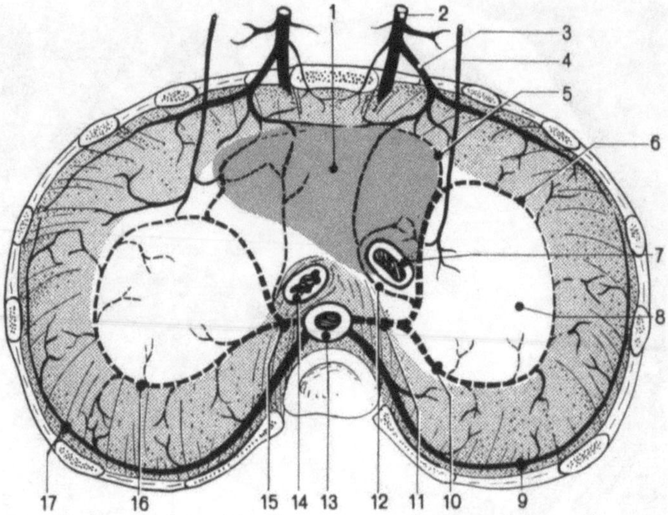

1 Portion diaphragmatique du péricarde
2 Artère mammaire interne
3 Artère musculophrénique
4 Artère diaphragmatique supérieure
5 Rameau antérieur
6 Rameau médian
7 Veine cave inférieure
8 Centre phrénique
9 Artère intercostale
10 Rameau postérieur
11 Artère diaphragmatique inférieure droite
12 Rameau phrénopéricardique
13 Aorte
14 Œsophage
15 Artère diaphragmatique inférieure gauche
16 Cercle péritendineux
17 Cercle périthoracique

Vascularisation et innervation du diaphragme

Artères (fig. 25). Les artères diaphragmatiques inférieures droite et gauche assurent la majeure part de l'irrigation du diaphragme. Premières branches abdominales de l'aorte, elles se divisent à la face inférieure du diaphragme en 3 rameaux qui parcourent le bord du centre phrénique. Ces rameaux réalisent ainsi un anneau artériel *(cercle artériel péritendineux)* complété, à la face thoracique, par l'arborisation terminale de l'artère diaphragmatique supérieure. Les vaisseaux de ce cercle rayonnent vers le centre phrénique et se distribuent à la plus grande partie de la portion charnue du diaphragme. Tandis que le rameau postérieur de l'artère diaphragmatique inférieure gagne directement le bord postérieur de la foliole latérale, le rameau antérieur et le rameau médian de cette même artère, en un tronc commun, traversent le centre phrénique pour ne se bifurquer qu'à son bord. A droite, ce tronc se situe à la face externe de la veine cave inférieure, à gauche, à la face antérieure de l'œsophage. Il donne un *rameau phréno-péricardique* (R. phrenico-pericardiacus), plus important à droite qu'à gauche, qui perfore le diaphragme, en dedans de la veine cave inférieure, à destination de la portion diaphragmatique du péricarde. Un deuxième anneau artériel *(cercle artériel périthoracique)* résulte à la périphérie du diaphragme des anastomoses de l'artère musculophrénique, des 5 dernières artères intercostales, des artères lombaires et des artères médiastinales postérieures.

Veines. Les veines diaphragmatiques sont, les unes, satellites des branches artérielles précédemment décrites. D'autres cheminent séparément et s'ouvrent directement dans la veine cave inférieure. Enfin, la face inférieure du diaphragme comporte des veines qui, par le ligament coronaire et le ligament suspenseur du foie, s'anastomosent avec les veines hépatiques et forment ainsi une part du système anastomotique porto-cave, d'où leur nom de veines portes accessoires.

Vaisseaux lymphatiques (cf. p. 62)

Innervation. Le diaphragme est innervé par les deux nerfs phréniques. Comme le muscle auquel ils se rendent, ils proviennent du 3e et du 4e segment cervical. Leur long trajet cervical et thoracique atteste bien la descente du diaphragme au cours du développement fœtal.

Leur branche terminale (rameau abdominal) passe d'un côté par l'orifice de la veine cave inférieure, de l'autre, par l'orifice œsophagien et se joint au plexus cœliaque (cf. p. 140).

Hauteur du diaphragme (fig. 97d)

Le diaphragme forme deux coupoles à convexité supérieure qui saillent dans la cavité thoracique et sont séparées l'une de l'autre par une dépression peu accusée, le lit du cœur. La hauteur des coupoles diaphragmatiques mesurée sur le cadavre ne correspond pas à celle du sujet vivant que l'on peut très bien apprécier aux RX. Sur le cadavre, le sommet de la coupole droite est à la hauteur du 4e espace intercostal (à la hauteur de la tête de la 9e côte), le sommet de la coupole gauche, à celle du 5e espace intercostal. C'est là une hauteur extrême qui provient de ce que les viscères abdominaux refoulent le diaphragme à la base des poumons rétractés, après résolution de la rigidité cadavérique. Du vivant de l'individu, la situation et la forme du diaphragme sont fonction de la forme de la cage thoracique, de la phase respiratoire, de la position du corps, du tonus musculaire et de la réplétion des viscères abdominaux. Au niveau de la ligne médioclaviculaire, le sommet de la coupole droite, en expiration maximum, se projette sur la 4e côte, en inspiration maximum, sur la 7e côte. Le sommet de la coupole gauche se projette un demi-espace à un espace intercostal plus bas. En expiration, la coupole droite atteint le corps de la 8e vertèbre dorsale, en inspiration, celui de la 11e. La coupole gauche se projette un demi-corps vertébral plus bas. Lorsque la respiration est normale, les excursions du centre phrénique sont de l'ordre de 4 cm. Lors de contraction du diaphragme, les coupoles s'aplanissent, les culs-de-sac pleuraux costo-diaphragmatiques se déploient et la paroi abdominale antérieure devient convexe antérieure sous l'effet de la pression des viscères abdominaux refoulés vers le bas (inspiration). Lors de l'expiration, le transverse abdominal serre l'abdomen, en presse les viscères et facilite ainsi l'ascension du diaphragme relâché. Cette *respiration abdominale* s'associe à la *respiration costale* qui modifie le volume du thorax par élévation et abaissement des côtes.

Chez les sujets jeunes, le diaphragme est plus élevé d'un espace intercostal, chez les personnes âgées, en revanche, plus bas également d'un espace intercostal, par comparaison avec la description ci-dessus concernant l'adulte. L'abaissement physiologique du diaphragme et des organes thoraciques atteint par conséquent 2 espaces intercostaux ou plusieurs (3-4) vertèbres.

Malformations du diaphragme. Il s'agit soit de lacunes diaphragmatiques, soit de dédoublement d'une portion musculaire. L'anomalie la plus fréquente est la persistance du canal pleuropéritonéal. Les organes font irruption librement dans la cavité pleurale par cette lacune diaphragmatique, gauche le plus souvent. Étant donné l'absence de sac herniaire, c'est un prolapsus et non une hernie, comme au niveau du triangle lombo-costal. A ce propos, il faut relever que le canal pleuropéritonéal et le triangle lombo-costal n'ont pas le même emplacement. La membrane qui obture le canal pleuropéritonéal ne fournit pas la lamelle conjonctive du triangle lombo-costal mais la petite zone diaphragmatique située à l'extrémité externe du ligament triangulaire du foie (Wells, Müntener).

Le dédoublement partiel ou complet du diaphragme est rare. Dans la duplication partielle, quelques faisceaux musculo-tendineux s'étendent des côtes au centre phrénique par la grande scissure du poumon. Le lobe inférieur est ainsi séparé en partie du lobe supérieur ou moyen. Dans le dédoublement complet d'un hémidiaphragme, par contre, le lobe inférieur ou un secteur lobaire est complètement isolé. La vascularisation du lobe inférieur se fait alors de deux façons. Première possibilité, les vaisseaux sont tous reliés au pédicule pulmonaire à travers la lamelle diaphragmatique supplémentaire. Seconde possibilité, la veine et l'artère ont un trajet distinct, l'artère à travers la lamelle supérieure vers le pédicule pulmonaire, la veine pulmonaire inférieure, à travers la lamelle inférieure, en direction de la veine cave inférieure.

CAVITÉ THORACIQUE

Contenu. Trois des organes intrathoraciques, les deux poumons et le cœur, possèdent un revêtement séreux et siègent dans des espaces tapissés et clos par le feuillet pariétal séreux. D'autres organes, situés en dehors des revêtements séreux, sont enrobés de tissu conjonctif lâche et de tissu adipeux. D'avant en arrière il s'agit du thymus des grosses veines (troncs veineux brachiocéphaliques droit et gauche) qui confluent vers la veine cave supérieure, de la crosse de l'aorte et de ses branches (tronc brachiocéphalique artériel, carotide primitive gauche, artère sous-clavière gauche), de la trachée et des bronches souches, de l'œsophage, des nerfs pneumogastriques et phréniques, des veines azygos et hémi-azygos, du tronc sympathique dans son trajet thoracique et du canal thoracique.

Subdivision. Les fig. 26 et 27 montrent la subdivision de la cavité thoracique en trois parties. A droite et à gauche se trouvent deux espaces séreux tapissés de la plèvre pariétale qui contiennent les poumons revêtus de la plèvre viscérale (ou pulmonaire). La plèvre pariétale et la plèvre viscérale limitent entre elles l'espace pleural réduit à une fente. Le médiastin siège entre les deux cavités pleurales. Il est compris entre la plèvre médiastine, à droite et à gauche, le sternum en avant, la colonne vertébrale, en arrière. Si le diaphragme constitue sa face inférieure, en revanche, il est ouvert à son sommet, en direction du cou (fig. 26), de sorte que les espaces conjonctifs interaponévrotiques cervicaux (espaces pré- et rétroviscéraux) se continuent sans transition dans le médiastin. Par l'ouverture supérieure du médiastin s'engagent le thymus, la trachée, l'œsophage, les gros troncs veineux, les carotides, les artères sous-clavières et les nerfs pneumogastriques.

26

1 Espace cervical préviscéral
2 Trachée
3 Clavicule
4 Tronc veineux brachio-céphalique gauche
5 Veine cave supérieure
6 Aorte ascendante
7 Tronc pulmonaire
8 Cavité péricardique
9 Oreillette droite
10 Ventricule gauche
11 Espace sus-hépatique
12 Sinus costo-diaphragmatique
13 Sinus phrénico-médiastinal
14 Plèvre médiastine et péricarde
15 Espace pleural
16 Plèvre pulmonaire
17 Plèvre costale
18 Dôme pleural

27

1 Sinus costo-médiastinal postérieur
2 Aorte thoracique descendante
3 Plèvre médiastine
4 Ligament pulmonaire
5 Oreillette gauche
6 Plèvre pulmonaire
7 Valve aortique
8 Ventricule gauche
9 Ventricule droit
10 Lingula, dans le sinus costo-médiastinal
11 Péricarde
12 Scissure interlobaire
13 Oreillette droite
14 Œsophage
15 Cul-de-sac interazygo-œsophagien
16 Cavité pleurale
17 Empreinte costale

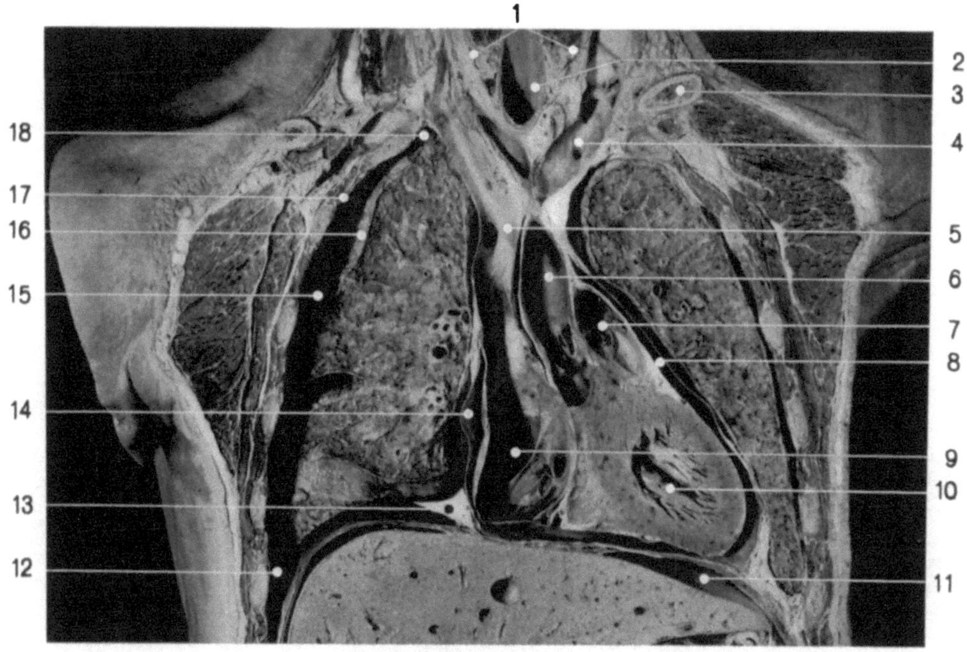

Coupe frontale du thorax (collection de l'Institut d'Anatomie de l'Université de Zurich) 26

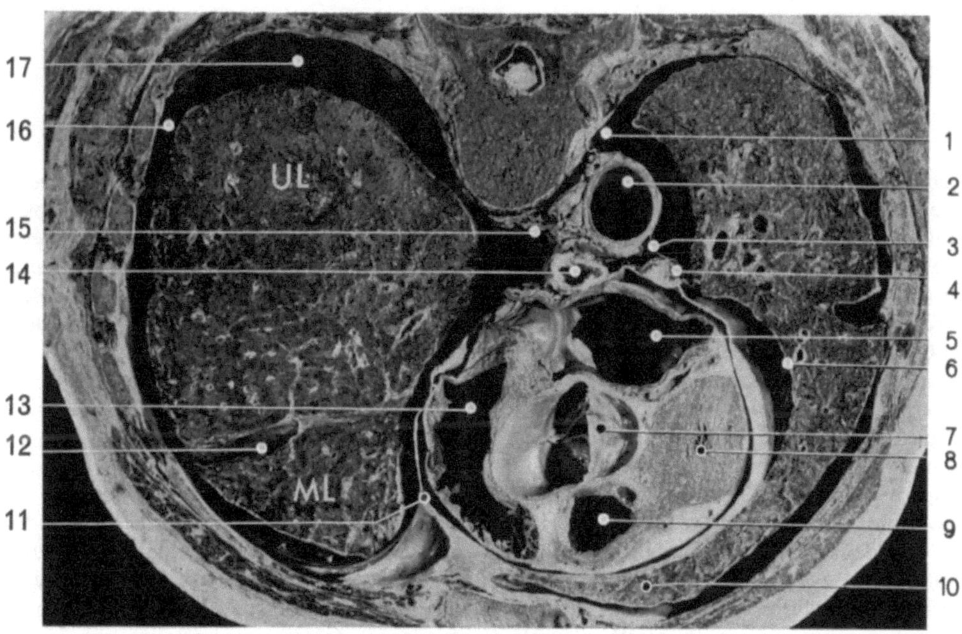

Coupe transversale du thorax (Collection de l'Institut d'Anatomie de l'Université de Zurich) 27

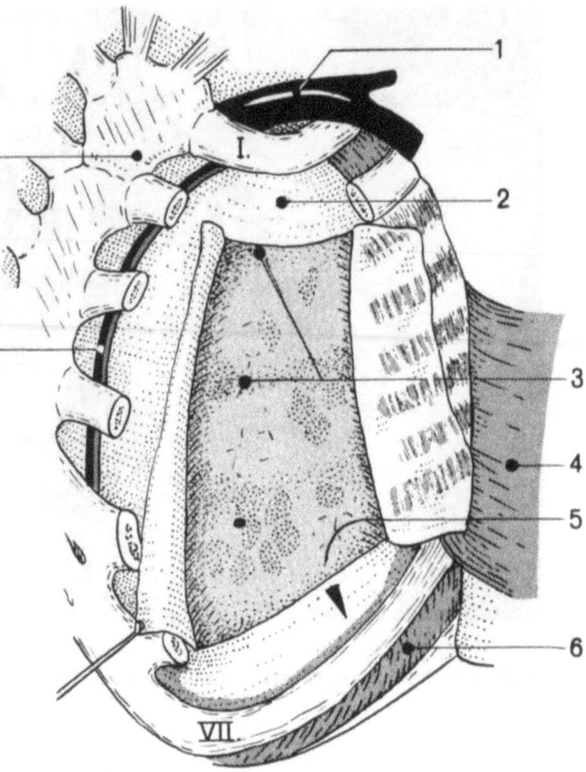

28a

1 Veine sous-clavière gauche
2 Plèvre costale
3 Empreintes costales (poumon gauche)
4 Grand dentelé (rabattu)
5 Cavité pleurale
6 Intercostaux externes
7 Artère et veine mammaires internes gauches
8 Angle de Louis

PLÈVRE ET CAVITÉ PLEURALE

Comme le péritoine, la plèvre est une lame séreuse qui revêt la cavité pleurale. Vue par sa face médiastinale, elle se caractérise par une évagination due au développement latéral du poumon. Le feuillet externe qui tapisse la paroi thoracique et les organes du médiastin est la *plèvre pariétale,* le feuillet qui recouvre le poumon et lui adhère intimement, la *plèvre viscérale* ou *pulmonaire.* Les deux feuillets se joignent au niveau du hile pulmonaire. L'augmentation de volume des poumons réduit l'espace entre les feuillets (cavité pleurale) à une fente capillaire qui renferme quelques gouttes de sérosité. L'accumulation de liquide d'un seul côté (hydrothorax, hémothorax) et l'insufflation d'air entre les feuillets (pneumothorax) peuvent élargir la cavité pleurale, comprimer les poumons et provoquer un déplacement controlatéral des organes médiastinaux. La plèvre est normalement lisse, brillante, humide et transparente, laissant bien apparaître les organes sous-jacents. A l'état pathologique, elle peut devenir rugueuse, mate, opaque. L'accolement des deux feuillets et leurs adhérences suppriment la fente pleurale.

La plèvre pariétale se divise en trois portions, costale, diaphragmatique et médiastine.

Plèvre costale

La plèvre costale (fig. 28) revêt les faces endothoraciques postérieure, latérale et antérieure. Elle est séparée par un tissu conjonctif lâche sous-séreux (fascia endothoracique) du plan sous-jacent (côtes, intercostaux) sur lequel elle peut glisser et dont elle est détachable. La fixation de la portion costale de la plèvre est

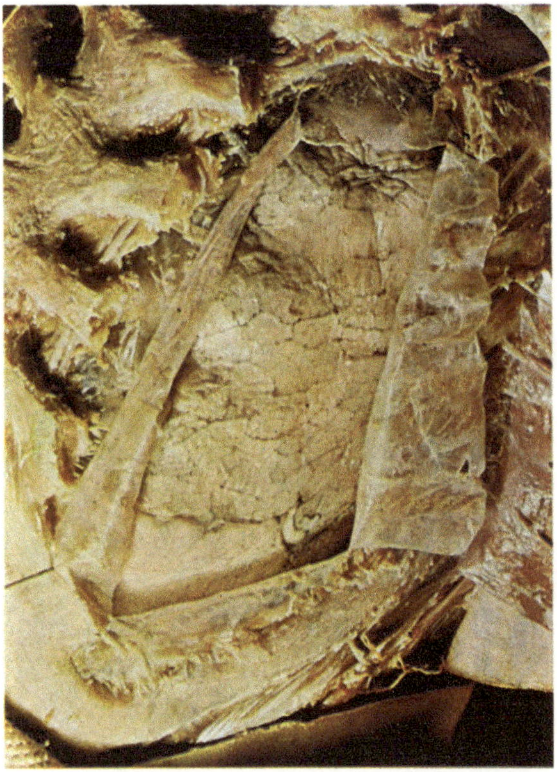

28b

Plèvre costale. Vue latérale de l'hémithorax gauche après ablation des côtes 2 à 6 et ouverture de la plèvre costale (grand dentelé rabattu)

plus prononcée au niveau des côtes qu'au niveau des espaces intercostaux. Lors du dégagement de la plèvre, il est donc préférable de faire une résection sous-périostée.

De même que la plèvre pulmonaire se caractérise par un dépôt pigmentaire, la plèvre costale peut présenter un dépôt sous-séreux de tissu adipeux sous forme de bandelettes graisseuses. Celles-ci sont particulièrement nettes en regard des côtes où elles impriment des marques parallèles (fig. 42b).

La zone antérieure de la plèvre costale recouvre les cartilages costaux et la face postérieure du sternum entre la 2e et la 4e côte (d'où le nom de plèvre sterno-costale). Au niveau du sternum et de la colonne vertébrale, la portion costale de la plèvre se prolonge par la plèvre médiastine, au niveau de l'insertion costale du diaphragme, par la plèvre diaphragmatique. L'union de la plèvre costale et de la plèvre diaphragmatique dessine le *sinus costo-diaphragmatique,* celle de la plèvre costale et de la plèvre médiastine, le *sinus costo-médiastinal.*

Vascularisation. La plèvre costale est vascularisée par les artères et les veines intercostales, les rameaux intercostaux des artères et des veines mammaires internes et par l'artère intercostale supérieure (branche de l'artère sous-clavière).

Vaisseaux lymphatiques (cf. p. 62)

Innervation. Rameaux pleuraux des nerfs intercostaux. Il en résulte que la douleur émanant de la plèvre costale est bien localisable.

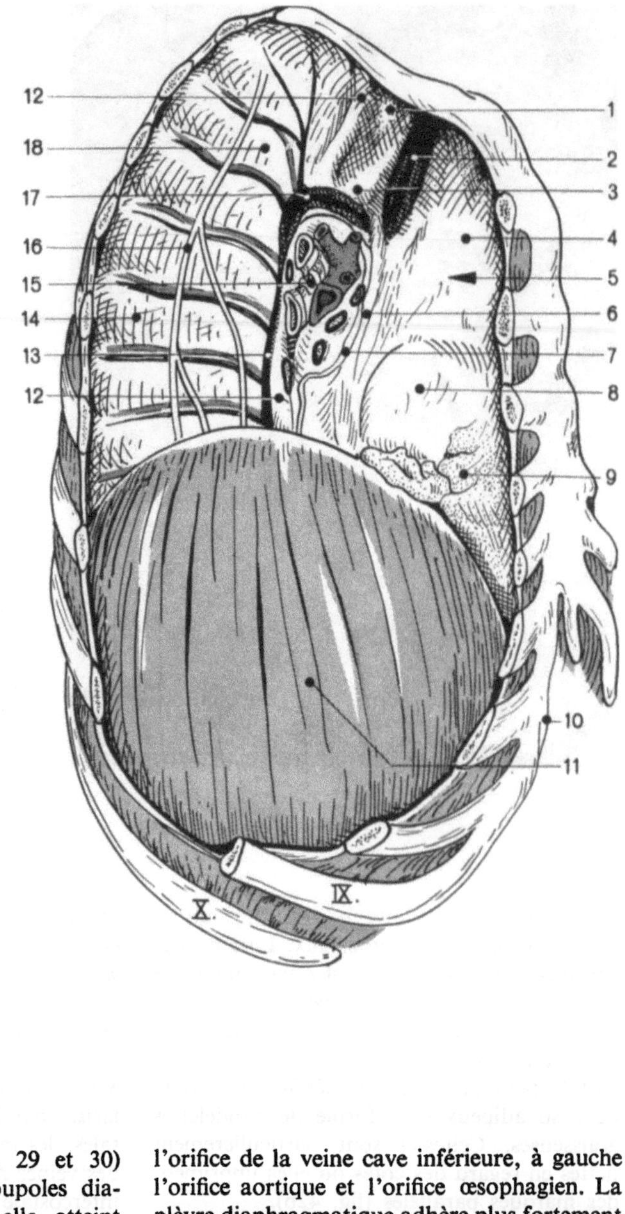

29a

1 Tronc brachiocéphalique artériel
2 Veine cave supérieure
3 Trachée
4 Atmosphère adipeuse du thymus
5 Plèvre médiastine
6 Nerf phrénique droit
7 Ligne de réflexion pleurale
8 Péricarde
9 Bourrelets adipeux prépéricardiques
10 Arc costal
11 Coupole diaphragmatique (coiffée par la plèvre diaphragmatique)
12 Œsophage
13 Cul-de-sac interazygo-œsophagien
14 Plèvre costale
15 Pédicule pulmonaire
16 Tronc sympathique
17 Veine azygos
18 Colonne vertébrale

Plèvre diaphragmatique

La plèvre diaphragmatique (fig. 29 et 30) coiffe la face thoracique des coupoles diaphragmatiques. Sur les côtés, elle atteint presque les digitations d'insertion du diaphragme et va jusqu'au médiastin au milieu. La zone médiane du diaphragme, base du médiastin, est dépourvue de plèvre. La ligne de réflexion, marquant le passage entre la plèvre diaphragmatique et la plèvre médiastine, suit en avant l'insertion diaphragmatique du péricarde. En arrière, elle encercle à droite l'orifice de la veine cave inférieure, à gauche l'orifice aortique et l'orifice œsophagien. La plèvre diaphragmatique adhère plus fortement au plan sous-jacent que la plèvre costale. Par ailleurs, elle se détache plus facilement de la portion charnue du diaphragme que du centre phrénique. A travers la plèvre diaphragmatique, on voit briller les vaisseaux diaphragmatiques supérieurs dont les branches principales forment une couronne autour du centre phrénique.

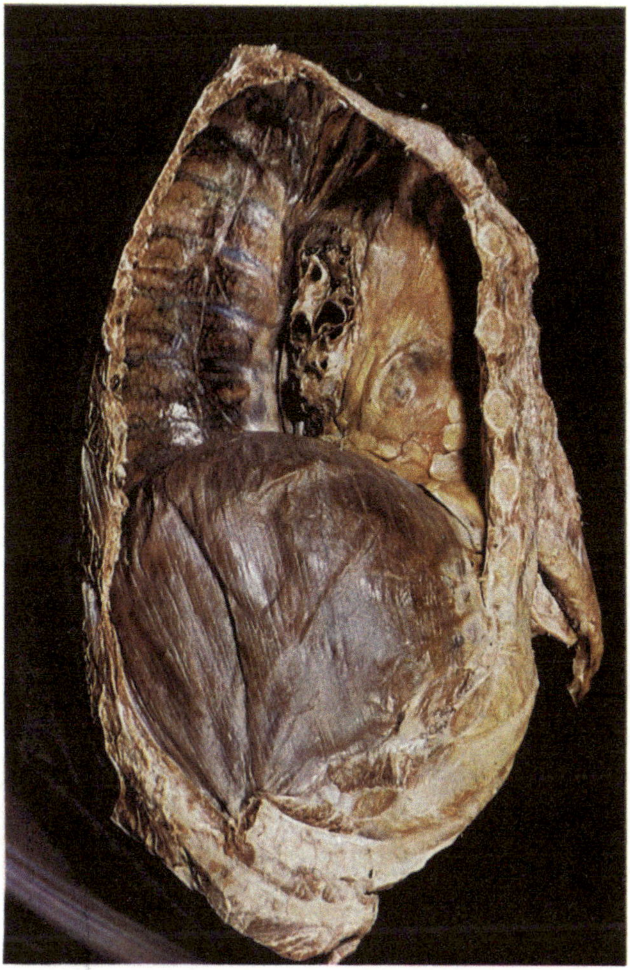

29b

Plèvre diaphragmatique et plèvre médiastine (cavité pleurale droite ouverte, ablation du poumon droit)

Vascularisation. La zone médiane de la plèvre diaphragmatique est irriguée par l'artère diaphragmatique supérieure. Les artères intercostales assurent la vascularisation d'une étroite bande marginale postéro-externe dont la partie antérieure est tributaire de l'artère musculophrénique (issue de l'artère mammaire interne). Le sang est collecté par les veines intercostales qui s'ouvrent dans la veine azygos ou la veine hémi-azygos et par les veines diaphragmatiques supérieures qui aboutissent à la veine cave inférieure.
Vaisseaux lymphatiques (cf. p. 62)

Innervation. *Zone médiane* : Nerf phrénique. *Zone marginale* : Nerfs intercostaux. Les douleurs de la zone marginale irradient fréquemment dans les viscères abdominaux et la région lombaire. Le malade les ressent comme des algies diffuses. Les douleurs ayant leur origine dans la zone innervée par le nerf phrénique irradient, en revanche, dans la région scapulaire et la nuque, étant donné les anastomoses de ce nerf avec les nerfs sus-claviculaires et la branche mastoïdienne du plexus cervical superficiel (N. occipitalis minor).

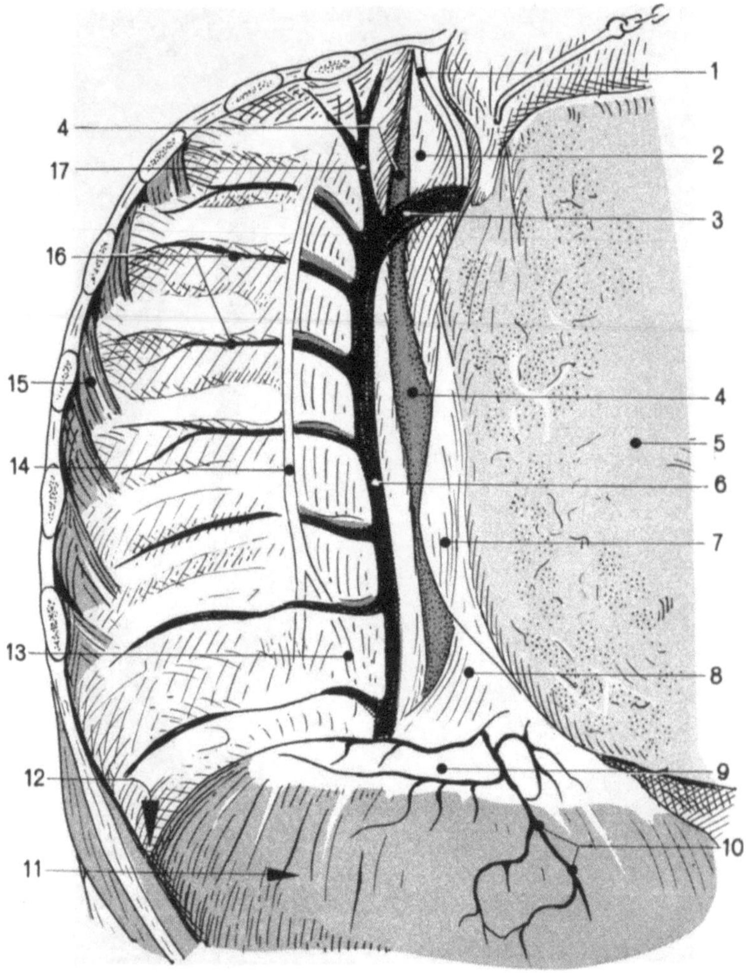

30a

1 Pneumogastrique droit
2 Trachée
3 Crosse de l'azygos
4 Œsophage (recouvert par la plèvre médiastine)
5 Poumon droit rabattu
6 Veine azygos
7 Ligament pulmonaire
8 Péricarde
9 Centre phrénique
10 Vaisseaux diaphragmatiques supérieurs
11 Diaphragme
12 Sinus costo-diaphragmatique
13 Nerf splanchnique
14 Tronc sympathique
15 Intercostaux internes
16 Vaisseaux intercostaux
17 Veine intercostale supérieure droite

Plèvre médiastine

La plèvre médiastine est une lame sagittale (fig. 30 et 31) qui forme la paroi séparant la cavité pleurale du médiastin. En avant et en arrière, elle se poursuit par la plèvre costale, en bas par la plèvre diaphragmatique, en haut par le dôme pleural. Elle se comporte différemment au-dessus et au-dessous du hile pulmonaire. Au-dessus du hile, elle s'étend comme une simple lame du sternum à la colonne vertébrale.

Entre le hile pulmonaire et le bord inférieur du poumon, elle forme un méso (Mesopneumonium) puis se réfléchit pour ce continuer par la *plèvre pulmonaire* (viscérale) (fig. 31c). La partie supérieure du repli pleural entoure le pédicule pulmonaire qui comprend la bronche, les vaisseaux pulmonaires et des nerfs. La partie inférieure, une mince lame triangulaire, fixée latéralement au lobe inférieur, en dedans à la paroi postérieure du péricarde, présente un bord inférieur libre (fig. 31c). C'est le *ligament pulmonaire* ou triangulaire. Les lobes supérieur et moyen sont mobiles au niveau du hile tandis que le lobe inférieur est fixé en dedans. Celui-ci ne peut pivoter à la manière d'un battant de porte qu'en arrière ou en avant. Le ligament pulmonaire contient quelques petites veines bronchiques, des vais-

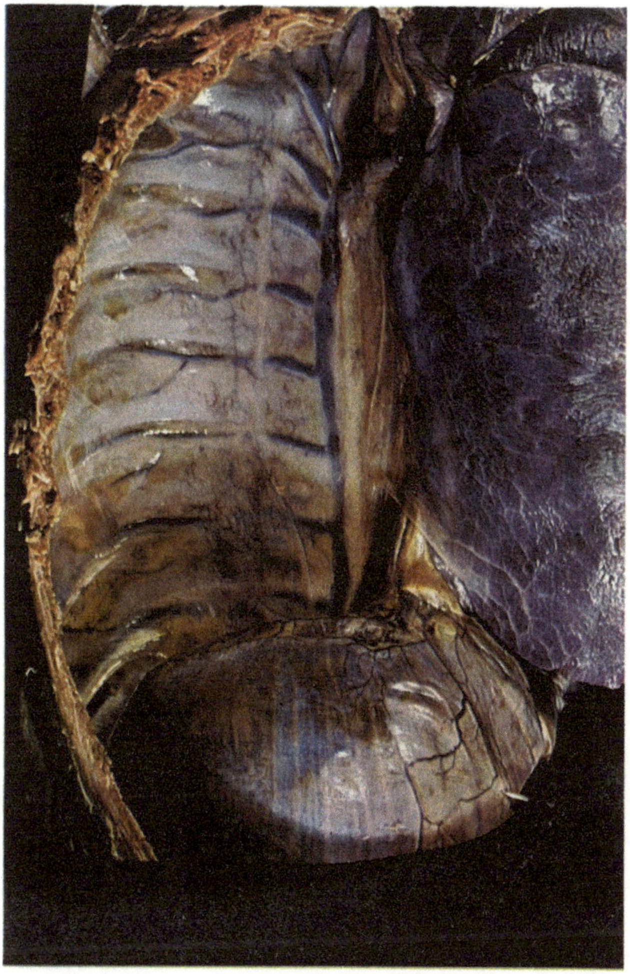

30b

Plèvre diaphragmatique et plèvre médiastine (cavité pleurale droite ouverte latéralement, poumon rabattu en avant)

seaux lymphatiques et parfois des ganglions lymphatiques (ganglions du ligament triangulaire) (fig. 41).

Rapports avec les organes voisins. En avant du hile et du ligament triangulaire, la plèvre médiastine est en rapport avec le péricarde (Pleura pericardiaca) duquel on peut bien la détacher. Entre ces deux séreuses passent le nerf phrénique et l'artère diaphragmatique supérieure. En arrière du sternum, à la hauteur des 2e-4e cartilages costaux, les portions médiastines pleurales droite et gauche entrent en contact et forment une mince cloison. Au-dessus du cœur, la plèvre tapisse à droite le thymus, le tronc brachiocéphalique artériel, les troncs veineux brachiocéphaliques, la veine cave supérieure, la veine azygos, le nerf phrénique, le nerf pneumogastrique, la trachée et l'œsophage. A gauche, elle revêt également le thymus, les nerfs phrénique et pneumogastrique et, de plus, la carotide primitive gauche, l'artère sous-clavière gauche et une partie de la crosse de l'aorte. En arrière du cœur et du ligament triangulaire, passent, à gauche (fig. 31), l'aorte thoracique descendante et la veine hémi-azygos, à droite (fig. 30), l'œsophage et la veine azygos. En arrière, la plèvre médiastine tapisse la colonne vertébrale, le tronc sympathique, les artères et

31a

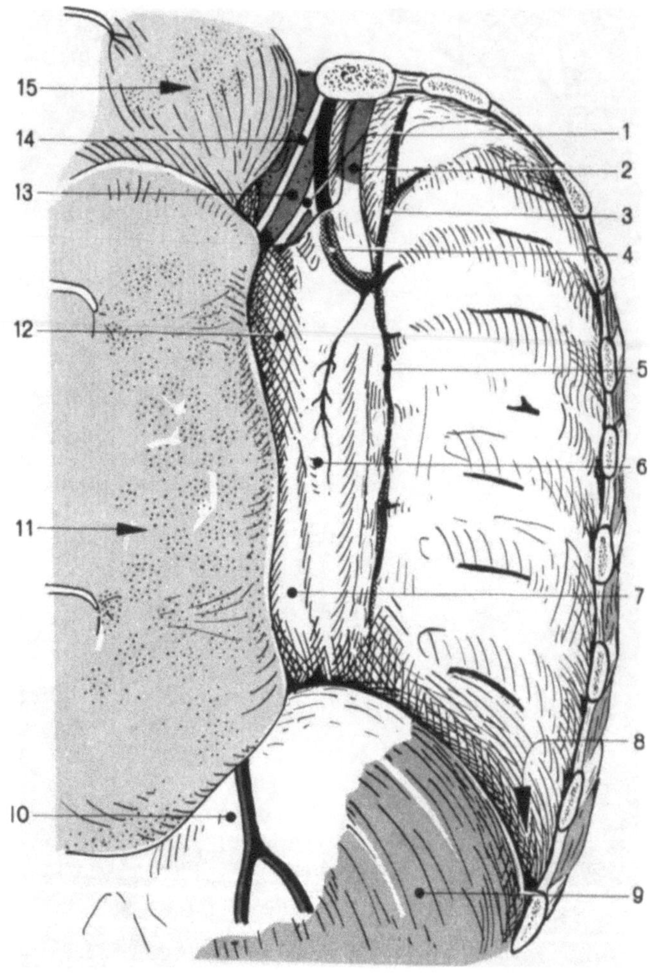

1 Nerf pneumogastrique gauche
2 Artère sous-clavière gauche
3-4 Veine intercostale supérieure gauche
5 Veine hémi-azygos accessoire
6 Aorte thoracique
7 Œsophage
8 Sinus costo-diaphragmatique
9 Diaphragme
10 Vaisseaux diaphragmatiques supérieurs
11 Lobe inférieur
12 Pédicule pulmonaire
13 Crosse de l'aorte
14 Nerf phrénique gauche
15 Lobe supérieur

veines intercostales à trajet horizontal et se prolonge insensiblement par la plèvre costale au niveau de la tête des côtes.

Entre la colonne vertébrale et le ligament pulmonaire, la plèvre médiastine s'applique à droite et à gauche sur l'œsophage et l'aorte thoracique. Le revêtement pleural émet un prolongement à droite entre l'azygos et l'œsophage *(cul-de-sac interazyyo-œsophagien)* et à gauche entre l'aorte et l'œsophage *(cul-de-sac interaortico-œsophagien)*. Ces formations s'accentuent parfois post mortem par suite de l'affaissement de la cage thoracique. Au niveau de ces deux culs-de-sac, les plèvres peuvent se toucher. Le cul-de-sac interazygo-œsophagien sert quelquefois de point de repère pour atteindre le canal thoracique.

Vascularisation. La plèvre médiastine située au-dessus et en avant du hile pulmonaire est irriguée par l'artére mammaire interne (artère diaphragmatique supérieure). La zone postérieure de la plèvre médiastine reçoit du sang de fins rameaux des artères intercostales.

Vaisseaux lymphatiques (cf. p. 62)

Innervation. Nerf phrénique.

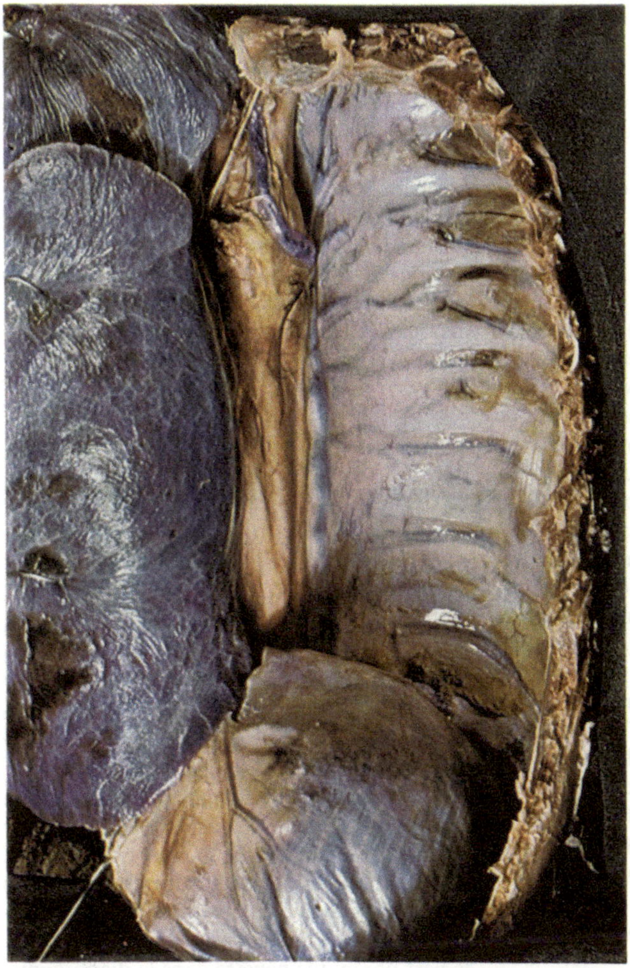

31b

Plèvre diaphragmatique et plèvre médiastine (cavité pleurale gauche ouverte latéralement, poumon rabattu en avant)

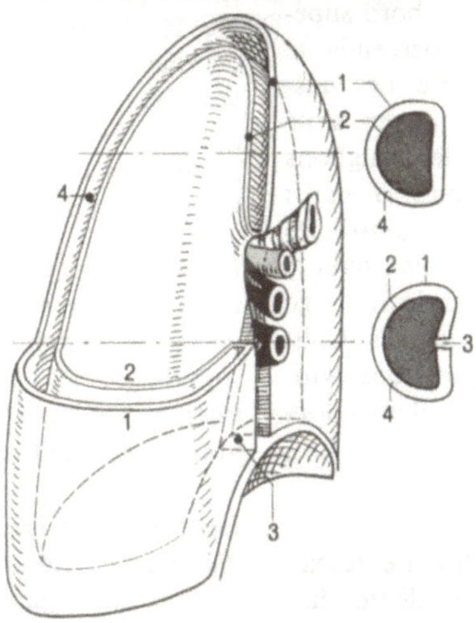

31c

Passage de la plèvre pariétale à la plèvre viscérale

1 Plèvre pariétale
2 Plèvre viscérale
3 Ligament pulmonaire
4 Cavité pleurale

Vaisseaux lymphatiques et ganglions lymphatiques régionaux de la plèvre

Du réseau lymphatique capillaire pleural, la lymphe s'écoule dans un réseau sous-pleural avant d'être drainée par les ganglions lymphatiques régionaux.

Plèvre costale. Les lymphatiques de la région antérieure de la plèvre costale, en avant de la ligne axillaire médiane, se jettent dans les ganglions lymphatiques parasternaux. La zone postérieure de cette plèvre costale, entre la ligne axillaire médiane et la colonne vertébrale, est drainée par des vaisseaux lymphatiques se dirigeant vers les ganglions intercostaux postérieurs. Une bande pleurale médiane, limitée par les lignes axillaires antérieure et postérieure, possède en plus de ces voies d'écoulement lymphatique certains vaisseaux qui aboutissent aux ganglions lymphatiques extrathoraciques. Dans cette bande médiane, on distingue trois territoires, un supérieur, un moyen, un inférieur (fig. 32b). Le territoire supérieur comprend le dôme pleural et va jusqu'à la 2e côte. Ses vaisseaux efférents traversent l'orifice supérieur du thorax et se terminent dans un des ganglions lymphatiques sus-claviculaires ou cervicaux profonds. Mais ils se jettent parfois dans un des gros troncs collecteurs (tronc sous-clavier, tronc bronchomédiastinal). Il arrive encore qu'un des vaisseaux efférents prenne à partir du bord supérieur de la 1ère côte une direction descendante pour atteindre un ganglion axillaire. Les vaisseaux lymphatiques du territoire moyen, situé entre les 2e et 4e côtes, gagnent les ganglions axillaires en cheminant à travers la paroi thoracique. Le territoire inférieur (entre les 4e et 6e côtes) possède aussi cette voie efférente mais elle est inconstante. Les voies de drainage accessoires qui viennent d'être décrites expliquent l'atteinte possible des ganglions lymphatiques axillaires et sus-claviculaires lors d'affections pleurales.

Plèvre diaphragmatique (fig. 32a). Le réseau lymphatique sous-pleural de la plèvre diaphragmatique collecte non seulement la lymphe de cette portion pleurale mais celle du diaphragme. Au niveau du sinus costo-diaphragmatique, ce réseau s'anastomose avec celui de la plèvre costale. Les vaisseaux lymphatiques sous-pleuraux de la plèvre diaphragmatique gauche et droite sont séparés par le médiastin sauf au niveau du bord postérieur du centre phrénique. La partie antérieure du centre phrénique adhérente au péricarde est la seule zone diaphragmatique dépourvue de vaisseaux lymphatiques.

De nombreux vaisseaux perforant le diaphragme unissent les réseaux lymphatiques sous-pleural et sous-péritonéal. Ces liaisons directes permettent aux processus sous-phréniques de se propager à la plèvre et vice versa.

En fonction de la direction de l'écoulement de la lymphe, on peut distinguer à la plèvre diaphragmatique un territoire antérieur et un territoire postérieur. Leur séparation suit une ligne qui va obliquement du bord postérieur de la foliole latérale à la paroi thoracique externe. Le territoire antérieur est drainé par les ganglions lymphatiques prépéricardiques. De ces ganglions, la lymphe s'écoule dans la chaîne ganglionnaire parasternale. Le premier relais d'une mince zone médiane contiguë à la ligne de réflexion médiastine est représenté par les ganglions lymphatiques juxtapéricardiques (ou juxtaphréniques), situés au point où le nerf phrénique pénètre dans le diaphragme. De là, l'écoulement de la lymphe se fait, comme pour les ganglions prépéricardiques, vers les ganglions parasternaux. Si les ganglions juxtapéricardiques font défaut, la lymphe de la zone médiane est recueillie par le réseau sous-péritonéal.

Les vaisseaux lymphatiques du territoire postérieur perforent le diaphragme et convergent vers les ganglions aortiques abdominaux supérieurs, les ganglions diaphragmatiques inférieurs et les ganglions voisins de la portion abdominale de l'œsophage.

Les *vaisseaux lymphatiques de la plèvre médiastine* se jettent dans les ganglions intercostaux et les ganglions parasternaux.

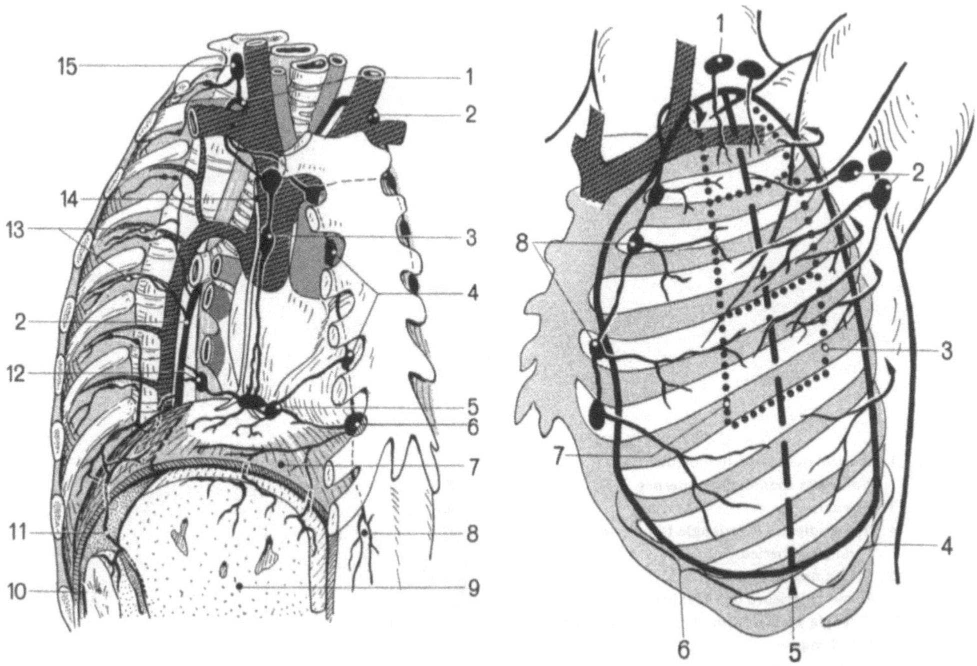

32a Vaisseaux et ganglions lymphatiques régionaux de la plèvre 32b

32a

1 Grande veine lymphatique droite
2 Canal thoracique
3 Ganglions lymphatiques médiastinaux antérieurs droits
4 Ganglions lymphatiques parasternaux
5 Ganglions lymphatiques juxtapéricardiques
6 Ganglions lymphatiques prépéricardiques
7 Diaphragme
8 Paroi abdominale antérieure
9 Foie
10 Rein
11 Vaisseaux lymphatiques efférents aboutissant aux ganglions rétropéritonéaux
12 Ganglions médiastinaux postérieurs
13 Ganglions lymphatiques intercostaux
14 Nerf phrénique
15 Ganglions lymphatiques cervicaux profonds

32b

1 Ganglions lymphatiques cervicaux profonds
2 Ganglions lymphatiques axillaires
3 Ligne axillaire postérieure
4 Territoire lymphatique postérieur de la plèvre costale
5 Ligne axillaire médiane
6 Territoire lymphatique antérieur de la plèvre costale
7 Ligne axillaire antérieure
8 Ganglions lymphatiques parasternaux

Rapports du réseau lymphatique sous-pleural avec les réseaux lymphatiques des organes voisins. Il existe une communication entre la partie diaphragmatique du réseau lymphatique sous-pleural et les voies d'écoulement lymphatique du foie, d'une part, au niveau des ganglions lymphatiques régionaux communs (ganglions juxta- et prépéricardiques), de l'autre, par quelques lymphatiques efférents du foie qui se prolongent dans le réseau lymphatique sous-pleural. Il en existe une autre, pratiquement très importante, entre les vaisseaux lymphatiques des capsules surrénales et de la plèvre. Les rapports avec les réseaux lymphatiques sous-péritonéaux ont été déjà signalés. (Pour les rapports entre le système lymphatique de la plèvre et du sein, cf. p. 10 et 11).

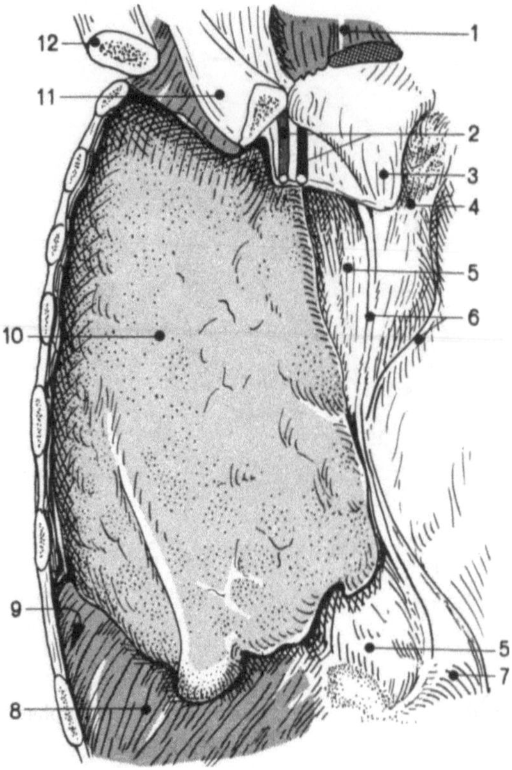

33a

1 Musculature sous-hyoïdienne
2 Vaisseaux mammaires internes
3 Thymus
4 Tissu adipeux du triangle thymique (triangle supérieur)
5 Plèvre médiastine
6 Ligne antérieure de réflexion pleurale
7 Triangle péricardique (triangle inférieur)
8 Diaphragme
9 Sinus costo-diaphragmatique
10 Poumon droit
11 1ère côte
12 Clavicule

Espaces de réserve et limites de la plèvre

Les diverses portions de la plèvre pariétale s'unissent l'une à l'autre par un angle soit aigu, soit droit ou par une zone arciforme. Les jonctions à angle aigu forment les culs-de-sac de la fente pleurale (sinus pleuraux) qui servent d'espaces de réserve. Les deux plus vastes, le sinus costo-médiastinal et le sinus costo-diaphragmatique, se déploient à l'inspiration et permettent ainsi l'expansion des bords du poumon dans l'espace ainsi libéré. Le *sinus costo-diaphragmatique* (fig. 33) correspond à la ligne de réflexion de la plèvre costale et de la plèvre diaphragmatique. Sur une coupe frontale, ce sinus est une fente cunéiforme (fig. 26) dont la hauteur et la largeur dépendent de la position des coupoles diaphragmatiques. En coupe transversale, il ressemble à un C s'étendant du bord du sternum à la colonne vertébrale (fig. 24). Sa limite inférieure répond à la ligne inférieure de réflexion de la plèvre. Dans 60 % des cas environ, elle est plus basse à droite qu'à gauche (cf. fig. 35 et tabl. I pour la projection de la limite inférieure de la plèvre sur le gril costal). La profondeur du sinus augmente de son extrémité antérieure à la ligne axillaire, où elle atteint son maximum, puis diminue en direction postérieure. Le sinus costo-diaphragmatique ne s'étend pas jusqu'à la ligne

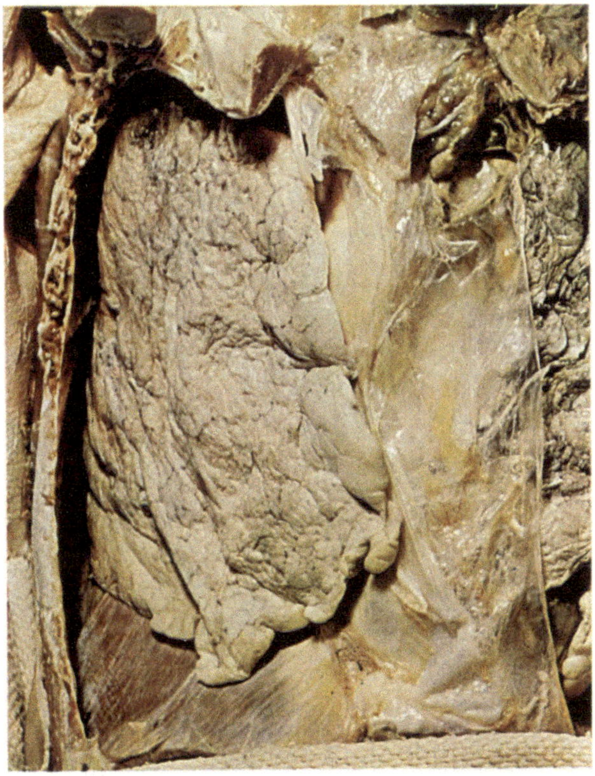

33b

Sinus costo-diaphragmatique droit (après ablation de la paroi thoracique antérieure et de la plèvre costale)

d'insertion costale du diaphragme. Ce muscle est en rapport avec les intercostaux par l'intermédiaire d'un tissu conjonctif (Spatium phrenico-fibrosum).

En inspiration forcée et normalement, le sinus costo-diaphragmatique n'est jamais entièrement comblé par le bord inférieur du poumon. Seule sa partie supérieure est à vrai dire un espace de réserve. Dans sa partie inférieure, les plèvres costale et diaphragmatique sont toujours au contact.

Étant donné la forme en coupole du diaphragme, les viscères abdominaux (foie, rate, estomac, angles coliques) et les organes rétropéritonéaux (reins, capsules surrénales) saillent dans la cage thoracique et sont en rapport avec le sinus costo-diaphragmatique. Les diverses variations d'expansion de ce sinus dans la région lombaire revêtent une grande importance pratique lors d'intervention sur le rein.

Le *sinus costo-médiastinal,* en arrière des cartilages costaux et du sternum, est formé par l'angle de réflexion de la plèvre costale et de la plèvre médiastine. (fig. 34). La *ligne antérieure de réflexion pleurale* suit un trajet différent à droite et à gauche. Les deux lignes convergent de l'articulation sterno-claviculaire sur l'angle de Louis (à la hauteur de la 2e côte) pour se joindre à gauche de la ligne

34a

1 Thyroïde
2 Jugulaire interne gauche
3 Trachée
4 Carotide primitive gauche
5 Veine thyroïdienne inférieure gauche
6 Veine sous-clavière gauche
7 Tronc veineux brachiocéphalique gauche
8 Veine mammaire interne gauche
9 Plèvre thymique
10 Crosse de l'aorte
11 Contour cardiaque gauche
12 Sinus costo-médiastinal gauche
13 Triangle péricardique
14 Tissu adipeux prépéricardique
15 Diaphragme
16 Sinus phrénico-médiastinal
17 Ventricule droit
18 Oreillette droite
19 Sinus costo-médiastinal droit
20 Aorte
21 Veine cave supérieure
22 Veine mammaire interne droite
23 Dôme pleural
24 Tronc veineux brachiocéphalique droit
25 Vena thyroïdea ima
26 Veine thyroïdienne inférieure droite
27 Veine sous-clavière droite
28 Jugulaire externe droite
29 Carotide primitive droite
30 Jugulaire interne droite

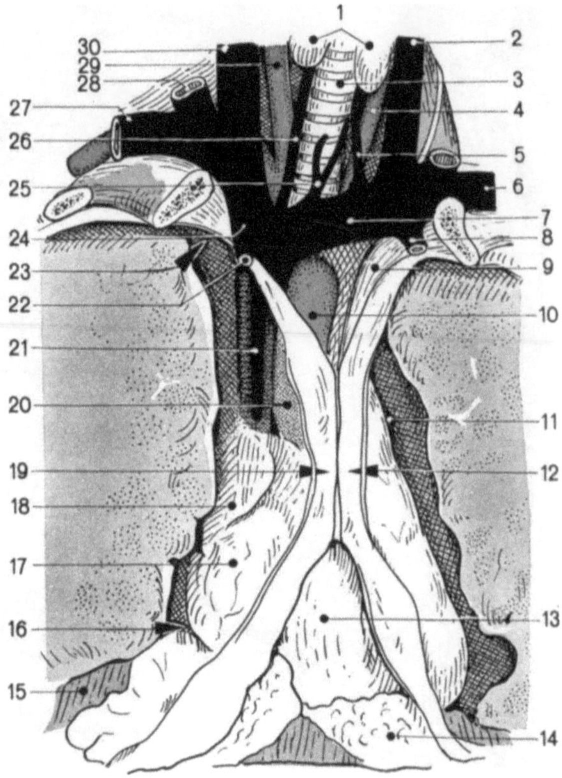

médiane. Puis elles descendent parallèlement l'une à l'autre, à la face postérieure du corps du sternum, jusqu'à l'extrémité sternale du 4ᵉ cartilage costal. De là, leur trajet diffère à nouveau. A gauche, la ligne de réflexion forme un arc à légère convexité externe qui se termine au niveau du 6ᵉ cartilage costal. Ainsi, l'extrémité sternale des 5ᵉ et 6ᵉ espaces intercostaux gauches est dépourvue de revêtement pleural. A droite, la ligne antérieure de réflexion descend parallèlement à l'arc costal jusqu'à l'extrémité antérieure du 7ᵉ cartilage costal, où elle s'unit à la ligne inférieure de réflexion.

A l'inspiration, le bord antérieur du poumon comble presque entièrement le sinus costo-médiastinal. A gauche, entre le 4ᵉ et le 6ᵉ espace intercostal, le bord du poumon est relativement éloigné de la ligne de réflexion pleurale (cf. aussi fig. 35). L'espace de réserve est de ce fait plus vaste et n'est jamais complètement occupé par le poumon.

Le parcours des deux lignes antérieures de réflexion pleurale ménage 2 zones triangulaires thoraciques antérieures qui ne sont pas revêtues par la plèvre, l'une supérieure, le triangle thymique, l'autre inférieure, le triangle péricardique. Le *triangle thymique* siège en arrière du manubrium sternal. Chez le nouveau-né et l'enfant, il répond au thymus, chez l'adulte, au tissu adipeux du médiastin

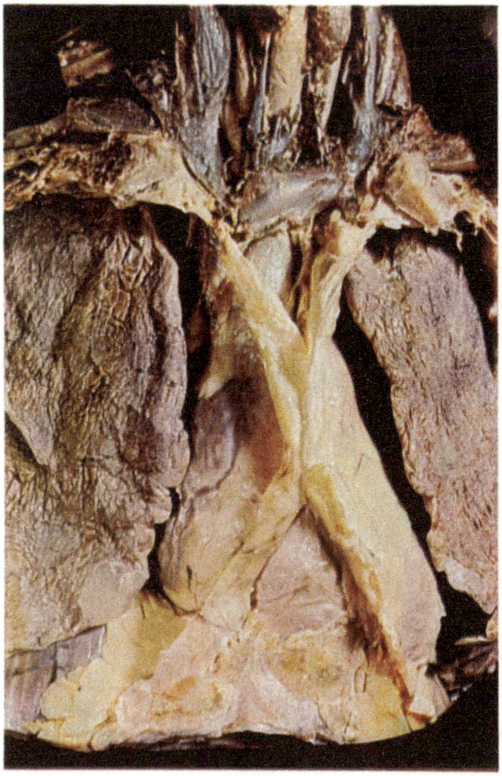

34b

Lignes antérieures de réflexion pleurale (excision de la plèvre costale à l'exception d'une mince bande médiane)

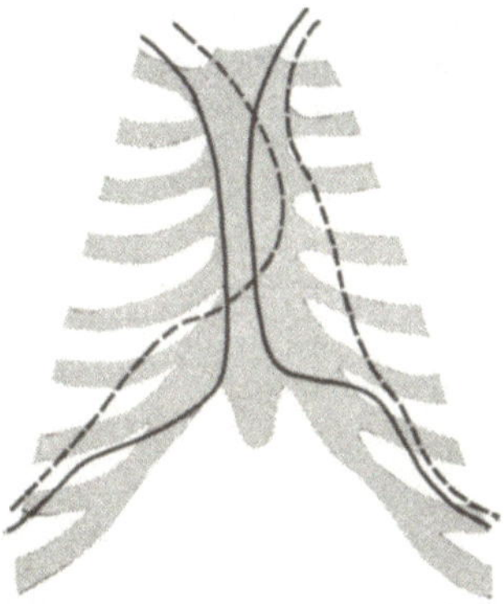

34c

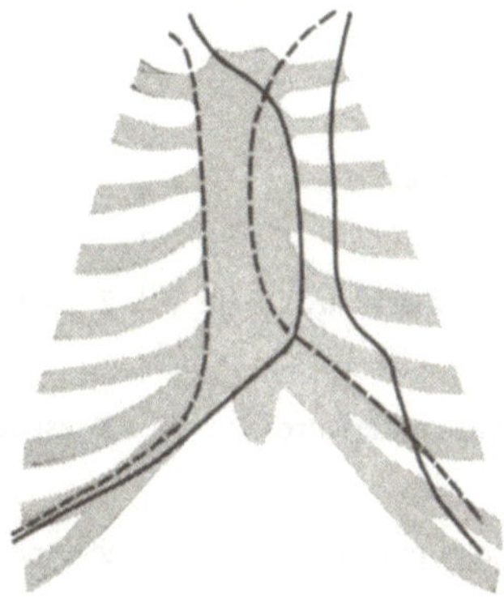

34d

Variations des lignes antérieures de réflexion pleurale

(Emprunté à Töndury, G.: Angewandte und topographische Anatomie, 3e éd., Thieme, Stuttgart 1964)

34c Limites pleurales lors de cœur en situation profonde (trait continu) et superficielle (ligne pointillée)

34d Déviation à droite (ligne pointillée) et à gauche (trait continu) des lignes antérieures de réflexion pleurale

antérieur renfermant les vestiges du thymus. Son étendue dépend de la taille du thymus. Il est, par conséquent, plus vaste chez le nouveau-né et l'enfant que chez l'adulte. Le triangle péricardique se trouve derrière l'extrémité du 4e et du 5e espace intercostal gauche et l'extrémité inférieure du corps du sternum. A ce niveau, le sac péricardique est directement au contact de la paroi thoracique antérieure. Sans risquer de traumatiser les cavités pleurales, on peut l'atteindre juste à gauche du sternum, à la hauteur du 4e ou du 5e espace intercostal. L'étendue du triangle péricardique dépend, d'une part, de la situation et du volume du cœur, de l'autre, du volume des poumons.

Si le cœur siège en profondeur (cœur en situation profonde, Situs cordis profundus), le triangle péricardique s'efface (fig. 34c, trait continu). S'il siège en surface (cœur en situation superficielle, Situs cordis superficialis) ou s'il est augmenté de volume, ce triangle est plus vaste et le trajet oblique externe de la ligne de réflexion gauche débute alors déjà au niveau du 3e cartilage costal ou même plus haut (fig. 34c, ligne pointillée). La déviation à droite (fig. 34d, ligne pointillée) ou à gauche (fig. 34d, trait continu) de la ligne de réflexion peut être due à la présence d'un poumon respectivement droit ou gauche anormalement volumineux.

Les fig. 35 et 36 montrent la projection des limites antérieures, inférieures et postérieures des cavités pleurales et des poumons sur la paroi thoracique. Le tableau ci-dessous indique les rapports des limites pleurales et pulmonaires inférieures avec le gril costal:

Tableau I

Lignes d'orientation	Limite pleurale inférieure	Limite pulmonaire inférieure	
		droite	gauche
Ligne sternale (fig. 35 AI)	6e cartilage costal	manque, par suite de l'échancrure cardiaque	bord supérieur du 6e cartilage costal
Ligne parasternale (fig. 35 AII)	7e cartilage costal	6e cartilage costal	
Ligne médioclaviculaire (fig. 35 AIII)	7e espace intercostal	6e espace intercostal	
Ligne axillaire antérieure (fig. 36 I)	8e espace intercostal	7e côte	
Ligne axillaire médiane (fig. 36 II)	9e espace intercostal	7e espace intercostal - 8e côte	
Ligne axillaire postérieure (fig. 36 III)	bord inférieur de la 10e côte	8e espace intercostal	
Ligne scapulaire (fig. 35 BIV)	11e côte ou 11e espace intercostal	9e espace intercostal - 10e côte	
Ligne paravertébrale (fig. 35 BV)	bord inférieur de la 12e côte	apophyse épineuse de la 10e et de la 11e vertèbre dorsale	

36

Limites latérales de la plèvre (trait continu) et du poumon (ligne pointillée) à droite (A) et à gauche (B)

I Ligne axillaire antérieure II Ligne axillaire médiane III Ligne axillaire postérieure

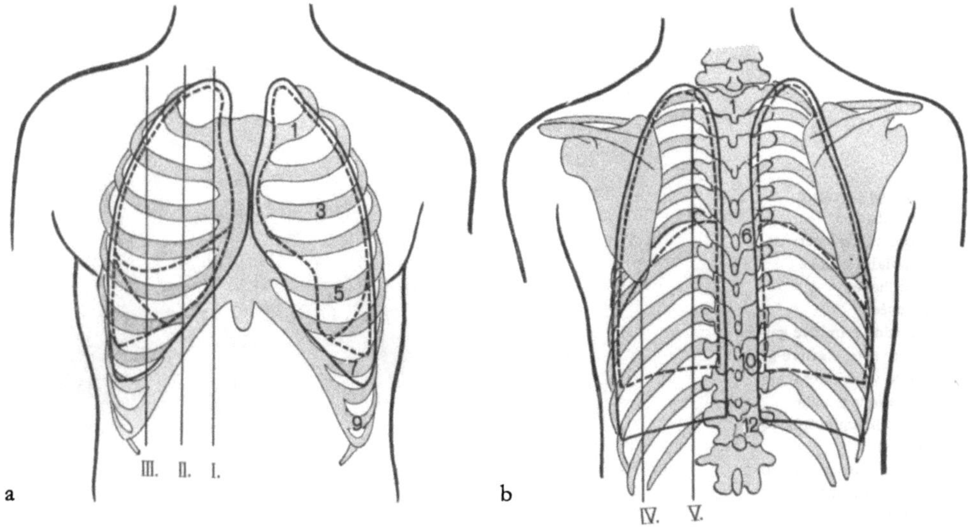

35

Limites antérieures (a) et postérieures (b) des poumons et des plèvres

Limite pleurale: trait continu
Limite pulmonaire: ligne pointillée

I Ligne sternale
II Ligne parasternale
III Ligne médioclaviculaire
IV Ligne scapulaire
V Ligne paravertébrale

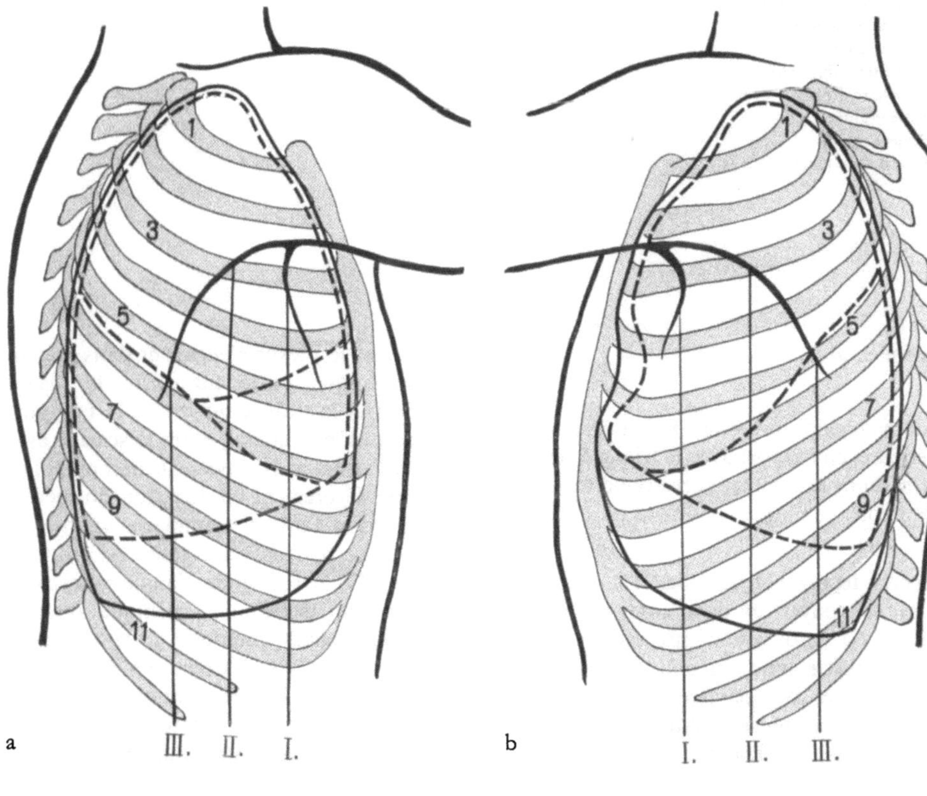

36

37a

1 Colonne cervicale
2 Long du cou
3 Tronc thyro-bicervico-scapulaire gauche
4 Œsophage
5 Trachée
6 Carotide primitive gauche
7 Artère sous-clavière gauche
8 Tronc veineux brachio-céphalique gauche
9 Tronc brachiocéphalique artériel
10 Tronc veineux brachio-céphalique droit
11 Sternum
12 Artère mammaire interne
13 Carotide primitive droite
14 Nerf pneumogastrique droit
15 Dôme pleural
16 Nerf phrénique droit
17 Artère sous-clavière droite
18 Plexus brachial (troncs supérieur, moyen, inférieur)
19 Scalène postérieur
20 Artère vertébrale
21 Tronc thyro-bicervico-scapulaire droit
22 Scalène antérieur
23 Scalène moyen
24 Grand droit antérieur de la tête

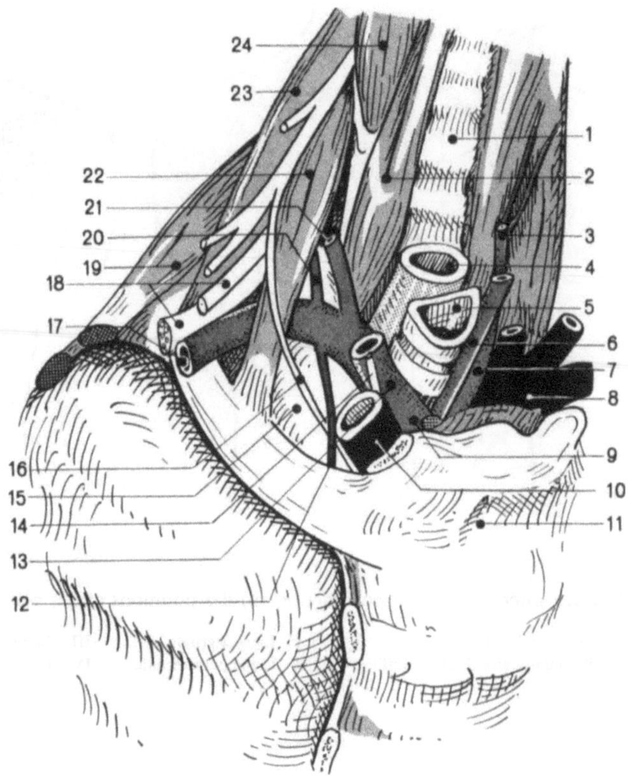

Dôme pleural

Le dôme pleural forme une voûte à convexité supérieure, en rapport avec le triangle cervical externe dont le sommet correspond au col de la 1ère côte.

Rapports topographiques (fig. 37). Le dôme pleural est couvert en dehors par les muscles scalènes. Sa paroi postérieure est en rapport avec le muscle long du cou et le ganglion étoilé. L'artère sous-clavière décrit une courbe au-dessus de sa convexité antérieure, le plexus brachial passe derrière le dôme pleural. L'artère et le plexus s'engagent dans le défilé interscalénique postérieur entre le scalène antérieur et le scalène moyen. A la face antérieure du dôme pleural, entre le scalène antérieur et l'artère sous-clavière, le nerf phrénique s'incurve légèrement en direction du médiastin et croise l'artère mammaire interne. En avant de ce nerf, la veine sous-clavière (excisée, fig. 37) chemine de l'angle veineux de Pirogoff au défilé interscalénique antérieur (entre le scalène antérieur et la clavicule), juste en arrière de l'extrémité sternale de la clavicule. Enfin, il faut mentionner, toujours en rapport avec la face antérieure du dôme pleural, l'artère vertébrale qui naît de l'artère

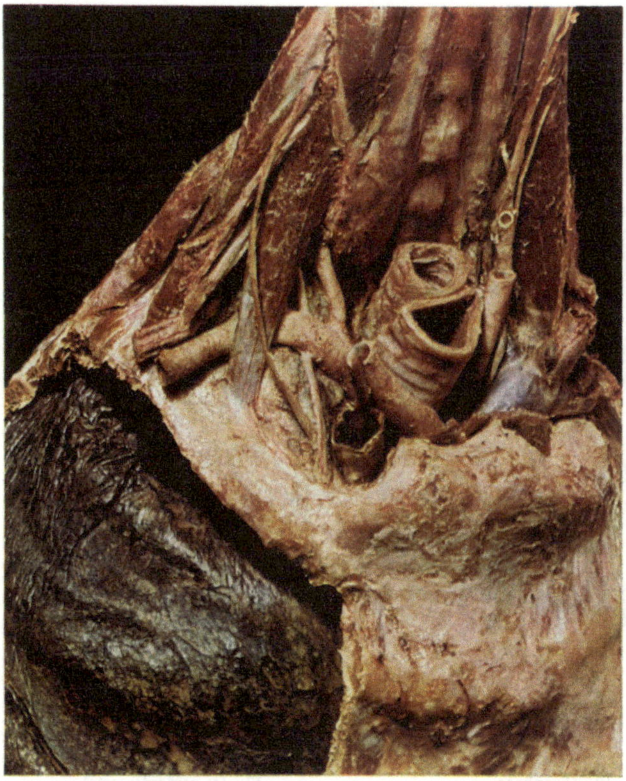

37b

Dôme pleural (après ablation de la ceinture scapulaire, des vaisseaux et des viscères du cou et ouverture de la cavité pleurale droite)

sous-clavière à la hauteur de l'angle scaléno-vertébral. Le dôme pleural et le paquet vasculo-nerveux du bras dépassent de 2 à 3 cm l'extrémité sternale de la clavicule et sont, de ce fait, très vulnérables à cet endroit. La face médiastinale du dôme pleural est en rapport avec la trachée, l'œsophage, le pneumogastrique, le nerf phrénique, le tronc veineux brachiocéphalique et la portion thoracique de l'artère sous-clavière.

Fixité. La base du dôme pleural adhère à la 1ère côte par l'intermédiaire du fascia endothoracique. La fixation est réalisée en outre par un ensemble musculofibreux (appareil suspenseur de la plèvre de Sebileau) constitué par le petit scalène, inconstant, le ligament vertébro-pleural (fig. 119), le ligament costo-pleural, par des fibres tendineuses des scalènes antérieur et moyen et une jonction conjonctive aboutissant à la gaine du paquet vasculo-nerveux du bras. Ce système de fixation n'est pas directement en rapport avec la plèvre mais renforce le fascia endothoracique qui double aussi le dôme pleural d'un revêtement sous-séreux.

La fig. 38 montre les organes au contact du dôme pleural, visibles à travers la séreuse si

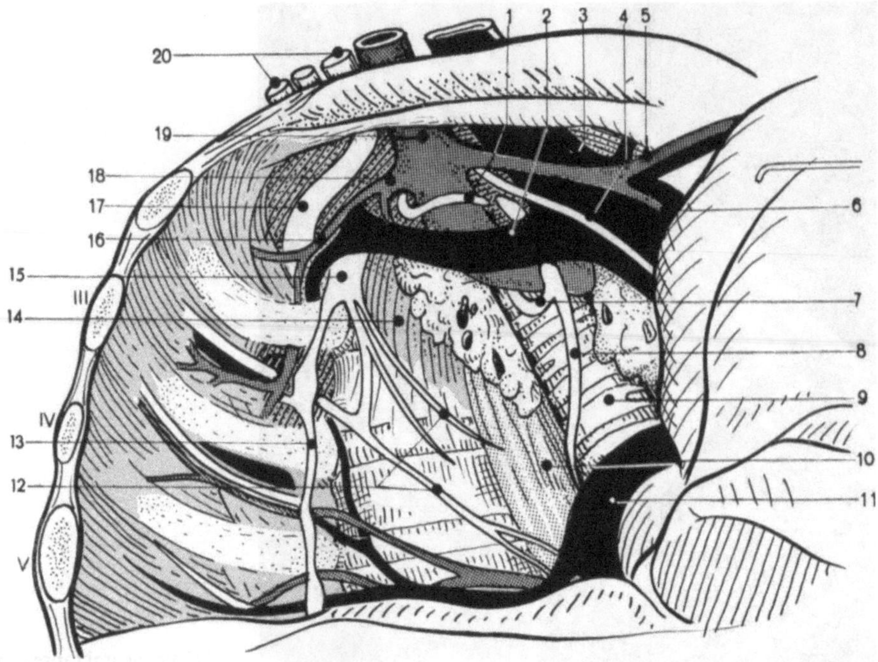

38a

1 Anse de Vieussens
2 Veine intercostale supérieure droite
3 Veine sous-clavière droite
4 Nerf phrénique
5 Artère mammaire interne
6 Artère diaphragmatique supérieure
7 Nerf récurrent droit
8 Nerf pneumogastrique droit
9 Trachée
10 Œsophage
11 Veine azygos
12 Rameaux viscéraux du tronc sympathique
13 Tronc sympathique
14 Long du cou
15 Ganglion étoilé
16 Artère intercostale supérieure
17 1er nerf intercostal
18 Tronc cervico-intercostal
19 Artère sous-clavière droite
20 Plexus brachial

le pannicule adipeux sous-pleural est mince. La face antérieure du dôme pleural est croisée par l'*artère sous-clavière* qui gagne la région sous-claviculaire. Elle donne l'artère mammaire interne, en arrière le tronc cervico-intercostal avant d'être entourée par l'*anse de Vieussens* du tronc sympathique. L'*artère mammaire interne* descend obliquement jusqu'à l'extrémité sternale du 2e espace intercostal ou de la 3e côte. En arrière de la 1ère côte, elle fournit l'*artère diaphragmatique supérieure*. Le *tronc cervico-intercostal* se divise très vite après sa naissance en deux branches: l'*artère cervicale profonde,* qui passe entre l'apophyse transverse de la 7e vertèbre cervicale et la 1ère côte pour gagner la région profonde de la nuque, et l'*artère intercostale supérieure,* qui descend en avant du col des 1ère et 2e côtes et donne les deux premières artères intercostales. Dans la fig. 38, elle chemine à la face externe de la 2e côte (variation s'écartant de la normale).
La *veine sous-clavière* siège en avant de l'artère sous-clavière et se prolonge dans le médiastin par le tronc veineux brachiocéphalique. Sa portion interne est accompagnée en avant par

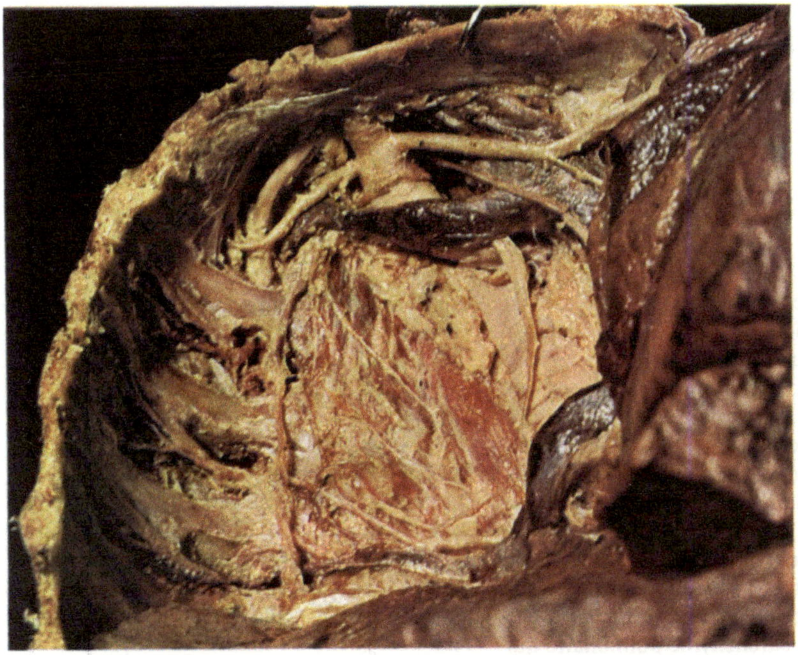

Organes en rapport avec le dôme pleural (lobe supérieur droit rabattu en avant; ablation de la plèvre pariétale) 38b

l'artère diaphragmatique supérieure, en arrière par le nerf phrénique. Dans la fig. 38, le tronc commun des veines intercostales 1, 2 et 3 s'ouvre dans la veine sous-clavière (ces veines ont conflué ici en arrière des côtes, il s'agit d'une variation) (cf. aussi p. 202). On peut apercevoir le 1er nerf dorsal entre la 1ère et la 2e côte. Il envoie une branche volumineuse au tronc inférieur du plexus brachial qui, par un trajet ascendant, passe à la face postérieure de l'artère sous-clavière (sur la fig. 38, cette branche semble être à côté de l'artère par un effet de perspective). La partie supérieure du *ganglion étoilé* repose sur la tête de la 1ère côte, masquée par l'artère sous-clavière et le tronc collecteur des veines intercostales 1, 2 et 3 (veine intercostale supérieure).

Le *nerf phrénique* et le *nerf pneumogastrique* pénètrent dans la cavité thoracique entre l'artère et la veine sous-clavière. Le nerf phrénique croise l'artère mammaire interne et gagne le médiastin en arrière de ce vaisseau. Le nerf pneumogastrique se place sous la plèvre médiastine, à côté de la trachée, et fournit le nerf récurrent qui, à droite, décrit une anse autour de l'artère sous-clavière.

POUMONS

Les poumons occupent les parties latérales de la cavité thoracique. Leur sommet dépasse l'orifice thoracique supérieur, leur base repose sur la coupole diaphragmatique correspondante et n'atteint par conséquent pas l'orifice thoracique inférieur (cf. p. 78). Entièrement revêtus de séreuse *(plèvre pulmonaire),* ils sont au contact de la paroi de la cavité thoracique également tapissée de séreuse *(plèvre pariétale)* de sorte qu'il n'existe entre les deux feuillets qu'une fente capillaire (cavité pleurale) et que les organes voisins impriment des empreintes sur le parenchyme pulmonaire qui est particulièrement mou.

Forme (fig. 39)

La forme et les rapports topographiques du poumon dépendent de la configuration du thorax, de la situation des organes du médiastin et de la hauteur du diaphragme. Mais, grosso modo, le poumon a la forme d'un cône, sa base répond à la coupole diaphragmatique, son sommet, au dôme pleural. Ses 3 faces (diaphragmatique, médiastine, sternocostale) s'unissent par des bords plus ou moins accusés. Le *bord antérieur,* qui sépare les faces médiastine et sternocostale, est situé dans le sinus costo-médiastinal de la plèvre. Le *bord inférieur* marque nettement la limite de la base et des faces latérales au niveau du sinus costo-diaphragmatique. Le *bord postérieur* est mousse de sorte que dans la région paravertébrale les faces sterno-costale et médiastine n'ont pas de délimitation franche.

Faces (fig. 39)

Face diaphragmatique ou base du poumon. Elle repose sur la coupole diaphragmatique dont elle épouse la forme. Cette face répond au lobe inférieur et, en plus, à droite, au lobe moyen, à gauche, au segment de la lingula (fig. 50, 51).

Face médiastine du poumon. C'est la face en rapport avec le médiastin. Dans sa portion antérieure, des deux côtés, la face médiastine du poumon présente une concavité profonde (empreinte cardiaque) où se loge le cœur. Il en résulte que seule une surface cardiaque restreinte (zone de matité cardiaque absolue) n'est pas recouverte de parenchyme pulmonaire. A droite, l'empreinte est peu accusée, elle est en rapport avec l'oreillette droite et la veine cave supérieure. Plus profonde à gauche, elle répond au ventricule gauche et à la pointe du cœur et se continue par le bord antérieur du lobe supérieur, duquel se détache en direction de la ligne médiane, en avant de la pointe du cœur, une languette pulmonaire, la *lingula.* Dans sa portion supérieure, cette face est creusée par les empreintes de la veine cave supérieure et de l'artère sous-clavière droite, d'un côté, par celles de l'artère sous-clavière gauche et de la carotide primitive gauche, de l'autre côté.

De plus, on voit à droite l'empreinte de la crosse de l'azygos passant comme un arc au-dessus du hile (pour les variations de la crosse de l'azygos et l'individualisation d'un lobe de la veine azygos à partir du lobe supérieur droit, cf. p. 199) et à gauche celle de la crosse aortique et de l'aorte thoracique descendante. L'œsophage imprime son empreinte en arrière du hile du poumon droit et sous le hile du poumon gauche. Les deux poumons présentent en arrière une succession d'*empreintes vertébrales* en regard de la colonne vertébrale.

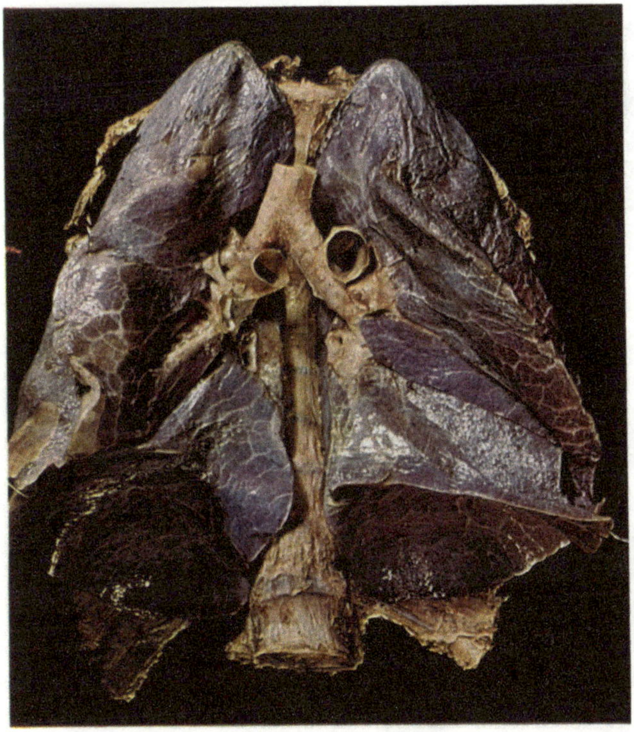

39a

Face médiastine et face diaphragmatique des poumons (lingula et extrémité antérieure du lobe inférieur gauche écartées sur le côté)

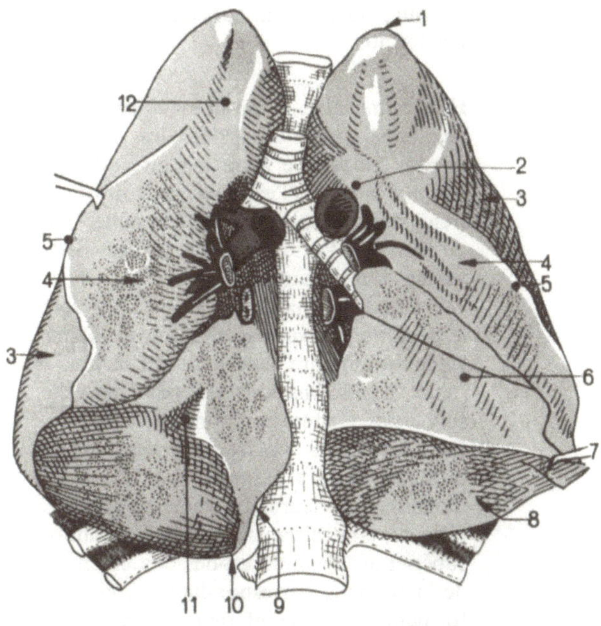

39b

1 Sommet du poumon
2 Empreinte aortique
3 Face sterno-costale
4 Face médiastine
5 Bord antérieur
6 Empreinte cardiaque
7 Lingula
8 Face diaphragmatique (base)
9 Empreinte vertébrale
10 Bord postérieur
11 Empreinte de la veine cave inférieure
12 Empreinte de la veine sous-clavière droite et de la veine cave supérieure

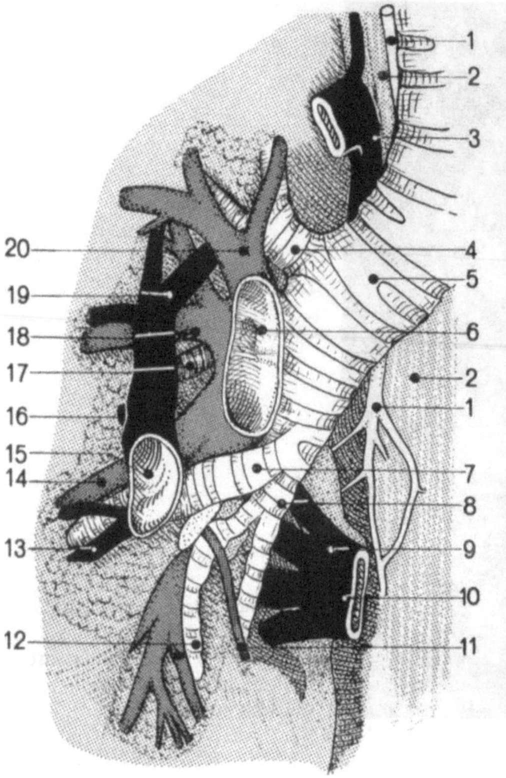

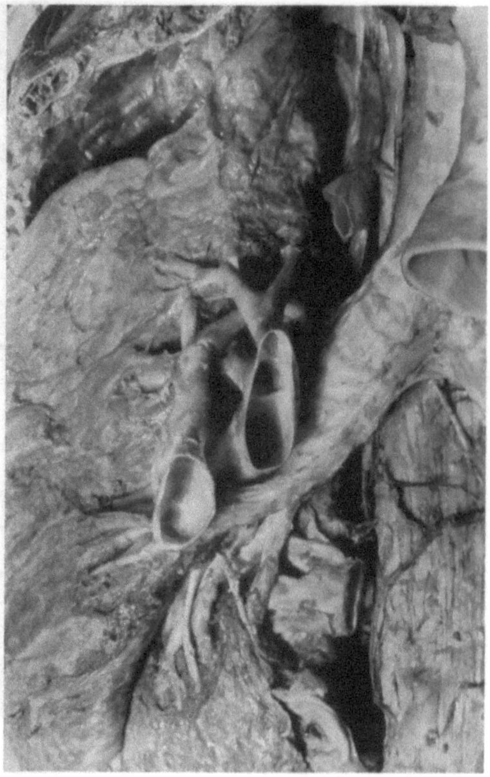

40a

Hile du poumon droit, pédicule pulmonaire 40b

1 Nerf pneumogastrique droit
2 Œsophage
3 Veine azygos
4 Origine pré-épartérielle de la bronche 1 + 2
5 Bronche souche droite
6 Artère pulmonaire droite
7 Bronche lobaire moyenne
8 Bronche lobaire inférieure
9 Veine apicale (6)
10 Veine pulmonaire inférieure droite
11 Artère et bronche segmentaires 7
12 Artère et bronche segmentaires 8
13 Veine lobaire moyenne
14 Artère lobaire moyenne
15 Veine pulmonaire supérieure droite
16 Veine antérieure
17 Bronche antérieure segmentaire (3)
18 Artère segmentaire antérieure (A3)
19 Veine apicopostérieure
20 Artère apicopostérieure

Hile pulmonaire. A mi-hauteur environ de la face médiastine, en arrière du plan moyen frontal, siège une zone ovalaire allongée, le *hile pulmonaire*. C'est à cet endroit que pénètrent dans le poumon la bronche, l'artère pulmonaire, l'artère bronchique, les nerfs, les veines pulmonaires et bronchiques et les vaisseaux lymphatiques. Ces troncs forment le *pédicule pulmonaire*. D'avant en arrière, la veine pulmonaire supérieure est la plus antérieure des formations du pédicule, elle est suivie par l'artère pulmonaire et la bronche. De haut en bas, on trouve successivement la bronche, l'artère pulmonaire et la veine pulmonaire supérieure. La veine pulmonaire inférieure, contrairement à la veine pulmonaire supérieure, chemine au-dessous et en arrière de la bronche correspondante. C'est donc la formation postéro-inférieure du pédicule pul-

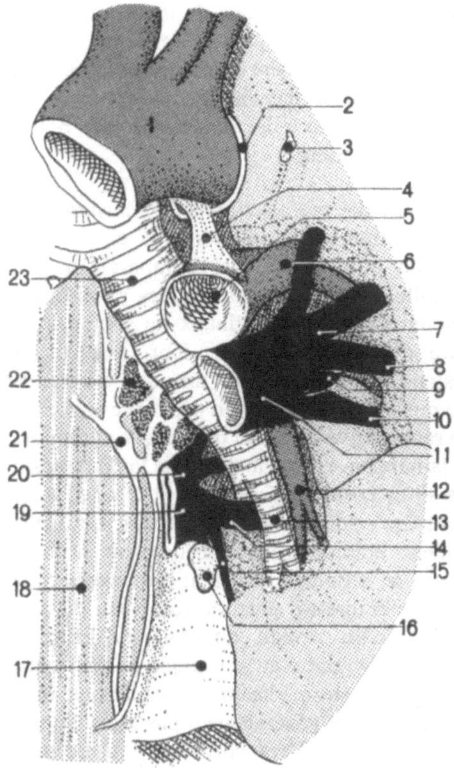

41a

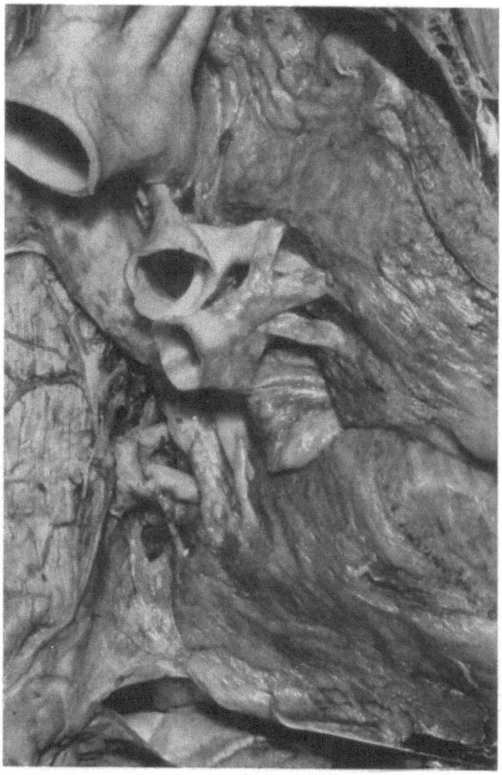

Hile du poumon gauche, pédicule pulmonaire

41b

1 Crosse de l'aorte
2 Nerf récurrent gauche
3 Ganglion lymphatique pulmonaire
4 Ligament artériel (Botal)
5 Artère pulmonaire gauche
6 Artère apico-antérieure
7 Veine apico-antérieure
8 Veine supérieure de la lingula
9 Veine postérieure
10 Veine inférieure de la lingula
11 Veine pulmonaire supérieure gauche
12 Tronc commun des artères 7 et 8
13 Tronc commun des bronches 7 et 8
14 Veine basale supérieure
15 Veine intersegmentaire 7-10
16 Ganglion lymphatique du ligament pulmonaire
17 Ligament pulmonaire
18 Œsophage
19 Veine pulmonaire inférieure gauche
20 Veine apicale (V6)
21 Plexus pulmonaire
22 Ganglions lymphatiques trachéo-bronchiques inférieurs
23 Bronche souche gauche

monaire. Les vaisseaux bronchiques et les branches du plexus pulmonaire suivent la face postérieure des bronches. (Pour la distribution des ganglions lymphatiques, cf. p. 115). Au bord du hile, la plèvre pulmonaire se réfléchit sur le pédicule pulmonaire et se poursuit par le feuillet médiastinal de la plèvre pariétale. Cette zone de réflexion des feuillets viscéral et pariétal, qui s'étend comme un repli séreux du pôle inférieur du hile (veine pulmonaire inférieure) à la base du poumon, se nomme *ligament pulmonaire* ou *triangulaire (Mesopneumonium)* (fig. 41). De forme triangulaire, il est situé entre le péricarde et le lobe inférieur. Son extrémité inférieure est libre. Le ligament pulmonaire contient quelques ganglions (ganglions lymphatiques du ligament pulmonaire) et de fins vaisseaux sanguins (cf. p. 116).

Face sterno-costale du poumon (fig. 42 et 43). Elle forme la plus grande partie de la surface du poumon et répond au plan profond de la paroi thoracique. Sur une préparation durcie au formol, elle présente, par conséquent, des « empreintes costales » obliques d'arrière en avant et de haut en bas. Cette expression est erronée car les empreintes ne sont pas dues au trajet des côtes mais à celui des espaces intercostaux qui, sur le cadavre, saillent facilement à l'intérieur sous l'action de la pression extérieure. Le long des côtes, la surface pulmonaire est parfois bien pigmentée, ce qui est l'indice d'une meilleure ventilation pulmonaire au niveau du gril costal par rapport aux muscles intercostaux (fig. 42).

Limites

Les limites pulmonaires et leur projection sur la paroi thoracique sont dessinées sur les fig. 35 et 36; elles sont résumées sous forme de tableau, p. 68. Ces limites sont parallèles aux lignes de réflexion pleurale mais en retrait de ces lignes au niveau du hile.

La *limite inférieure* du poumon débute à droite au niveau de la ligne sternale, à gauche au niveau de la ligne parasternale, à la hauteur du 6e cartilage costal, et s'achève des deux côtés au contact de l'apophyse épineuse de la 11e vertèbre dorsale. A l'inspiration, par suite de l'ouverture du sinus costo-diaphragmatique, la limite inférieure s'abaisse d'environ 4 cm.

La *limite antérieure* des poumons (fig. 35A) va de l'articulation sternoclaviculaire à l'extrémité sternale de la 2e côte. De là, elle descend, parallèle au sternum, jusqu'à la 4e côte. A gauche, elle s'infléchit fortement en dehors (échancrure cardiaque et empreinte cardiaque). A droite, l'échancrure est moins prononcée et le bord antérieur du poumon suit l'arc costal pour aboutir à la limite inférieure de cet organe. C'est entre les échancrures des bords pulmonaires antérieurs que se situe la zone de matité cardiaque absolue, plus étendue que l'espace non revêtu de plèvre (triangle péricardique). La *limite postérieure* (fig. 35B) part de la tête de la 1ère côte, suit la face latérale de la 2e vertèbre dorsale, descend verticalement le long de la ligne paravertébrale et se termine au niveau de la 10e ou de la 11e vertèbre dorsale où elle rejoint la limite inférieure.

Au cours des premiers mois de l'existence, les limites antérieures pulmonaires et pleurales ont un autre tracé, par comparaison avec l'adulte. Avant la naissance, les poumons et les sinus costo-médiastinaux ne sont pas encore déplissés. Sur toute leur longueur, ils restent très éloignés les uns des autres. Le thymus, le cœur revêtu du péricarde sont alors en rapport avec la paroi thoracique antérieure. A la naissance, avec le début de la respiration, les sinus costo-médiastinaux et le bord antérieur des poumons se rapprochent. Le déplissement pulmonaire commence par la base. Aussi, le voisinage immédiat des cavités pleurales se réalise-t-il plus tôt au niveau du péricarde qu'au niveau du thymus. Entre le triangle thymique et le triangle péricardique, les sinus costo-médiastinaux gauche et droit ne se touchent généralement pas mais il arrive qu'ils puissent chevaucher. Au bout de quelques mois, les limites pleuropulmonaires antérieures acquièrent leur trajet définitif, caractéristique de l'adulte.

Lobes et scissures interlobaires

Les fentes interlobaires *(scissures interlobaires)* délimitent les divers lobes pulmonaires. Elles s'étendent de la surface du poumon en direction du hile mais elles en restent séparées par des ponts parenchymateux plus ou moins larges. Aussi en écartant un lobe ne peut-on apercevoir le pédicule pulmonaire (bronches lobaires et troncs vasculaires). Ces fentes permettent néanmoins de désunir les faces interlobaires revêtues de plèvre viscérale *(face interlobaire de contact)*. Ainsi, p. ex., à l'inspiration, les lobes supérieur et moyen du poumon droit glissent-ils sur le lobe inférieur, le long de la scissure interlobaire oblique, dans un mouvement hélicoïdal, en direction antéro-interne inférieure.

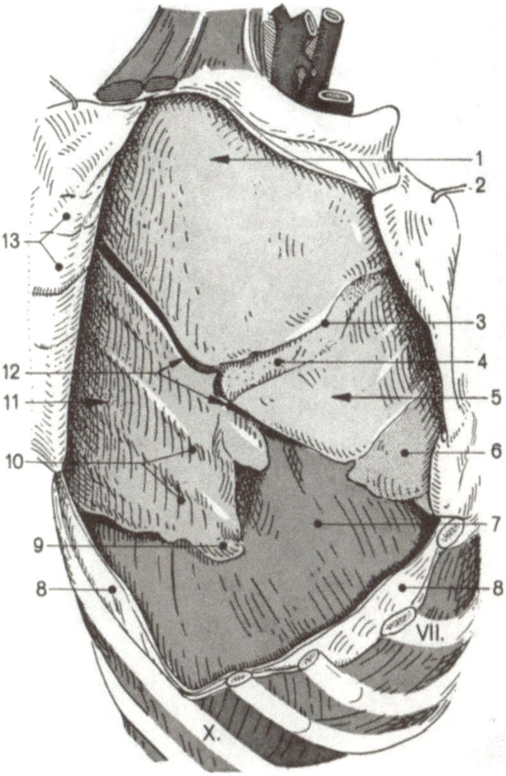

42a

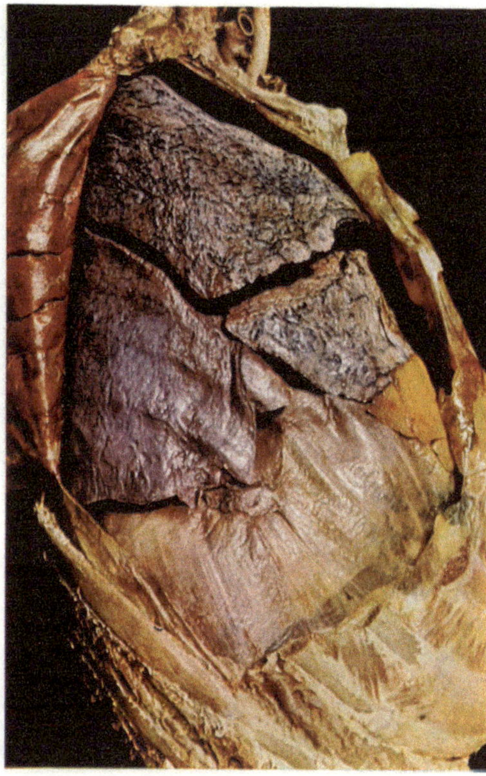

42b

1 Lobe supérieur
2 Plèvre pariétale (rabattue)
3 Scissure horizontale
4 Face interlobaire de contact du lobe moyen
5 Lobe moyen
6 Tissu adipeux prépéricardique
7 Diaphragme
8 Plèvre pariétale
9 Bord inférieur
10 Empreintes costales
11 Lobe inférieur
12 Scissure oblique
13 Tissu adipeux entre la plèvre pariétale et les côtes

Vue latérale du poumon droit in situ (scissures interlobaires)

Poumon droit (fig. 42)

Par suite de la position asymétrique du cœur et de la hauteur inégale des coupoles diaphragmatiques, le poumon droit est un peu plus large que le gauche. Deux scissures le divisent en 3 lobes. La *scissure oblique* sépare le *lobe inférieur* du *lobe supérieur* et du *lobe moyen*. Sur le vivant, elle s'étend de la 5e ou 6e vertèbre dorsale, le long du 5e espace intercostal ou de la 6e côte, jusqu'au bord inférieur du poumon qu'elle atteint au niveau de la jonction ostéochondrale de cette côte.
Isolant le lobe supérieur du lobe moyen, la *scissure horizontale* se détache de la scissure oblique au niveau de la ligne axillaire. Par un trajet légèrement ascendant, elle gagne l'insertion sternale du 4e cartilage costal. La direction des scissures interlobaires impose aux lobes leur situation, postéro-inférieure pour l'inférieur, antéro-supérieure pour le supérieur, antéro-inférieure pour le moyen. L'inspection antérieure du poumon droit ne révèle que les lobes supérieur et moyen. Au niveau de la ligne axillaire, les lobes supérieur, moyen et inférieur sont étagés l'un sur l'autre. Vu de dos, le poumon est principalement représenté par le lobe inférieur que sur-

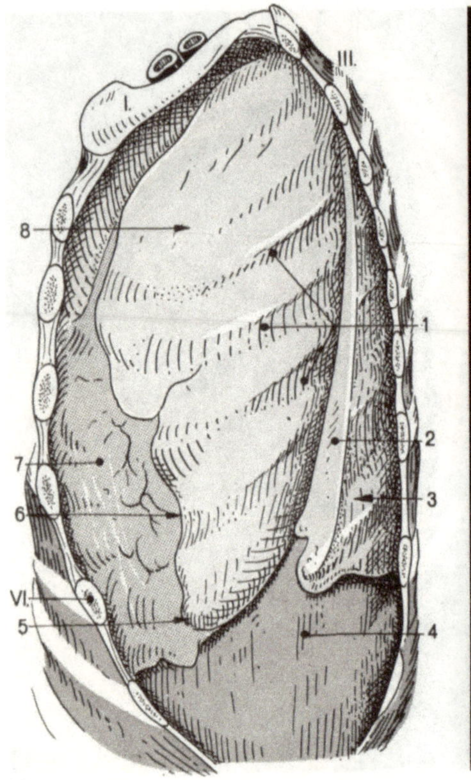

43a

1 Empreintes costales
2 Scissure oblique – Face de contact du lobe inférieur
3 Lobe inférieur
4 Diaphragme
5 Lingula
6 Echancrure cardiaque
7 Tissu adipeux sous-pleural entre le péricarde et la plèvre médiastinale
8 Lobe supérieur

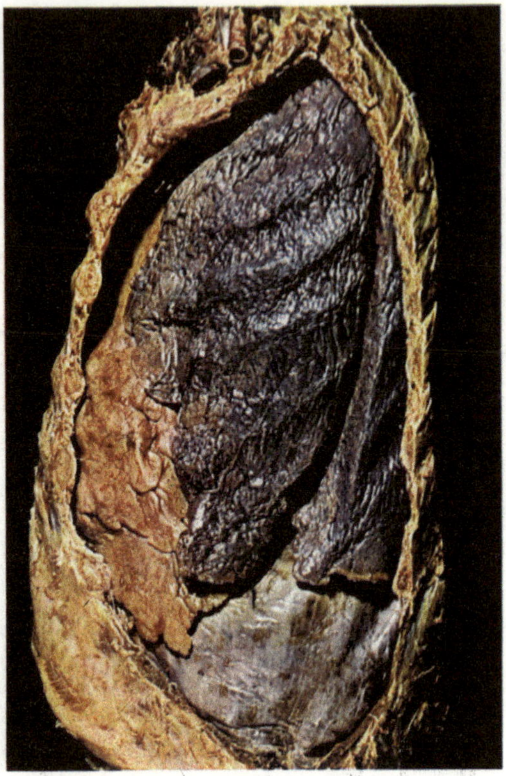

43b

Vue latérale du poumon gauche in situ (scissure interlobaire - empreintes costales)

monte une portion peu étendue du lobe moyen à son sommet.

Poumon gauche (fig. 43)

Mince et allongé, le poumon gauche comprend un *lobe supérieur*, antéro-supérieur, et un *lobe inférieur*, postéro-inférieur, que sépare la *scissure interlobaire oblique du poumon gauche*. Cette scissure part, obliquement vers le bas, de l'extrémité vertébrale de la 3e/4e côte pour atteindre la 6e/7e côte au niveau de la ligne axillaire médiane. Le long de cette côte, elle gagne le bord pulmonaire inférieur situé au niveau de la jonction ostéo-chondrale des côtes. En se basant sur les deux ramifications principales de la bronche lobaire, on peut distinguer deux territoires dans le lobe supérieur gauche: la portion lobaire supérieure, qui correspond grosso modo au lobe supérieur droit, et la portion de la lingula (Pars lingularis), comparable au lobe moyen. De l'extérieur, rien ne distingue en général ces deux portions. Leur limite n'est souvent marquée que par une incisure de profondeur variable située sur le bord antérieur du poumon, à la partie supérieure de l'échancrure cardiaque (fig. 43). L'inspection antérieure du poumon gauche ne permet d'apercevoir que le lobe supérieur. Dans une vue postérieure on retrouve la topographie du poumon droit. En d'autres termes, la face postérieure du poumon gauche est principalement représentée par le lobe inférieur qui n'est surmonté que par une petite zone apicale du lobe supérieur, entre la 1ère et la 3e/4e côte.

Variations des scissures

Les variations sont principalement d'ordre qualitatif et quantitatif: « variations de réduction » et « variations surnuméraires ».

Variations de réduction. La réduction peut concerner la profondeur, la longueur et la continuité des scissures. La scissure oblique manque rarement. Sa réduction partielle est assez fréquente: 44 % des cas à droite, 26 % à gauche. La plupart du temps, c'est la partie supérieure de la scissure oblique qui fait défaut de sorte que le lobe supérieur et le sommet du lobe inférieur (la zone du segment 6) ne sont pas séparés (fig. 44 I). Si la scissure horizontale est rarement absente aussi, sa réduction partielle s'observe une fois sur deux. Il en résulte une communication postérieure ou antérieure entre le lobe supérieur et le lobe moyen. Dans la majorité des cas, cette fissure est discontinue. Elle existe sur la face sterno-costale mais manque sur la face médiastine.

Scissures surnuméraires. Nommées aussi scissures additionnelles, on les divise en deux catégories, les « scissures surnuméraires vraies » qui isolent partiellement des secteurs bronchiques autonomes (segments et sous-segments) et les « pseudo-scissures », la scissure de la veine azygos, p. ex., qui sépare le lobe de la veine azygos du reste du lobe supérieur. Au nombre des scissures surnuméraires, il faut citer la scissure horizontale postérieure située entre le segment lobaire inférieur (segment 6) et le groupe segmentaire basal. A droite, elle contribue à la formation d'un croisement de scissures. L'existence d'une scissure horizontale complète ou non à gauche peut séparer la lingula du lobe supérieur.
Les fig. 44 et 45 illustrent schématiquement diverses variations.

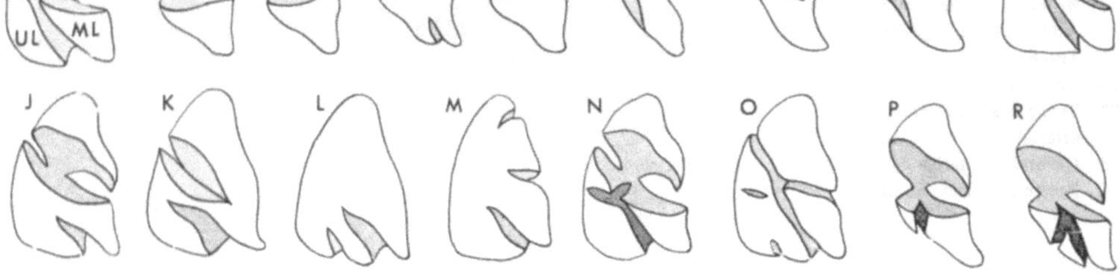

Variations des scissures interlobaires du poumon droit 44
OL: lobe supérieur ML: lobe moyen UL: lobe inférieur

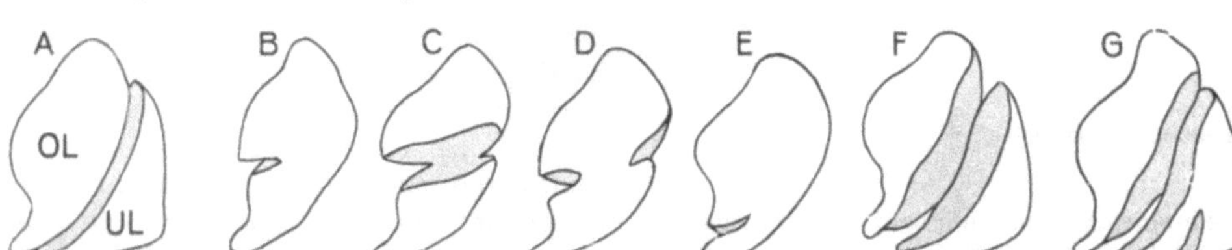

Variations de la scissure interlobaire du poumon gauche 45
OL: lobe supérieur UL: lobe inférieur

46a

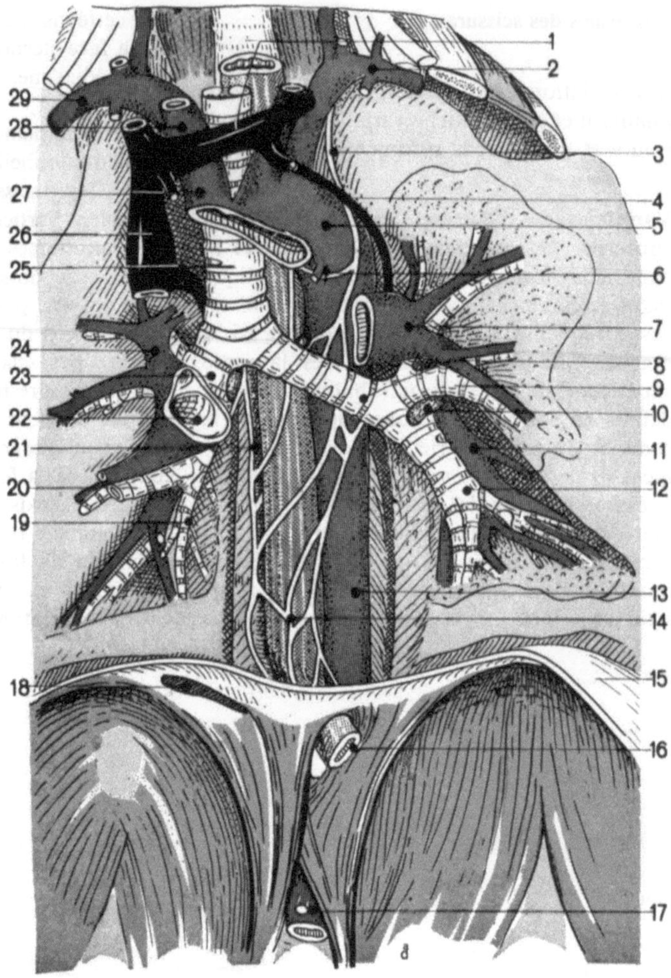

1 Tronc veineux brachio-céphalique gauche
2 Artère sous-clavière gauche
3 Nerf pneumogastrique gauche
4 Veine intercostale supérieure gauche
5 Crosse aortique
6 Ligament artériel (Botal) et nerf récurrent gauche
7 Artère pulmonaire gauche
8 Bronche souche gauche
9 Bronche de la lingula
10 Ganglions lymphatiques du pédicule pulmonaire
11 Portion basale de l'artère pulmonaire
12 Bronche lobaire inférieure
13 Aorte thoracique descendante
14 Œsophage et plexus œsophagien
15 Coupole diaphragmatique
16 Œsophage dans l'orifice œsophagien
17 Aorte dans l'orifice aortique
18 Orifice de la veine cave inférieure
19 Bronche lobaire inférieure droite
20 Bronche lobaire moyenne
21 Nerf pneumogastrique droit
22 Artère pulmonaire droite
23 Bronche souche droite
24 Artère lobaire supérieure
25 Trachée
26 Veine cave supérieure
27 Tronc brachiocéphalique artériel
28 Carotide primitive droite
29 Artère sous-clavière droite

SYSTÈME BRONCHIQUE

Bronches souches (fig. 46)

Les *bronches souches* naissent de la bifurcation trachéale et divergent par un trajet oblique descendant et médiastinal en direction du hile du poumon. La bifurcation de la trachée siégeant à droite de la ligne médiane, la *bronche souche droite* est plus courte que la gauche, elle est en outre plus volumineuse et plus oblique. Sa face antérieure est couverte en partie par l'artère pulmonaire droite. La veine azygos passe au-dessus de cette bronche en formant une crosse pour s'ouvrir en avant dans la veine cave supérieure. La *bronche souche gauche* est contournée en haut par la crosse de l'aorte au niveau de l'angle trachéo-bronchique et par l'artère pulmonaire gauche,

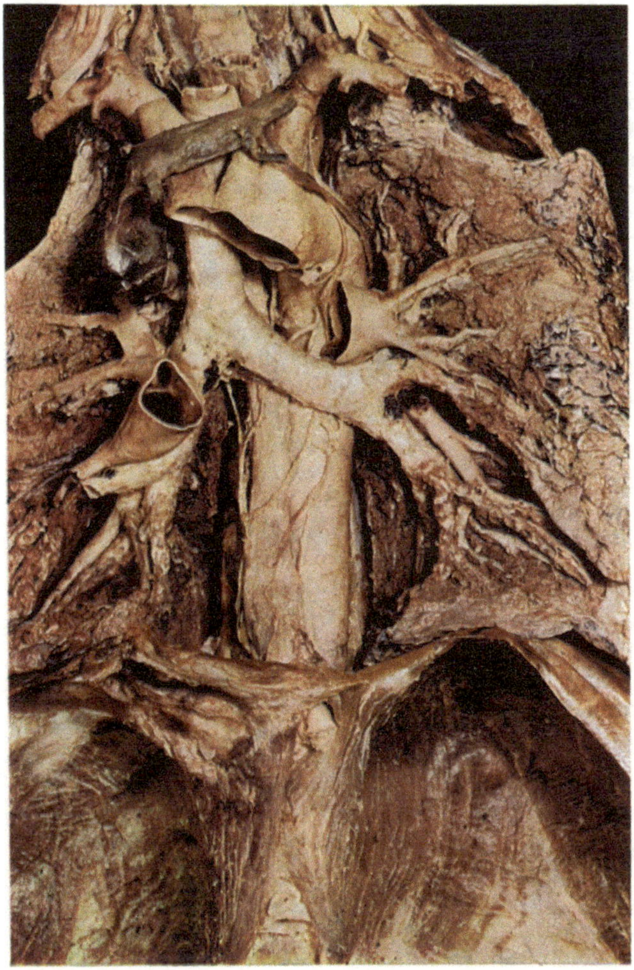

46b

Topographie de la trachée et des bronches souches

avant de fournir la bronche lobaire supérieure. Sa face postérieure est en rapport avec l'œsophage, l'aorte thoracique descendante et les nerfs pneumogastriques. Ceux-ci se divisent pour donner le plexus œsophagien aux ramifications multiples qui s'unissent à celles du tronc sympathique, aboutissant ainsi à un réseau nerveux nommé *plexus pulmonaire*. Les bronches souches sont accompagnées de nombreux ganglions lymphatiques, *ganglions péritrachéobronchiques*, en contact avec leur bord supérieur, *ganglions de la bifurcation trachéale*, au niveau de leur bord inférieur (fig. 70-71).

Les bronches souches se divisent en abordant le hile du poumon. Leur partage en deux branches (dichotomie) est typique de tout l'arbre bronchique. Les trifurcations et les quadrifurcations sont des variations rares.

Bronches lobaires (fig. 47a)

La bronche souche droite se scinde en *bronche lobaire supérieure droite* et en *bronche intermédiaire* (Bronchus intermedius). La bronche lobaire supérieure s'incurve en direction postéro-externe et chemine légèrement vers le haut. La bronche intermédiaire garde la direction de la bronche souche, fournit la *bronche lobaire moyenne,* antéro-externe, et se prolonge par la *bronche lobaire inférieure droite.*

La bronche souche gauche donne naissance à la *bronche lobaire supérieure gauche* et à la *bronche lobaire inférieure gauche.* Alors que la bronche lobaire inférieure garde la direction de la bronche souche, la bronche lobaire supérieure s'incurve en arrière et en dehors pour se diviser très vite en un tronc supérieur, de même direction, et en un tronc inférieur, qui gagne par un trajet oblique antérieur la lingula du lobe supérieur. Par *tronc bronchique,* on désigne la chaîne bronchique dont les éléments se succèdent dans le même axe que la bronche souche. Ainsi le tronc bronchique droit se compose-t-il de la bronche souche, de la bronche intermédiaire, de la bronche lobaire inférieure et du tronc commun des bronches segmentaires externe et postérieure (bronches segmentaires 9 et 10), le tronc bronchique gauche, de la bronche souche, de la bronche lobaire inférieure et du tronc commun des bronches segmentaires 9 et 10.

Lors de l'exploration endoscopique des bronches, le bronchoscope est poussé peu à peu le long du tronc bronchique, d'où les aspects successifs des zones de bifurcation reproduits dans la fig. 47b.

Bronches segmentaires, segments pulmonaires

Les ramifications des bronches lobaires s'appellent *bronches segmentaires.* Elles se distribuent aux *segments bronchopulmonaires* ou *segments pulmonaires.*

Les segments pulmonaires sont des zones lobaires coniques dont le sommet répond au hile et la base à une fraction de la surface du poumon. Formant l'axe du cône, la bronche segmentaire et l'artère segmentaire cheminent au centre de chaque segment pulmonaire. Les segments constituent donc des unités broncho-artérielles séparées les unes des autres par les veines segmentaires situées entre les segments. Les divers segments se composent d'un nombre variable de *sous-segments* comprenant eux-mêmes un groupe de *lobules* d'architecture et de forme analogues à celles des segments.

Bronches segmentaires (fig. 47a) **et segments** (fig. 50) **du poumon droit.** La bronche lobaire supérieure fournit 3 bronches segmentaires, les bronches segmentaires 1 et 2 ayant souvent un tronc commun. La *bronche segmentaire apicale (bronche segmentaire 1)* s'élève à la verticale. Sur une radiographie de profil, elle se projette sur la bronche souche: aussi, pour l'apercevoir et apprécier le segment correspondant, faut-il de préférence recourir à un cliché de face (fig. 48). Le *segment apical (segment 1)* répond au sommet du poumon et au dôme pleural. Il est limité par la 1ère côte en dehors et sa face interne confine au médiastin; c'est pourquoi, lors d'atélectasie, son ombre cunéiforme se joint à l'ombre médio-thoracique (fig. 49). La *bronche segmentaire postérieure (bronche segmentaire 2)* a une direction oblique postéro-supérieure, La base de son segment *(segment postérieur,*

47a

Arbre bronchique in situ (vue antérieure)

B.sa. Bronche sous-apicale
Les chiffres correspondent aux bronches segmentaires

47b

Clichés bronchoscopiques des orifices de l'arbre bronchique (Modèle selon Mülly et Hug)

D Postérieur
V Antérieur
Li Lingula
Les chiffres désignent les bronches segmentaires

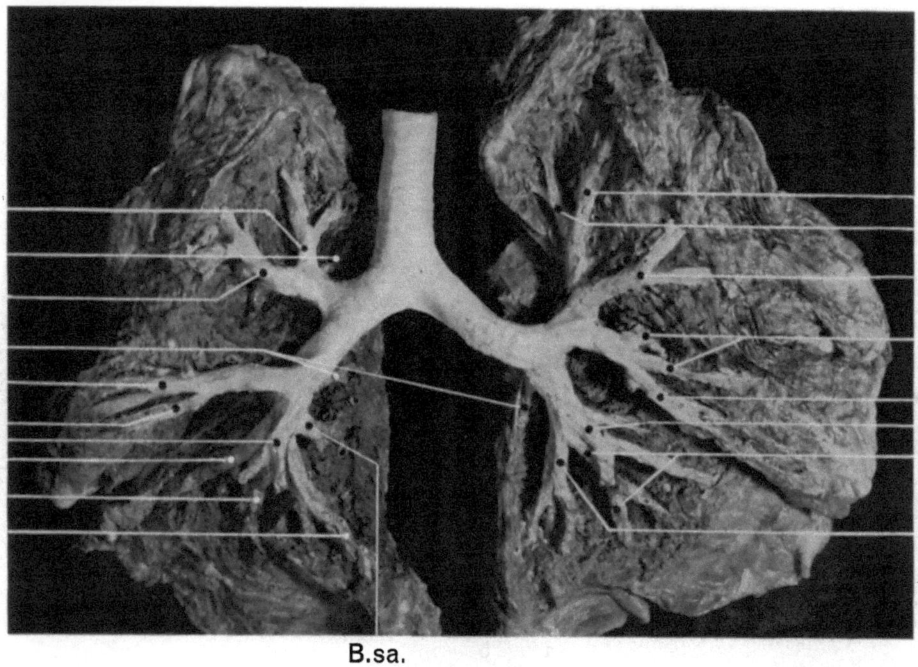
1
2
3
6
5
4
7
8
9
10
1
2
3
4
5
8
9
10
B.sa.

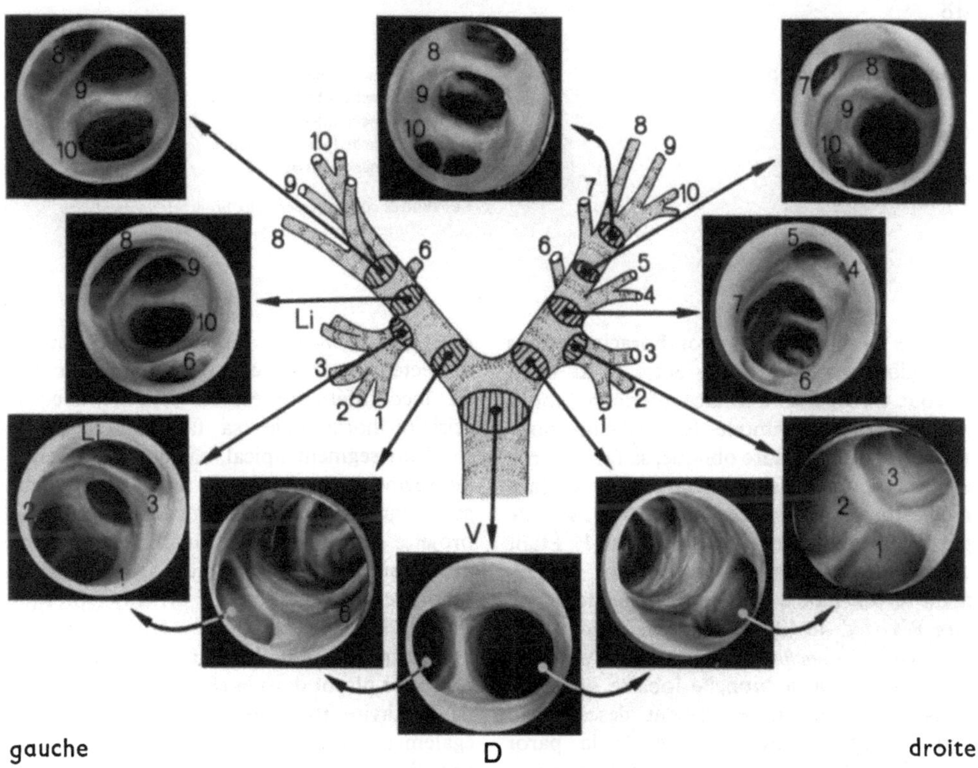
8
9
10
Li
V
D
gauche
droite

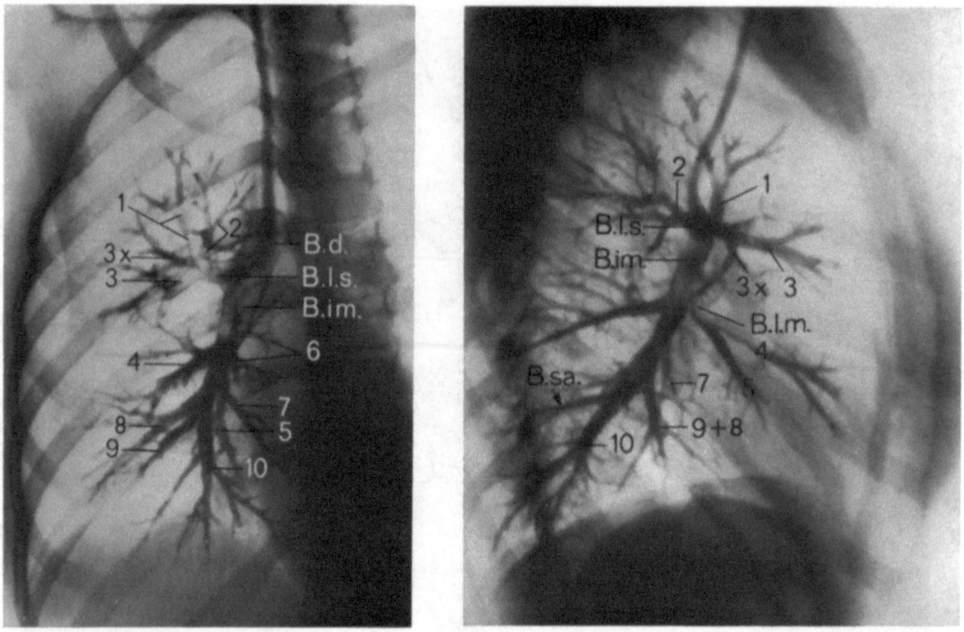

a b

48

Bronchogramme du poumon droit

(Prof. K. Mülly)

a Cliché de face
b Cliché de profil

B.d. Bronche souche droite
B.l.s. Bronche lobaire supérieure
B.im. Bronche intermédiaire
B.l.m. Bronche lobaire moyenne
B.sa. Bronche sous-apicale

Les chiffres correspondent aux bronches segmentaires

segment 2) répond à la paroi thoracique, dans sa région postéro-externe, entre la 2ᵉ et la 4ᵉ côte. Ce segment a sa face inférieure limitée par la portion commune de la scissure horizontale et de la scissure oblique, sa face interne est en rapport avec le segment 3, sa face médiastinale est mince, séparée en grande partie du médiastin par le segment 1. Étant donné sa situation postéro-externe, ce segment se voit moins bien de face que de profil, aux RX (fig. 48-49). La *bronche segmentaire antérieure (bronche segmentaire 3)* chemine parallèlement à la bronche lobaire moyenne dans une direction légèrement descendante vers la région antéro-externe de la paroi thoracique. Par sa base, ce segment *(segment antérieur, segment 3)* répond à la face interne du secteur antéro-externe des 2ᵉ, 3ᵉ et 4ᵉ côtes. Sa face inférieure est en rapport avec la scissure horizontale, sa face supérieure se joint au segment apical, sa face postérieure, au segment postérieur. Il se divise en deux sous-segments. Le sous-segment antérieur se projette dans la région du hile et coïncide avec l'ombre du sommet du lobe inférieur; sa bronche volumineuse a un trajet presque sagittal en direction de la paroi thoracique antérieure (fig. 48). Le sous-segment externe se trouve plutôt dans la région supéro-externe de la cavité thoracique, aussi est-il appelé également sous-segment axillaire, sa bronche, bronche sous-segmentaire axillaire (3ax), sa

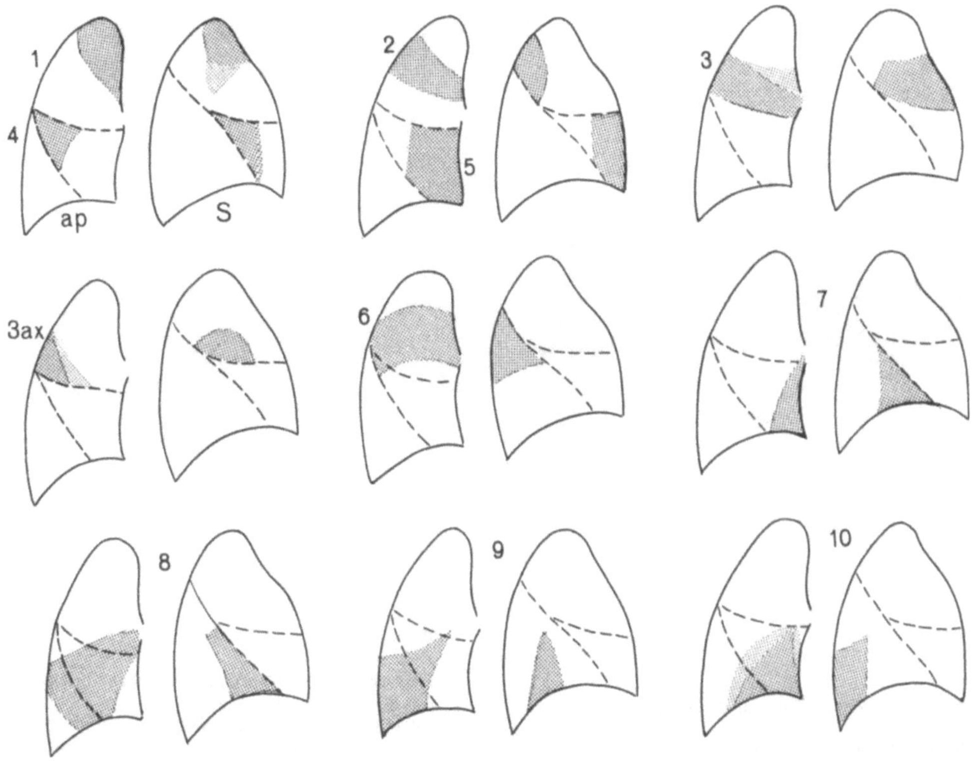

Ombres des segments du poumon droit **49**
(D'apres Kovàts-Zsebök, 1953, Mülly, 1956, Cocchi-Thurn, 1967)
ap Face S Profil 3ax Bronche sous-segmentaire axillaire. Les chiffres correspondent aux segments

silhouette aux RX, champ axillaire. Son atteinte isolée par des processus pathologiques est fréquente.

La bronche lobaire moyenne se scinde en deux bronches segmentaires:

La *bronche segmentaire externe (bronche segmentaire 4)* a un trajet antéro-externe en direction de la paroi thoracique externe. Le *segment externe* ou *mammaire (segment 4)* siège, par sa base, au niveau de la zone antéro-externe de la paroi thoracique, en regard des 4e, 5e et 6e côtes. Il forme un coin entre les scissures interlobaires horizontale et oblique. Il se poursuit au centre par le *segment interne (segment 5)* qui répond par sa base quadrangulaire aux 4e, 5e et 6e cartilages costaux. Le segment interne se situe entre le diaphragme et la face inférieure du segment 3, dont il est séparé par la scissure horizontale. Du côté médiastinal, il est en rapport avec le péricarde. Son axe est parcouru par la *bronche segmentaire interne (bronche segmentaire 5)*, de trajet antéro-inférieur.

La première ramification de la bronche lobaire inférieure est la *bronche segmentaire basale apicale* ou *supérieure (bronche segmentaire 6)*. Elle naît de la face postérieure du tronc bronchique en face de la bronche lobaire moyenne. Le *segment basal apical* ou *supérieur (segment 6)* est entièrement posté-

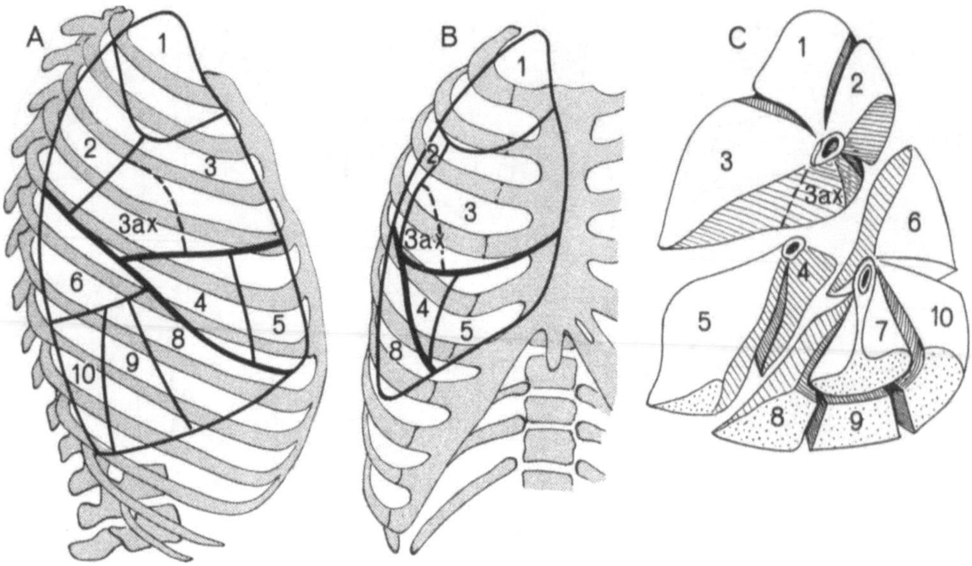

50

Schéma des segments du poumon droit

(d'après Kovàts-Zsebök, 1953, et Zenker,1954)

A Profil
B Face
C Face médiastinale (blanc), face interlobaire (hachuré) et face diaphragmatique (pointillé) (lobes dissociés, segments séparés)
3ax Sous-segment axillaire
Les chiffres correspondent aux segments

rieur. Son pôle supérieur est en position paravertébrale jusqu'à la hauteur de la 4e vertèbre dorsale, sa face inférieure repose sur les trois segments basaux 8 à 10. Sa face antérieure oblique limite la portion postérieure de la scissure interlobaire jusqu'à la bifurcation en Y de cette dernière et forme ainsi la face de contact avec le segment 2 du lobe supérieur. La *bronche segmentaire interne (bronche segmentaire 7)* se détache en direction inféro-interne. Son segment *(segment interne, segment 7)*, qui repose sur la coupole diaphragmatique, est enveloppé comme d'un manteau à la périphérie par les segments 8, 9 et 10, de sorte qu'il n'atteint pas la paroi thoracique mais représente la majeure partie de la face médiastinale du lobe inférieur. Les segments 8, 9 et 10 sont très difficiles à mettre en évidence aux RX car ils plongent dans le sinus costo-diaphragmatique et sont ainsi masqués en partie par l'ombre du diaphragme et du foie. Ils constituent la face costale de la base du poumon droit. Le *segment postérieur (segment 10)*, paravertébral, forme la partie inférieure du bord pulmonaire postérieur mousse et de la face médiastinale du lobe inférieur. Le *segment antérieur (segment 8)* siège en dehors et au-dessous du lobe moyen, en rapport avec la portion antérieure de la scissure interlobaire oblique. Les segments 8 et 10 bordent le *segment externe (segment 9)*. Leurs bronches *(bronches segmentaires antérieure, externe* et *postérieure, bronches segmentaires 8, 9* et *10)* donnent chacune une bronche sous-segmentaire destinée à la zone sous-apicale (8a, 9a, 10a sur la fig. 55) qui touche la face inférieure du segment 6. Lorsque la bronche issue de la bronche segmen-

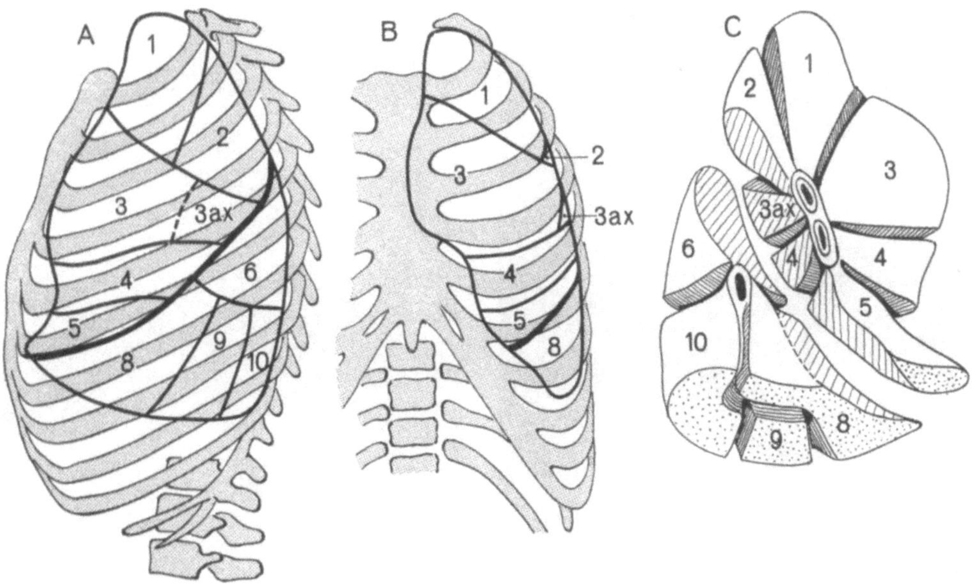

Schéma des segments du poumon gauche 51

(d'après Kovàts-Zsebök, 1953, et Zenker, 1954)

A Profil
B Face
C Face médiastinale (blanc), face interlobaire (hachuré) et face diaphragmatique (pointillé) (lobes dissociés, segments séparés)
3ax Sous-segment axillaire
Les chiffres correspondent aux segments

taire 10 se détache directement de la paroi postérieure de la bronche lobaire inférieure, on parle d'une *bronche segmentaire sous-apicale* et d'un *segment sous-apical.* Les segments 7 à 10 sont parfois réunis sous le nom de « groupe segmentaire basal ».

Bronches segmentaires (fig. 52) **et segments** (fig. 51) **du poumon gauche.** La bronche lobaire supérieure se divise en deux troncs. Le *tronc supérieur*, prolongement postéro-externe de la bronche lobaire supérieure, donne les bronches du groupe segmentaire apical (segments 1 à 3). Le *tronc inférieur* ou *bronche de la lingula* a un trajet oblique antérieur vers les deux segments de la lingula (segments 4 et 5).

La *bronche segmentaire apicale (bronche segmentaire 1)* et la *bronche segmentaire postérieure (bronche segmentaire 2)* ont le plus souvent une origine commune à direction supérieure. Leurs deux segments, le *segment apical (segment 1)* et le *segment postérieur (segment 2)* correspondent à la zone supérieure du poumon gauche. Le segment 1 forme le sommet proprement dit, dominant la 1ère côte et la face antérieure de l'organe, tandis que le segment 2, au-dessous de la 1ère côte, forme la face postérieure et atteint la scissure interlobaire au niveau de la ligne paravertébrale (D4). Entre la face inférieure des segments 1 et 2 et les segments de la lingula, se loge le *segment antérieur (segment 3),* intercalé par devant comme un coin. Sa large face antérieure s'étend de la 1ère à la 4e côte, son sommet effilé est au niveau de la scissure interlobaire. La *bronche segmentaire antérieure*

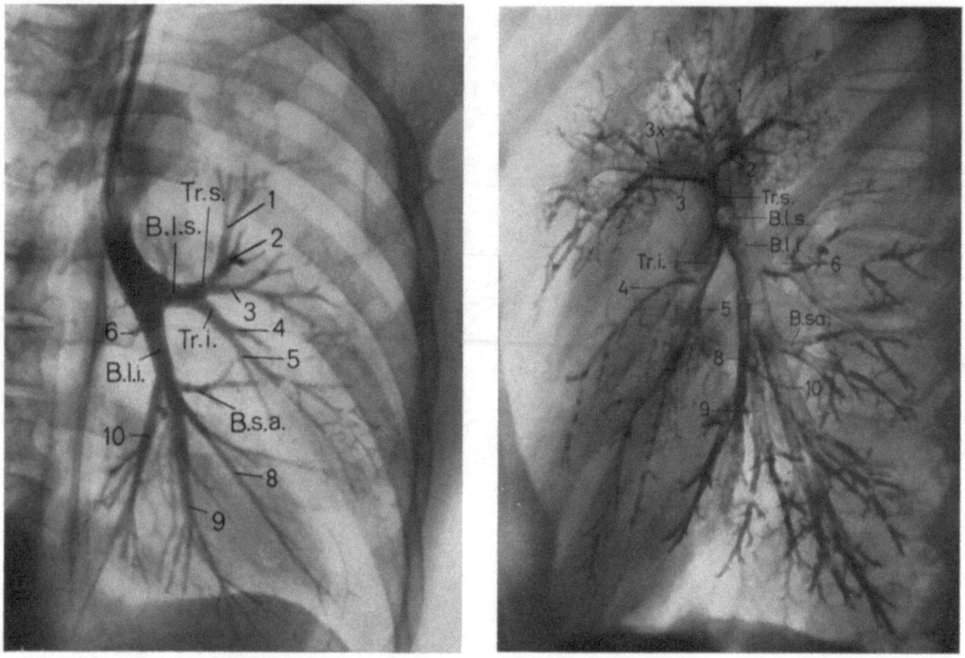

a b

52

Bronchogrammes du poumon gauche

a Cliché de face (Pr K. Mülly)

b Cliché de profil (Dr J. Bàlint, Institut Koranyi pour la Lutte anti-tuberculeuse, Budapest)

B.l.s. Bronche lobaire supérieure
Tr.s. Tronc supérieur (bronche lobaire supérieure)
Tr.i. Tronc inférieur (de la lingula)
B.l.i. Bronche lobaire inférieure
B.s.a. Bronche sous-apicale

Les chiffres correspondent aux bronches segmentaires

(bronche segmentaire 3), presque sagittale, se dirige vers la paroi thoracique antérieure. Comme à droite, cette bronche peut donner une bronche sous-segmentaire axillaire (3ax). Il se détache alors du segment 3 un sous-segment axillaire, situé dans la région supéro-externe de la cavité thoracique. Son image aux RX est appelée champ axillaire. Les deux segments de la lingula qui font suite à la face inférieure du segment 3 en ont la même forme. Ils s'en séparent par une incisure du bord antérieur du poumon et par des cloisons intersegmentaires. Alors qu'à droite ils siègent l'un à côté de l'autre, à gauche, ils sont disposés l'un au-dessus de l'autre. Le *segment supérieur de la lingula (segment 4)*, au contact de la paroi thoracique antéro-externe, au niveau des 4e-5e espaces intercostaux, se termine en arrière à la scissure interlobaire. Entre cette scissure et le segment 4 en avant, s'intercale le *segment inférieur de la lingula (segment 5)*. La *bronche segmentaire supérieure de la lingula (bronche segmentaire 4)* et la *bronche segmentaire inférieure de la lingula (bronche segmentaire 5)* naissent du tronc inférieur. Elles cheminent parallèlement à la bronche segmentaire 3 en direction de la paroi thoracique antérieure (fig. 52b).

La division de la bronche lobaire inférieure gauche correspond à celle du côté droit. Une petite différence néanmoins: la *bronche segmentaire interne (bronche segmentaire 7)* ne naît pas séparément mais unie à la *bronche segmentaire antérieure (bronche segmentaire*

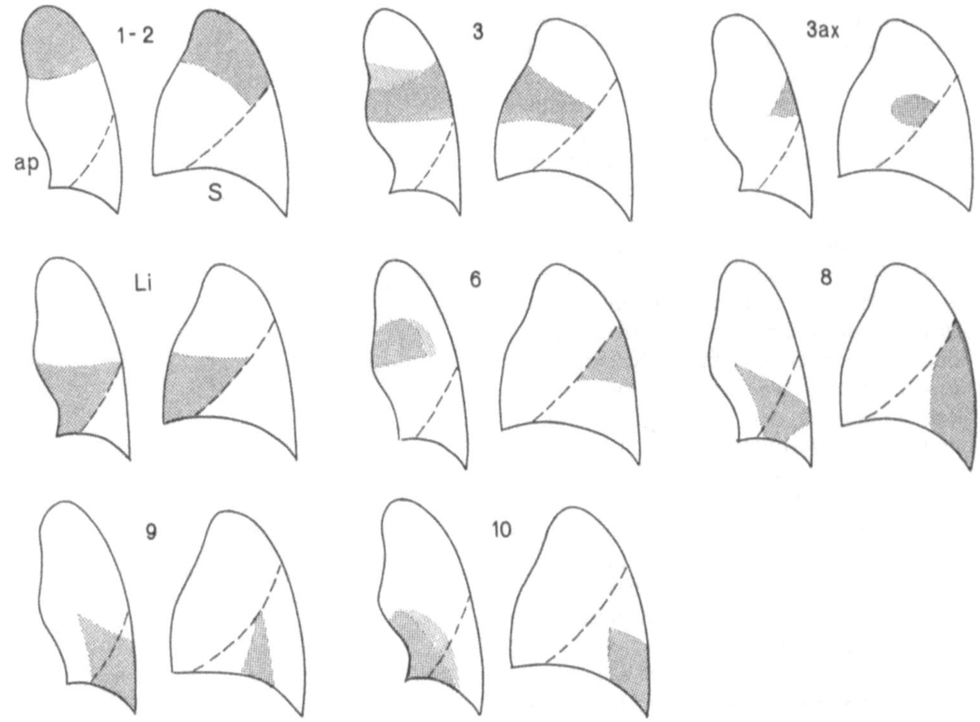

Ombres des segments du poumon gauche **53**

(d'après Kovàts-Zsebök, 1953, Mülly, 1956, et Cocchi-Thurn, 1967)
ap Face S Profil Li Segments de la lingula
Les chiffres correspondent aux segments 3 ax: sous-segment axilliaire.

8). Les deux segments qui en dépendent sont groupés sous le nom de *segment antérieur (segment 8)*, le « segment 7 » n'étant qu'un sous-segment. Si l'on considère que les deux segments apicaux 1 et 2 ont leur bronche segmentaire respective provenant d'un tronc commun, on peut calquer la subdivision du lobe inférieur gauche sur celle du lobe inférieur droit et faire, par conséquent, la distinction entre un *segment antérieur (segment 8)* et un *segment interne (segment 7)*, à gauche.

La première ramification de la bronche lobaire inférieure est la *bronche segmentaire basale apicale* ou *supérieure* (bronche *segmentaire 6)* qui se détache de la face postérieure du tronc bronchique. Le *segment basal apical* ou *supérieur (segment 6)* est donc postérieur. Son pôle supérieur, paravertébral, atteint la hauteur de la 4e vertèbre dorsale, sa face inférieure repose sur les trois segments basaux 8, 9 et 10. Sa face antérieure oblique correspond à la portion dorsale de la scissure interlobaire, d'où ses rapports avec les segments 2, 3 et 4 du lobe supérieur. La *bronche segmentaire interne (bronche segmentaire 7)* naît, très près du tronc bronchique, de la bronche segmentaire antérieure et suit un trajet inféro-interne. Son segment *(segment interne, segment 7)* repose sur la coupole diaphragmatique. Il est enveloppé comme d'un manteau par les segments 8, 9 et 10, de sorte qu'il n'atteint pas la paroi thoracique mais forme la plus grande partie de la face médiastinale du lobe inférieur. Celle-ci est beaucoup plus petite qu'à droite à cause des segments de la lingula et de l'empreinte cardiaque. Les segments 8, 9 et 10 sont les plus difficiles à mettre en évidence aux RX car ils s'insinuent dans le sinus costo-diaphragmatique pleural et sont partiellement masqués par l'ombre du diaphragme. Ils forment le plan costal de la base du poumon gauche. Le *segment postérieur (segment 10)* se trouve juste à côté de la colonne vertébrale, il contourne le bord pulmonaire postérieur mousse pour se continuer à la face médiastinale de l'organe. Le *segment antérieur (segment 8)* siège au-dessous des deux segments de la lingula, en rapport avec la portion antérieure de la scissure interlobaire oblique. Les segments 8 et 10 bordent le *segment externe (segment 9)*. La *bronche segmentaire externe (bronche segmentaire 9)* et la *bronche segmentaire postérieure (bronche segmentaire 10)* proviennent de la bifurcation terminale de la bronche lobaire inférieure, elles prennent une direction postéro-inférieure pour gagner leurs segments respectifs. La *bronche segmentaire antérieure (bronche segmentaire 8)* se détache de la face antérieure de la bronche lobaire inférieure et se dirige en bas et en dehors. Peu aprés sa naissance, elle donne la *bronche segmentaire interne (bronche segmentaire 7)*. La *zone sous-apicale* et le *segment sous-apical* ont la même disposition qu'à droite.

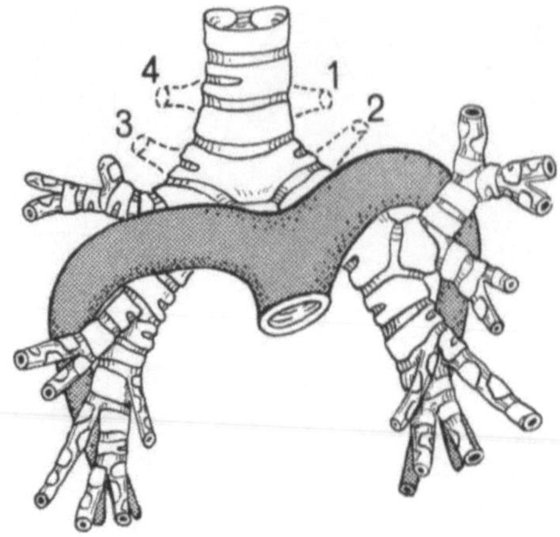

54 Variations bronchiques

1 Bronche trachéale gauche
2 Bronche épartérielle
3 Bronche pré-épartérielle
4 Bronche trachéale droite

Variations du système bronchique

Bronches trachéales, épartérielles et pré-épartérielles. Par *bronche trachéale*, on désigne une ramification surnuméraire de la trachée. Si elle est unilatérale, il y a trifurcation trachéale, si elle est bilatérale, quadrifurcation trachéale (fig. 54). Elle est plus fréquente à droite qu'à gauche et correspond le plus souvent à une bronche segmentaire (bronche segmentaire 1) du lobe supérieur. Les branches surnuméraires des bronches souches sont désignées d'après leur topographie:
La bronche souche gauche et sa bifurcation situées sous l'artère pulmonaire gauche sont donc en position hypartérielle. Un rameau bronchique naissant au-dessus de l'artère s'appelle par conséquent *bronche épartérielle*. La bronche lobaire supérieure droite et sa bifurcation, en revanche, cheminent au-dessus de l'artère, elles ont donc déjà une position épartérielle. S'il se détache une ramification bronchique proximale surnuméraire, ce sera donc une *bronche pré-épartérielle*. Ces rameaux sont toujours des dédoublements de la bronche lobaire supérieure, à droite, la bronche segmentaire 1 ou le tronc commun des bronches segmentaires 1 et 3, à gauche, le tronc commun des bronches segmentaires 1 et 2 (bronche segmentaire apico-postérieure). Elles sont plus fréquentes à gauche qu'à droite et souvent associées au situs inversus ou à d'autres anomalies de l'arbre bronchique. Comme elles s'accompagnent souvent de malformations cardiaques, on les observe plus fréquemment à l'autopsie de nourrissons (14-16 %) qu'à la vérification anatomique de sujets adultes (1-6 ‰). Chez ces derniers, il ne s'agit la plupart du temps que d'une découverte fortuite asymptomatique.

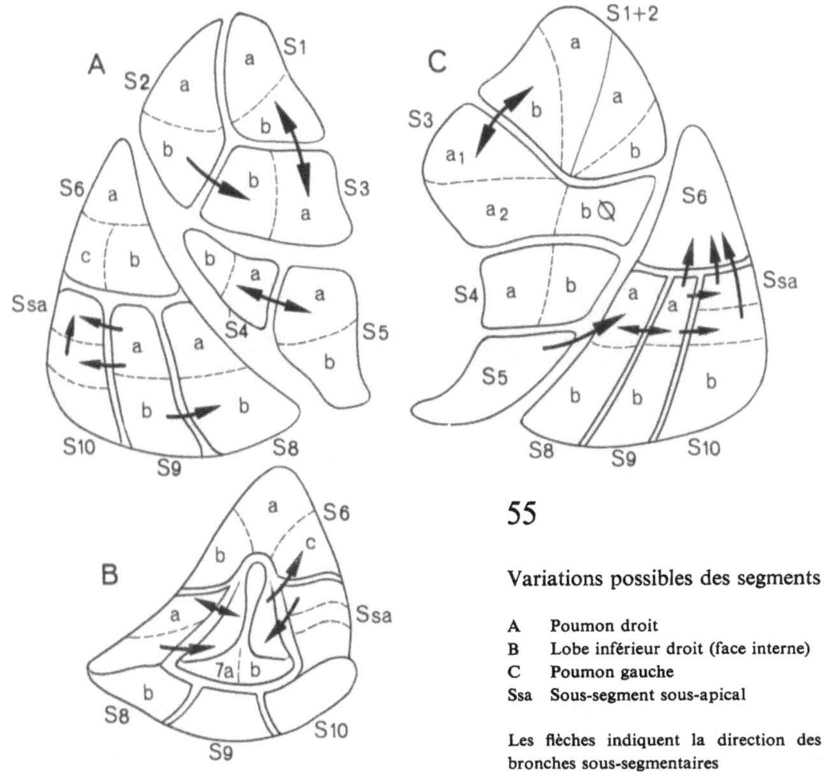

55

Variations possibles des segments pulmonaires

A Poumon droit
B Lobe inférieur droit (face interne)
C Poumon gauche
Ssa Sous-segment sous-apical

Les flèches indiquent la direction des transpositions des bronches sous-segmentaires
Les sous-segments sont désignés par des lettres

Variations des bronches lobaires. On peut observer certaines variations dans la subdivision des bronches souches: 1) origine trachéale de l'une ou des deux bronches lobaires supérieures; 2) tronc commun des bronches lobaires supérieure et moyenne à droite; 3) origine distincte du tronc supérieur et du tronc inférieur de la bronche lobaire supérieure gauche. L'association de 2 et 3 aboutit au situs inversus de l'arbre bronchique (cf. p. 114, fig. 67).

Variations des bronches segmentaires. La variation la plus courante est la formation d'un tronc, autrement dit, l'origine commune de deux bronches segmentaires. Elle n'a pas de répercussion sur la répartition segmentaire et n'a donc pas d'importance. Il n'en va pas de même si une bronche segmentaire ou un tronc commun à deux bronches segmentaires du lobe supérieur se détachent de la trachée ou de la bronche souche (cf. plus haut). L'origine commune de deux bronches segmentaires destinées à deux lobes pulmonaires est rarissime (bronche segmentaire antérieure et bronche segmentaire inférieure de la lingula).

Variations des bronches sous-segmentaires. La plus fréquente est la transposition de bronches sous-segmentaires, en d'autres termes, l'existence d'une bronche sous-segmentaire provenant de la bronche d'un segment voisin. Cette anomalie modifie l'architecture segmentaire, un segment s'agrandissant aux dépens d'un autre. La fig. 55 indique les transpositions les plus fréquentes des bronches sous-segmentaires.

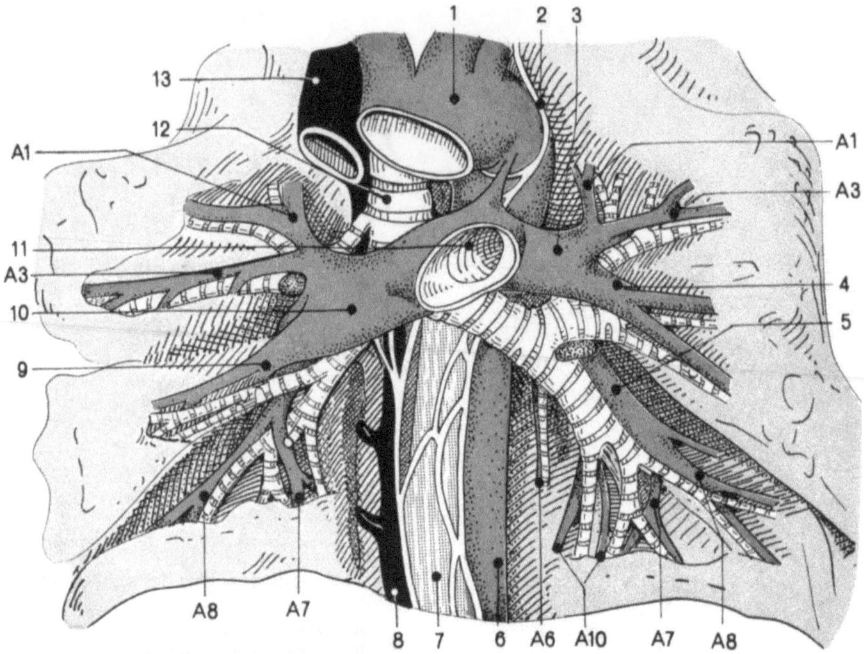

56a

1 Crosse de l'aorte
2 Nerf pneumogastrique gauche
3 Artère pulmonaire gauche
4 Artère de la lingula
5 Portion basale de l'artère pulmonaire
6 Aorte thoracique descendante
7 Œsophage avec plexus œsophagien
8 Veine azygos
9 Artère lobaire moyenne
10 Artère pulmonaire droite
11 Tronc pulmonaire
12 Trachée
13 Veine cave supérieure

VAISSEAUX DES POUMONS

Les poumons possèdent deux systèmes vasculaires fonctionnellement différents. L'un *(Vasa publica)* forme la petite circulation qui sert aux échanges gazeux. Il comprend les artères et les veines pulmonaires. L'autre (*Vasa privata,* artères et veines bronchiques), qui dépend de la grande circulation, a pour fonction la nutrition du parenchyme pulmonaire. Les deux systèmes s'unissent à la périphérie par un riche réseau anastomotique, leur différenciation n'est alors plus possible.

Tronc pulmonaire. Artères pulmonaires
(fig. 56 et 57)

Tronc pulmonaire. Il part du ventricule droit. Encore enveloppé par le sac péricardique, il se dirige en arrière vers la bifurcation trachéale, à gauche de la partie ascendante de la crosse de l'aorte. Le tronc pulmonaire se projette au niveau de l'extrémité sternale du 2e espace intercostal gauche, foyer d'auscultation de l'orifice pulmonaire (fig. 96c). Sous la trachée, dès sa sortie du péricarde, le tronc pulmonaire se divise en artère pulmonaire gauche, courte, qui chemine au-dessus de la bronche souche gauche vers le hile pulmonaire gauche, et en artère pulmonaire droite, arciforme, qui gagne le hile droit en passant sous la concavité de la crosse de l'aorte. Le *canal artériel* oblitéré, devenu le *ligament artériel* (BOTAL), unit la face supérieure du tronc pulmonaire (au niveau de sa bifurcation) à la face inférieure de la crosse de l'aorte (fig. 56).

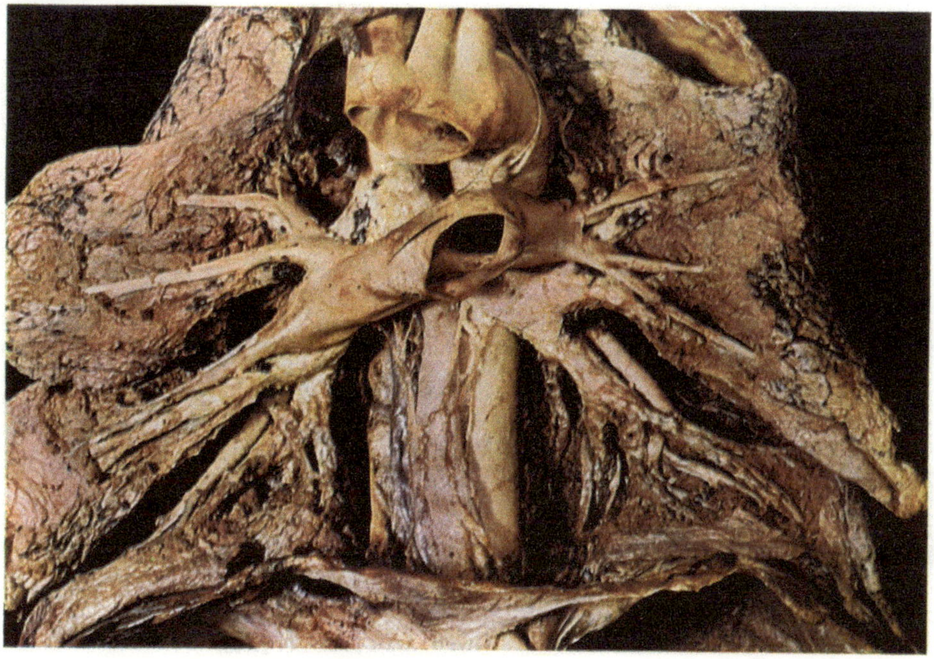

Tronc pulmonaire et artères pulmonaires

56b

Artère pulmonaire droite. Plus longue et plus large que la gauche, l'artère pulmonaire droite est le véritable prolongement du tronc pulmonaire. Sa face antérieure est masquée par la partie ascendante de la crosse de l'aorte, la veine cave supérieure et le nerf phrénique. Sa face inférieure repose sur l'oreillette gauche et la veine pulmonaire supérieure droite mais elle en reste séparée par le sinus transverse du péricarde (fig. 59). L'artère pulmonaire droite atteint le hile entre les bronches lobaires supérieure et moyenne et se place à la face antérieure de la bronche souche, au niveau de la naissance de la bronche intermédiaire. Elle décrit autour de l'axe de la bronche souche un tour de spire, de sorte qu'il faut rechercher sa portion distale en arrière et en dehors de la bronche lobaire inférieure (fig. 57b).

Artère pulmonaire gauche. Elle se détache du tronc pulmonaire à gauche de la ligne médiane. Après avoir décrit une courbe en avant de la bronche souche gauche, elle gagne le hile gauche, cheminant derrière la bronche lobaire supérieure pour suivre la face postéro-externe de la bronche souche. La veine lobaire supérieure et la veine apicale la croisent en avant (fig. 59). Autour de l'artère pulmonaire gauche, la crosse de l'aorte se poursuit par l'aorte descendante. L'artère pulmonaire gauche repose sur l'auricule gauche (fig. 90).

Les deux artères pulmonaires se composent d'une partie extrapulmonaire ou médiastinale et d'une partie intrapulmonaire. Celle-ci se subdivise en portions hilaire, interlobaire et basale.

Mode de subdivision des artères pulmonaires. Si les artères segmentaires d'un lobe naissent toutes d'un tronc commun, on parle d'une *subdivision dendritique longue* ou de *type lobaire*. Si ces troncs lobaires font défaut et que les artères segmentaires se détachent, séparément ou deux par deux, de l'artère pulmonaire, on parle d'une *subdivision dentritique courte* ou de *type segmentaire*. Il existe des formes de transition entre ces deux types.

D'ordinaire, les artères lobaires supérieures naissent de la portion hilaire et de la portion

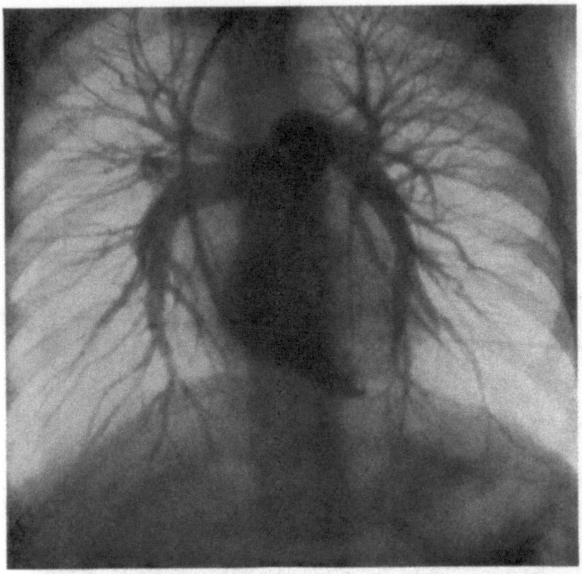

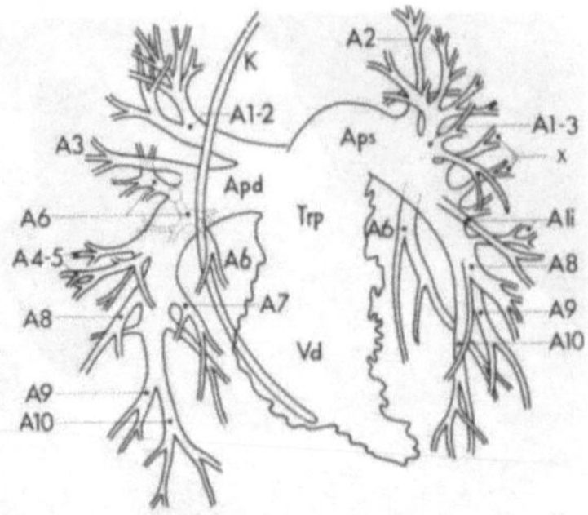

57a

Dextrogramme. Cliché de face

(Extrait de Töndury, G.: Angewandte und topographische Anatomie, 3e éd. Thieme, Stuttgart 1965)

Aps	Artère pulmonaire gauche
Apd	Artère pulmonaire droite
Trp	Tronc pulmonaire
Vd	Ventricule droit
Ali	Artère de la lingula
x	Artères interlobaires ascendantes gagnant les segments S2 et S3
K	Cathéter dans le ventricule droit

Les chiffres correspondent aux artères segmentaires

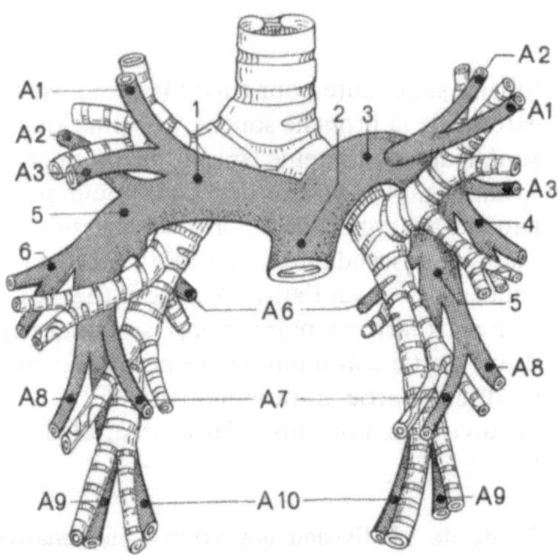

57b

Artères pulmonaires, artères segmentaires

1 Artère pulmonaire droite (partie médiastinale)
2 Tronc pulmonaire
3 Artère pulmonaire gauche (partie médiastinale)
4 Artère de la lingula
5 Portion interlobaire de l'artère pulmonaire
6 Artère lobaire moyenne
A2 à droite: artère lobaire supérieure ascendante

interlobaire de l'artère pulmonaire; les artères destinées au lobe moyen, aux segments de la lingula et au segment apical du lobe inférieur proviennent de la portion interlobaire de cette artère; les artères irriguant les segments basaux du lobe inférieur se détachent de la portion basale de cette même artère (fig. 57b).

Les *artères segmentaires* ont la même appellation et la même numérotation que les bronches segmentaires et les segments. Mais leur division présente de nombreuses variations. Elles peuvent se distribuer à deux ou plusieurs segments, elles peuvent manquer aussi, de sorte que les artères sous-segmentaires naissent directement des artères lobaires ou de l'artère pulmonaire. Les *artères sous-segmentaires* ont des rapports constants avec leurs sous-segments respectifs. On peut en déduire que les véritables unités broncho-artérielles des poumons sont les sous-segments.

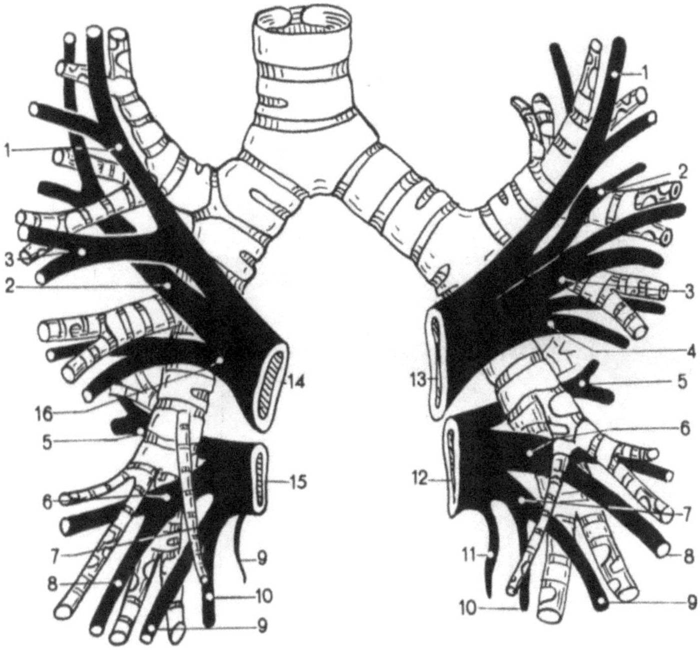

58

Veines pulmonaires, veines segmentaires

1 Veine apicale
2 Veine postérieure
3 Veine antérieure
4 Veine de la lingula
5 Veine basale apicale
6 Veine basale supérieure
7 Veine basale inférieure
8 Veine basale antérieure
9 Veine basale externe
10 Veine basale postérieure
11 Veine marginale superficielle entre les segments 7 et 10
12 Veine pulmonaire inférieure gauche
13 Veine pulmonaire supérieure gauche
14 Veine pulmonaire supérieure droite
15 Veine pulmonaire inférieure droite
16 Veine lobaire moyenne

Veines pulmonaires (fig. 58-59)

Venant de droite et de gauche, deux veines pulmonaires par côté, une veine pulmonaire supérieure et une veine pulmonaire inférieure s'ouvrent dans l'oreillette gauche. (Rapports avec le péricarde et variations d'embouchure dans l'oreillette gauche, cf. p. 145-146). Elles font partie du pédicule pulmonaire avec la bronche souche et l'artère pulmonaire. La *veine pulmonaire supérieure* (fig. 59), par un trajet oblique inféro-interne passant à la face antérieure de la bronche souche et au-dessous de l'artère pulmonaire, s'échappe du hile et se termine dans l'oreillette gauche, cachée par la veine cave supérieure à droite et par l'auricule gauche à gauche. La *veine pulmonaire inférieure* est la formation inférieure du hile; aussi peut-on l'apercevoir par la face postérieure après avoir écarté le poumon. Elle émerge des segments du lobe inférieur et s'éloigne du poumon presque à l'horizontale à travers le ligament pulmonaire. En vue antérieure, elle est couverte par l'oreillette droite à droite, par le ventricule gauche et l'auricule gauche à gauche.

Très brèves, les veines pulmonaires sont les troncs collecteurs des veines segmentaires. Contrairement aux bronches et aux artères qui, par leur trajet central, forment l'axe des segments, les veines et leurs affluents entourent les segments de leur réseau. Comme les lobes se composent de plusieurs segments juxtaposés ou superposés, il va de soi que certaines veines cheminent entre deux segments (veines profondes) et que d'autres, par

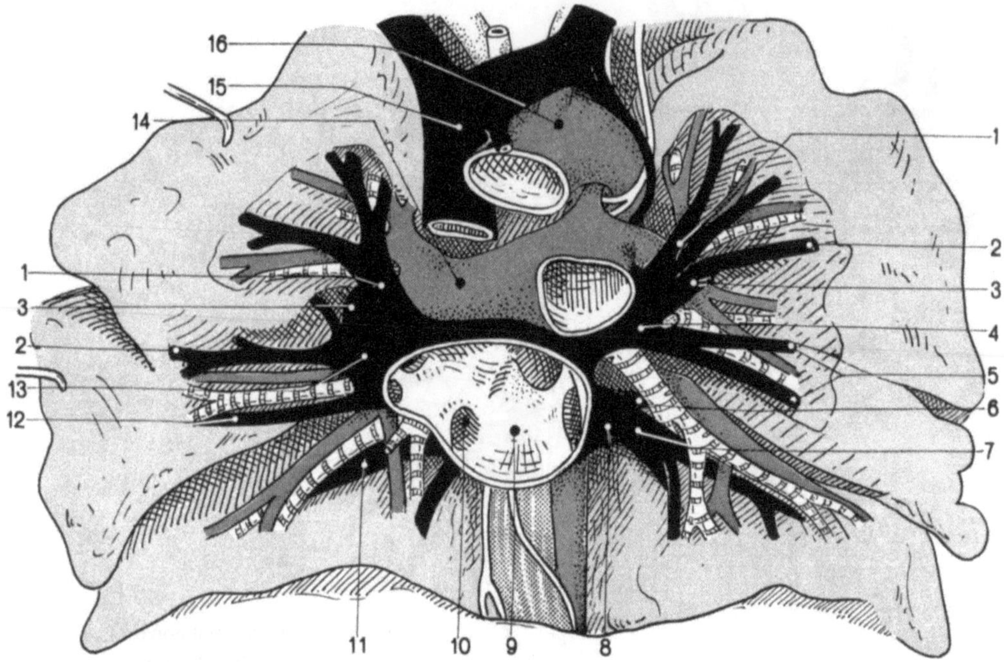

59a

1 Veine apicale (droite, gauche)
2 Veine antérieure (droite, gauche)
3 Veine postérieure (droite, gauche)
4 Veine pulmonaire supérieure gauche
5 Veine de la lingula
6 Veine basale apicale
7 Veine basale commune
8 Veine pulmonaire inférieure gauche
9 Oreillette gauche
10 Veine pulmonaire inférieure droite
11 Veine basale inférieure
12 Veine lobaire moyenne
13 Veine pulmonaire supérieure droite
14 Artère pulmonaire droite
15 Veine cave supérieure
16 Crosse de l'aorte

contre, sont visibles sur la face médiastinale et la face interlobaire (veines superficielles). Étant donné qu'il n'y a pas de cloisons conjonctives intersegmentaires chez l'homme, la séparation des segments ne peut se faire qu'en suivant les veines intersegmentaires. Les veines marginales de deux sous-segments forment par rapport aux segments des *veines intrasegmentaires.*

Le lobe supérieur droit possède deux veines superficielles (veine apicale et veine antérieure) sur la face lobaire médiastinale et une veine profonde (veine postérieure) qui ne peut se dégager que par la scissure interlobaire. Ces veines s'anastomosent avec la veine lobaire moyenne, veine superficielle du lobe moyen, pour donner la veine pulmonaire supérieure droite.

Le lobe supérieur gauche est drainé par trois veines, la veine apico-postérieure, la veine antérieure et la veine de la lingula. Elles ont toutes les trois un trajet superficiel à la face médiastinale de ce lobe, à l'exception d'un affluent de la veine apico-postérieure (veine postérieure) qui sépare l'un de l'autre le segment apical et le segment postérieur. Ces veines confluent dans la veine pulmonaire supérieure gauche.

L'ouverture de veines du lobe supérieur et de la lingula dans la veine pulmonaire inférieure est une variation possible, plus fréquente à gauche qu'à droite.

L'emplacement variable de la *veine postérieure* à droite et à gauche entraîne des variations de la disposition des veines segmentaires du lobe supérieur droit et gauche. A droite,

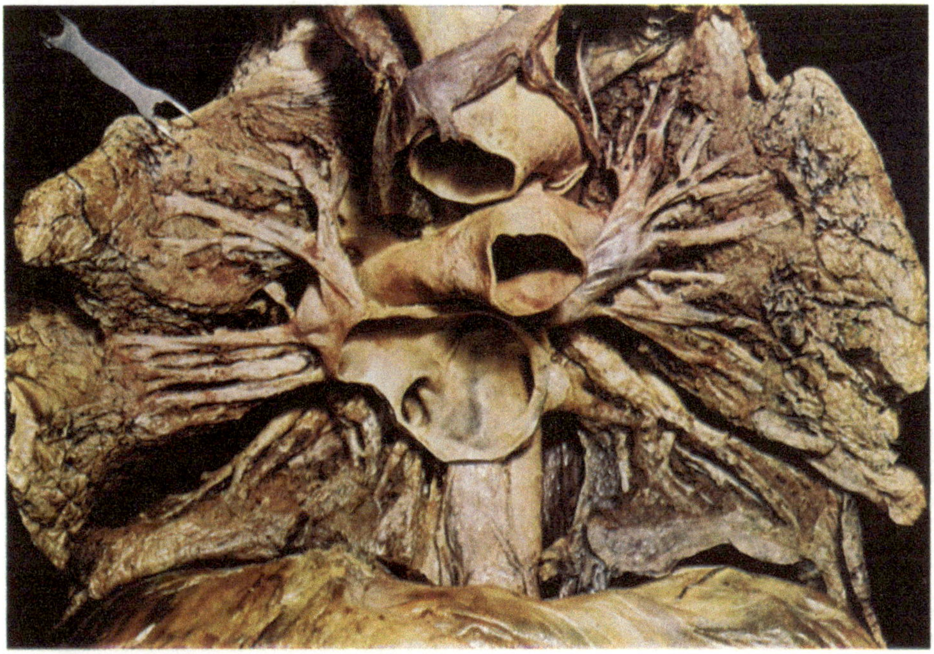

Veines pulmonaires **59b**

cette veine a deux parties, une partie superficielle, *infralobaire,* et une partie profonde, *intralobaire*. Sa partie infralobaire se situe sous la bronche segmentaire 3 à la face lobaire inférieure et croise l'artére pulmonaire dans la scissure interlobaire. Sa partie intralobaire est profondément enfouie entre les segments 2 et 3, puis passe entre les segments 2 et 1 pour gagner le sommet du poumon (fig. 58 et 63). A gauche, au contraire, la veine postérieure n'a pas de partie infralobaire (fig. 58), elle passe en profondeur au-dessus de la bronche segmentaire 3, c'est-à-dire entre cette bronche et le tronc bronchique apicopostérieur, pour atteindre ensuite le sommet du poumon, entre les segments 2 et 1. Les veines superficielles sous-pleurales présentent également des variations, en ce sens qu'à droite on les trouve sur la face médiastinale et sur la face interlobaire du lobe et à gauche uniquement sur la face médiastinale. Sur la face interlobaire à gauche, les veines sont périphériques et deviennent superficielles à proximité du bord du lobe. Elles se jettent dans les veines intersegmentaires qui se trouvent sur la face médiastinale. La distribution variable des veines sous-pleurales entraîne la variation de la topographie vasculaire interlobaire des deux poumons. Dans la scissure interlobaire droite, on trouve d'ordinaire la partie infralobaire de la veine postérieure et ses affluents formant des réseaux sous-pleuraux, le tronc collecteur masquant partiellement l'artère pulmonaire (fig. 63). A gauche, en revanche, l'artère pulmonaire est visible dans tout son trajet (fig. 66).

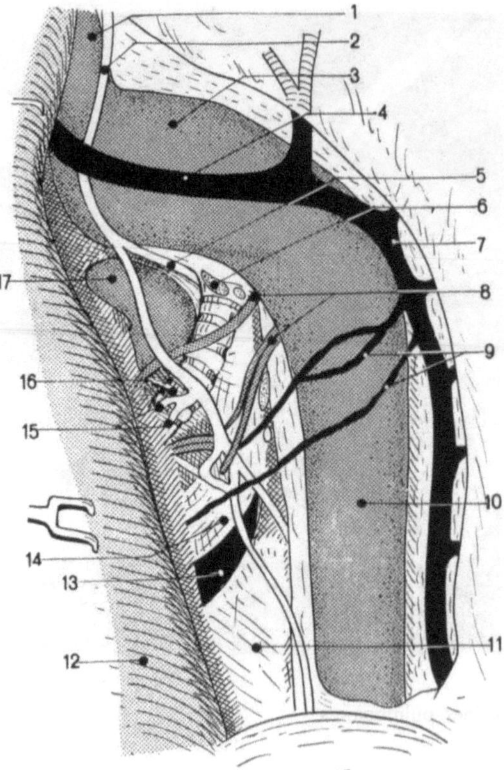

60a

1 Artère sous-clavière droite
2 Nerf pneumogastrique gauche
3 Crosse de l'aorte
4 Veine intercostale supérieure gauche
5 Nerf récurrent gauche
6 Ganglion lymphatique
7 Veine hémiazygos accessoire
8 Artères bronchiques
9 Veines bronchiques
10 Aorte thoracique descendante
11 Péricarde
12 Lobe inférieur
13 Veine pulmonaire inférieure gauche
14 Bronche lobaire inférieure
15 Plexus pulmonaire
16 Bronche lobaire supérieure
17 Artère pulmonaire gauche

Les veines des deux lobes inférieurs sont des vaisseaux profonds, intersegmentaires, qui finissent par former des deux côtés la veine pulmonaire inférieure. Entre le segment 6 et le groupe segmentaire basal chemine la veine (basale) apicale. La veine basale antérieure sépare le segment 8 des segments 7 et 9, la veine basale externe, le segment 9 du segment 10, la veine basale postérieure, le segment 10 du segment 7. Les veines basales externe et postérieure s'unissent le plus souvent pour donner la *veine basale inférieure*. Le prolongement de la veine basale antérieure est la *veine basale supérieure*. Par leur position interne, ces deux veines marquent la séparation entre le segment 7 et les segments 8, 9 et 10 qui entourent d'un manteau le segment interne. Aussi les réunit-on parfois, avec leur tronc, la *veine basale commune*, sous le nom de tronc veineux basal. Pour la disposition exacte des veines segmentaires, cf. fig. 58-59 et 61-65 (cf. en outre p. 102-111).

Artères et veines bronchiques (fig. 60)

Les vaisseaux bronchiques sont les vaisseaux propres (Vasa privata) du poumon. Ils dérivent de la grande circulation et irriguent les bronches ainsi que le parenchyme pulmonaire.

Artères bronchiques. Généralement au nombre de deux, une *artère bronchique droite* et une *artère bronchique gauche*, elles naissent de la portion proximale de l'aorte thoracique descendante. Elles ont souvent un tronc commun et l'artère bronchique gauche peut être double. Elles cheminent à la face postérieure des bronches souches auxquelles elles parviennent directement, à gauche, et en suivant

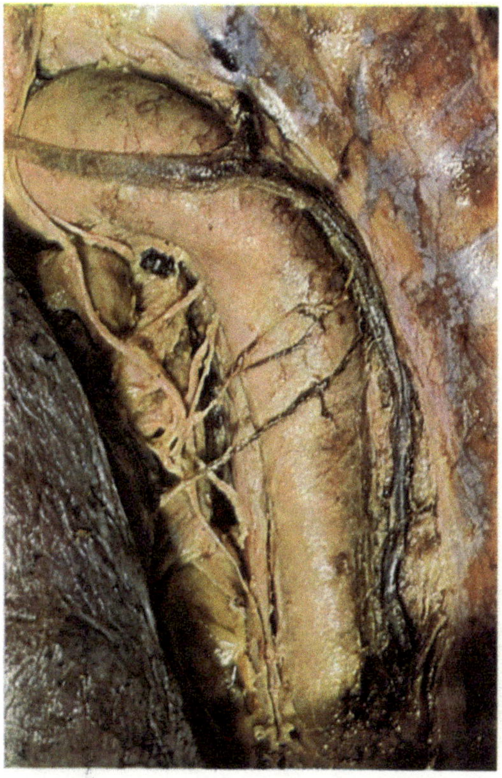

60b

Artères et veines bronchiques (poumon gauche rabattu en avant)

la face postérieure ou antérieure de l'œsophage et de la veine azygos, à droite. Ces artères sont croisées par le nerf pneumogastrique et ses rameaux bronchiques. Le voisinage immédiat de l'artère bronchique droite et de l'œsophage revêt une grande importance pratique. Ce vaisseau peut aussi se détacher de la 4e artère intercostale *(tronc broncho-intercostal)* (fig. 113) ou, à gauche, passer devant la bifurcation trachéale pour gagner le côté droit (fig. 81).

De la portion extrapulmonaire des artères bronchiques naissent des rameaux destinés à la trachée, à l'œsophage, aux troncs vasculaires du poumon, aux ganglions lymphatiques de la bifurcation trachéale et du hile, à une partie de la plèvre et du ligament pulmonaire et à la face postérieure du péricarde.

Dans leur trajet intrapulmonaire, les artères bronchiques suivent les ramifications de l'arbre bronchique jusqu'aux bronchioles, au niveau desquelles elles s'anastomosent avec les branches des artères pulmonaires.

Veines bronchiques. Elles se détachent, au niveau du hile, des plexus veineux péribronchiques des grosses et moyennes bronches. De plus, elles collectent le sang des ganglions lymphatiques voisins et des vasa vasorum des vaisseaux pulmonaires. En général, il existe 1, 2 ou 3 veines dépourvues de valvules, satellites des artères bronchiques. Elles s'ouvrent, à droite, dans la veine azygos, rarement dans le tronc commun des veines intercostales supérieures ou directement dans la veine cave supérieure, à gauche, dans la veine hémiazygos (fig. 60), rarement dans le tronc veineux brachiocéphalique ou la veine mammaire interne.

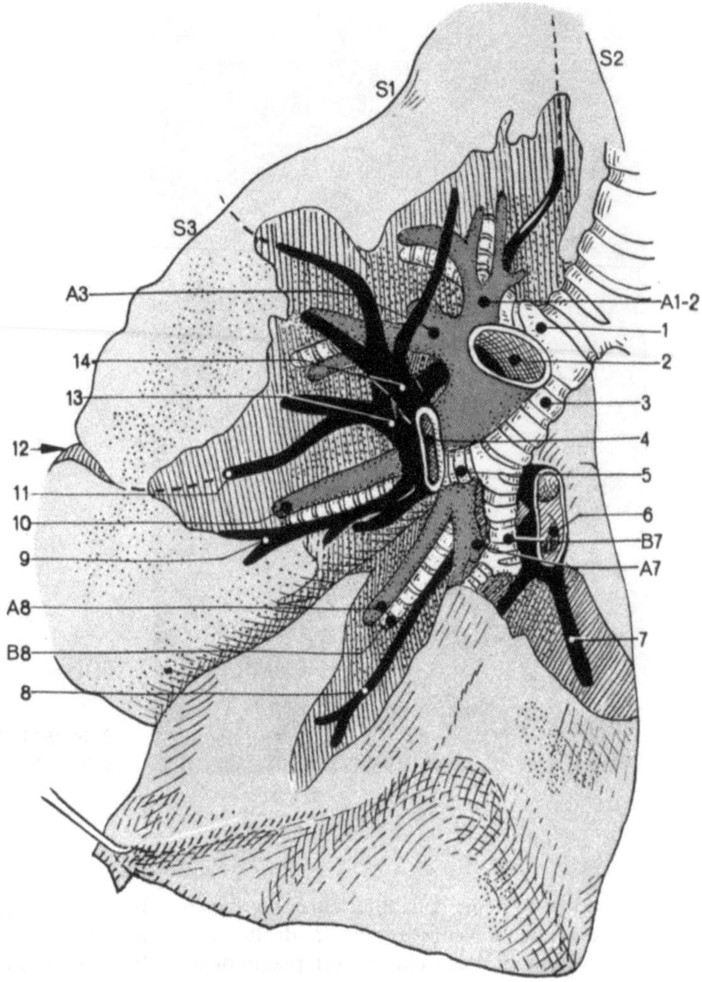

61a

1 Bronche lobaire supérieure
2 Artère pulmonaire droite
3 Bronche intermédiaire
4 Veine pulmonaire supérieure droite
5 Bronche lobaire moyenne
6 Veine pulmonaire inférieure droite
7 Veine marginale superficielle entre les segments 7 et 10
8 Veine basale antérieure
9 Veine lobaire moyenne
10 Artère lobaire moyenne
11 Affluent infrasegmentaire de la veine antérieure
12 Scissure horizontale
13 Veine postérieure
14 Veine apicale

Topographie vasculaire du poumon droit
Face médiastinale du poumon droit (fig. 61)

Lobe supérieur et lobe moyen. L'*artère pulmonaire droite,* située en avant de la bronche intermédiaire au niveau du hile, gagne la scissure interlobaire en cheminant entre la bronche lobaire supérieure et la bronche lobaire moyenne, à la face postéro-externe du tronc bronchique. Ce trajet s'appelle la portion hilaire de l'artère pulmonaire.
De cette portion ne se détache le plus souvent qu'un seul vaisseau. Dans 20 % des cas, il s'agit de l'*artère lobaire supérieure* qui se divise en trois branches segmentaires: l'*artère segmentaire apicale* (A1), l'*artère segmentaire postérieure* (A2) et l'*artère segmentaire antérieure* (A3). Dans d'autres cas, ce vaisseau, en tant que *tronc apico-postérieur*, se divise en A1 et A2 ou, en tant que *tronc apico-antérieur,* en A1 et A3. Dans le reste des cas, ce vaisseau représente l'artère segmentaire A1 ou A3. Dans les 80 % des cas où il n'y a pas d'artère lobaire supérieure véritable, le ou les deux segments restants sont irrigués par des branches issues de la portion interlobaire de l'artère pulmonaire. On ne trouve de branche provenant de la partie médiastinale de l'artère pulmonaire qu'en rapport avec des bronches pré-épartérielles ou trachéales (fig. 67B).

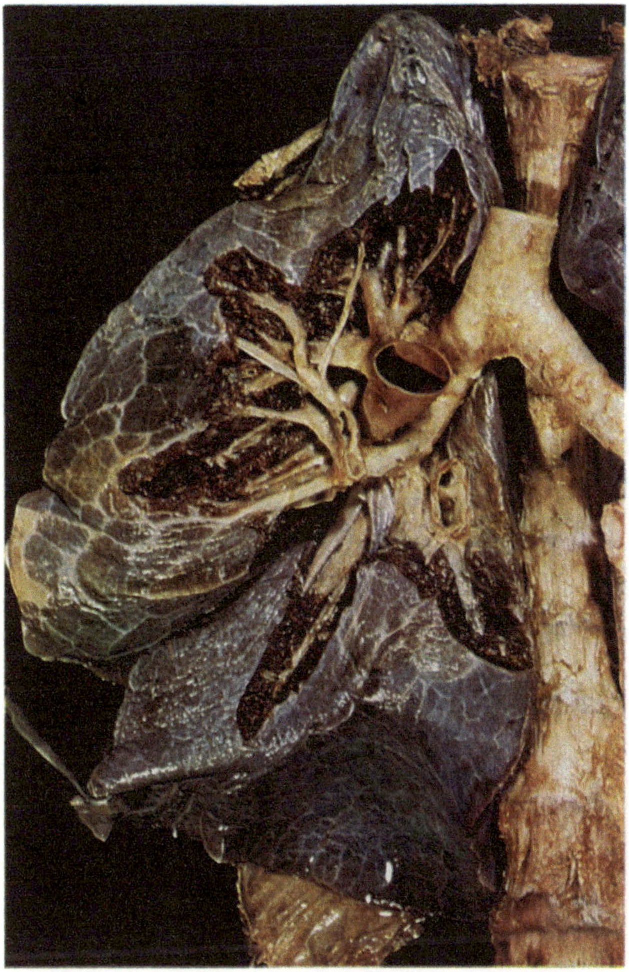

61b

Topographie vasculaire de la face médiastinale du poumon droit

La *veine pulmonaire supérieure droite* (cf. p. 97) qui est antérieure recouvre partiellement le tronc artériel. Elle se continue par la veine apicale. La veine antérieure manque sur la fig. 61, car son affluent intrasegmentaire se jette dans la veine apicale et son affluent infrasegmentaire, dans la veine postérieure. La branche la plus volumineuse de la veine pulmonaire supérieure est la veine postérieure qui disparaît en profondeur sous la bronche segmentaire 3. Tout en bas, la dernière veine, la veine lobaire moyenne, rejoint aussi l'oreillette gauche.

Lobe inférieur. Sa face médiastinale est formée par le segment 7 dont la bronche naît de la face inférieure de la bronche lobaire moyenne et descend entre l'artère segmentaire et la veine pulmonaire inférieure. La limite antérieure de ce segment est marquée par une branche profonde de la veine basale antérieure. La limite postérieure, en revanche, est parcourue par une veine superficielle qui se termine directement dans la veine pulmonaire (fig. 61) ou forme un rameau de la veine basale postérieure. Cette veine superficielle sert de point de repère dans la séparation du segment interne et des segments 8 à 10, dans le dégagement du tronc veineux basal, par conséquent (cf. p. 110). La veine du segment 7 croise en avant la bronche segmentaire postérieure et s'abouche dans la veine pulmonaire inférieure.

62a

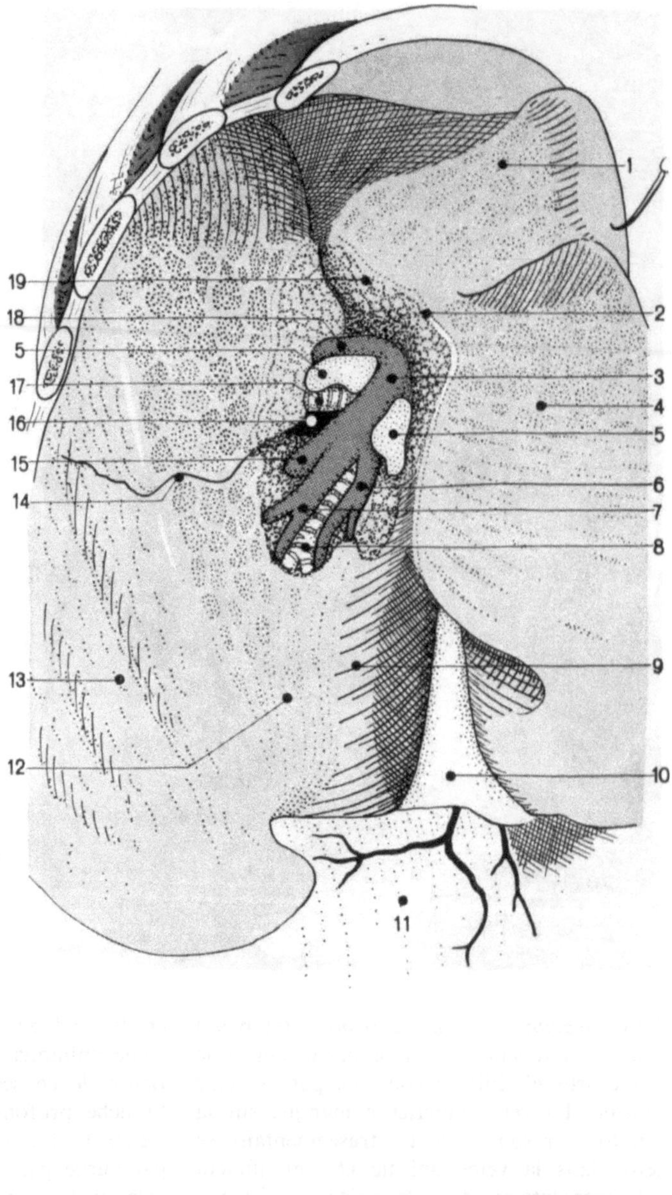

1 Lobe supérieur
2 Ligne de réflexion pleurale
3 Portion interlobaire de l'artère pulmonaire
4 Lobe moyen
5 Ganglions lymphatiques interlobaires
6 Artère segmentaire basale interne (A7)
7 Artère segmentaire basale antérieure (A8)
8 Bronche segmentaire basale antérieure (B8)
9 Face médiastinale du lobe inférieur
10 Ligament pulmonaire
11 Diaphragme
12 Face interlobaire
13 Face costale du lobe inférieur
14 Scissure horizontale accessoire
15 Tronc commun de l'artère segmentaire basale externe et postérieure (A9-10)
16 Veine basale apicale
17 Bronche apicale (B6)
18 Artère apicale (A6)
19 Pont parenchymateux interlobaire

Face interlobaire du lobe inférieur du poumon droit

La fig. 62 montre la scissure oblique droite, les lobes moyen et supérieur étant rabattus en haut. Comme la ligne de réflexion pleurale siège 2-3 cm en dehors du pédicule pulmonaire et qu'ainsi les troncs vasculaires sont cachés par du tissu pulmonaire, cette zone parenchymateuse ovale a été incisée. On aperçoit d'abord la portion basale de l'artère pulmonaire droite. Ce vaisseau fournit l'artère basale interne (A7) et l'artère basale antérieure (A8) et se poursuit par le tronc commun de l'artère basale externe (A9) et de l'artère basale postérieure (A10). A la face interne de l'artère basale antérieure chemine la bronche segmentaire 8 croisée par l'artère

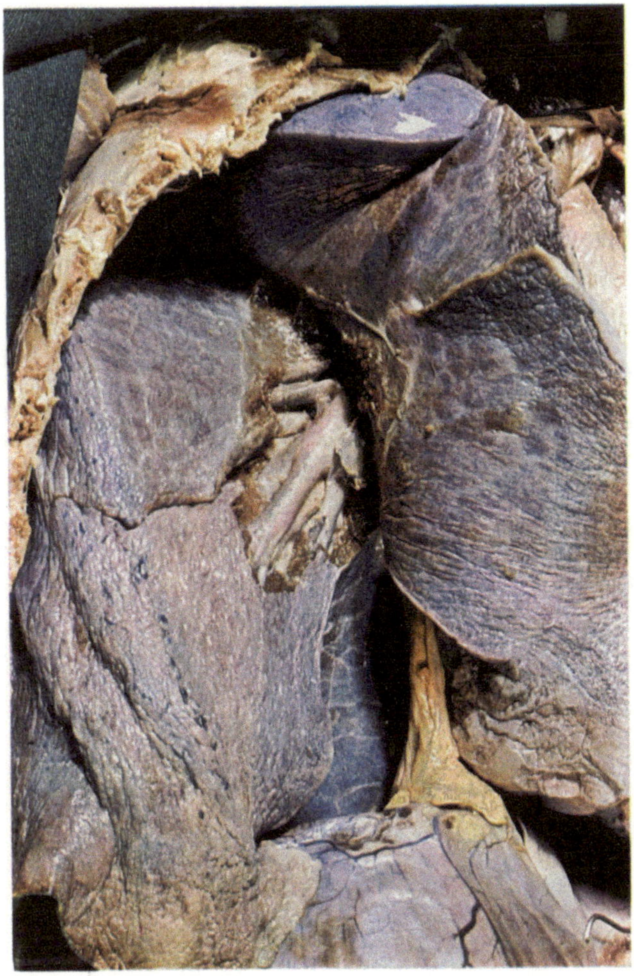

62b

Face interlobaire du lobe inférieur du poumon droit

basale interne. En dehors du tronc pulmonaire apparaissent l'artère et la bronche segmentaire basale apicale sous lesquelles passe la veine basale apicale qui sépare le segment 6 du groupe segmentaire basal. Cette limite est souvent marquée par un sillon (scissure horizontale accessoire) (fig. 62). Comme point de repère pour la dissection de la veine basale apicale, on prend l'angle entre la bronche segmentaire apicale et l'artère pulmonaire. Il n'est pas rare que l'on isole dans la scissure interlobaire 1, 2 ou 3 ganglions lymphatiques (ganglions interlobaires), parfois indissociables des parois des vaisseaux. Un ganglion siège entre l'artère apicale et la bronche segmentaire apicale, un autre entre l'artère lobaire moyenne et l'artère basale interne.

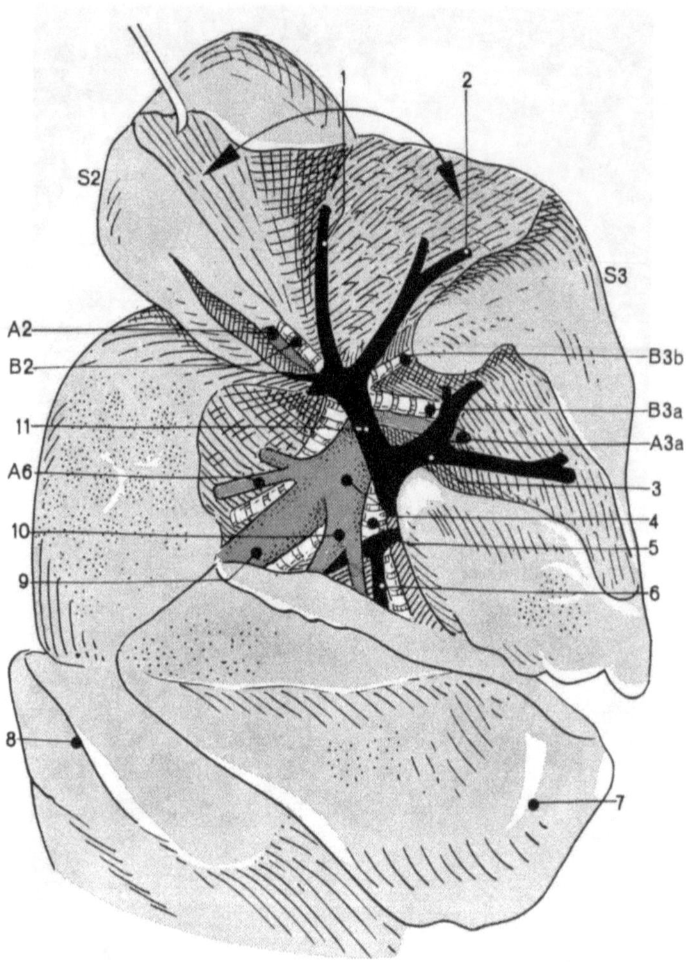

63a

1 Branche profonde intersegmentaire de la veine postérieure, entre les segments 2 et 3 (portion interlobaire de la veine postérieure)
2 Branche superficielle intersegmentaire de la veine postérieure, entre les segments 2 et 3
3 Veine antérieure, rameau intrasegmentaire
4 Portion interlobaire de l'artère pulmonaire
5 Bronche lobaire moyenne
6 Veine lobaire moyenne
7 Lobe moyen
8 Lobe inférieur
9 Portion basale de l'artère pulmonaire
10 Artère lobaire moyenne
11 Veine postérieure (partie infralobaire)

Face interlobaire du lobe supérieur du poumon droit

Après avoir soulevé le lobe supérieur et procédé à l'ablation du parenchyme pulmonaire proche du hile, la veine postérieure et la portion interlobaire de l'artère pulmonaire deviennent apparentes (fig. 63). La *veine postérieure* est l'affluent le plus volumineux de la veine pulmonaire supérieure. En passant au-dessus de l'artère pulmonaire, elle gagne la face inférieure, interlobaire, du segment 3 (partie infralobaire) et chemine en profondeur entre les segments 2 et 3, puis, plus superficiellement, entre les segments 2 et 1, en direction du sommet du poumon (partie intralobaire).

Dans la partie infralobaire, s'unissent une veine du segment 3, une veine du segment 2 et la partie intralobaire de la veine postérieure. A ce carrefour veineux participe quelquefois la veine du segment apical du lobe inférieur qui, dans ce cas, franchit la scissure interlobaire et risque d'être rompue si l'on ne soulève pas avec prudence le lobe supérieur. Il arrive aussi que la veine postérieure ou un de ses affluents se jette dans la veine pulmonaire inférieure.

De la *portion interlobaire de l'artère pulmonaire* naissent deux branches constantes, l'artère lobaire moyenne et l'artère apicale du lobe inférieur. Il peut manquer une artère lobaire supérieure ascendante.

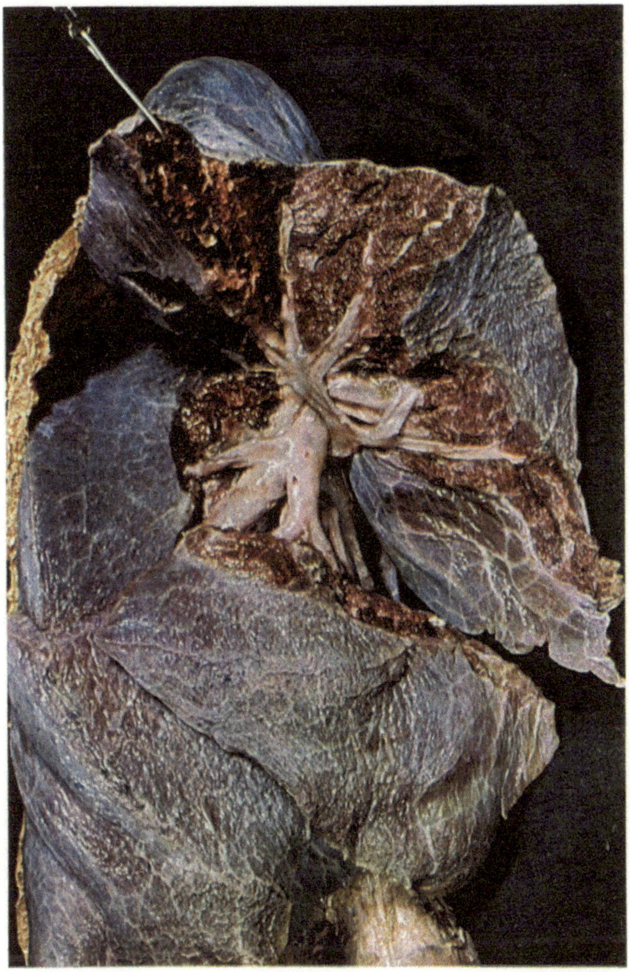

63b

Face interlobaire du lobe supérieur. Topographie vasculaire interlobaire (après séparation des segments 2 et 3 du lobe supérieur)

Artère ascendante du lobe supérieur. Comme indiqué précédemment, p. 95, à propos du mode de division des artères pulmonaires, on distingue dans la vascularisation du poumon et, par conséquent, dans celle du lobe supérieur droit, deux types entre lesquels existent toutes les formes de transition. Dans le type lobaire (type dendritique long) (20 %), les artères segmentaires procèdent toutes d'un tronc commun qui provient de la partie médiastinale de l'artère pulmonaire; il n'y a donc pas de branches ascendantes complémentaires de la portion interlobaire (fig. 63).

Le type segmentaire (dendritique court) (80 %) se caractérise par l'absence de tronc lobaire commun et la présence d'une branche ascendante de la portion interlobaire de l'artère pulmonaire, branche ascendante destinée au lobe supérieur. Il s'agit alors le plus souvent de l'artère postérieure (A2), plus rarement de l'artère antérieure (A3) ou d'une ou deux branches sous-segmentaires qui naissent à proximité immédiate de A6 ou avec celle-ci, de la face postérieure du tronc pulmonaire (fig. 57b).

L'*artère lobaire moyenne* se détache de la face antérieure du tronc pulmonaire et se scinde en deux branches segmentaires. Ces branches peuvent aussi naître séparément. L'*artère apicale* (A6) provient de la face postérieure de l'artère pulmonaire, vis-à-vis de l'artère lobaire moyenne.

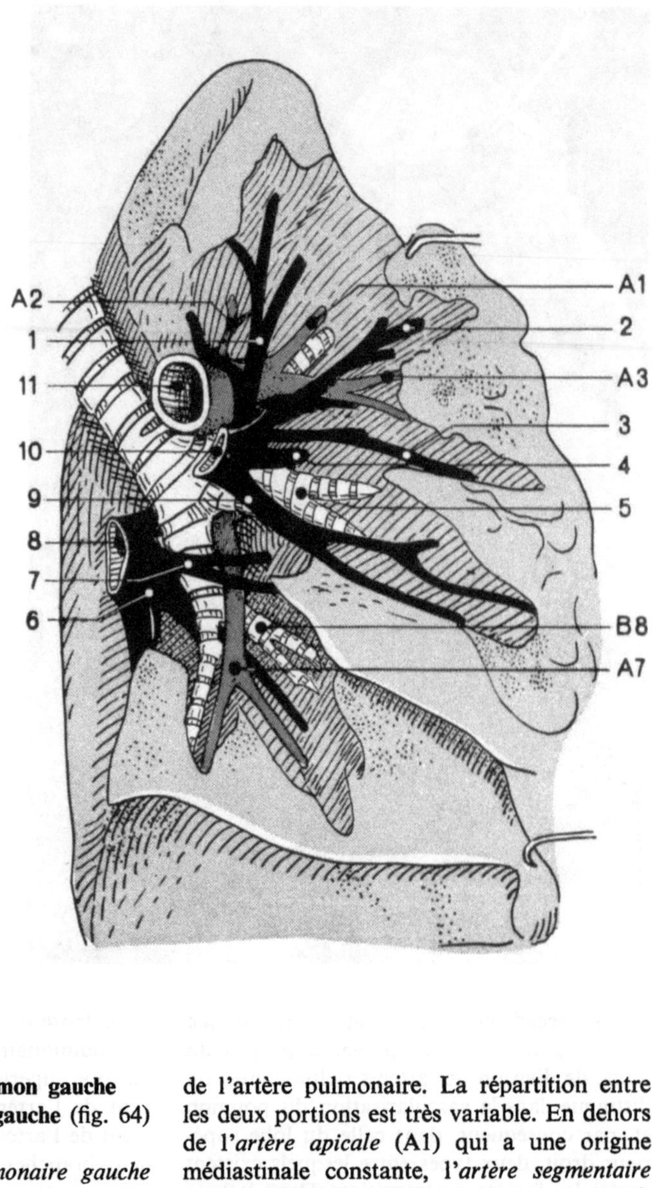

64a

1 Veine apicale (rameau intrasegmentaire)
2 Veine antérieure (rameau intersegmentaire)
3 Veine antérieure (rameau infrasegmentaire)
4 Veine postérieure
5 Bronche de la lingula
6 Veine basale commune
7 Veine inférieure de la lingula
8 Veine pulmonaire inférieure gauche
9 Veine supérieure de la lingula
10 Veine pulmonaire supérieure gauche
11 Artère pulmonaire gauche

Topographie vasculaire du poumon gauche
Face médiastinale du poumon gauche (fig. 64)

Lobe supérieur. L'*artère pulmonaire gauche* passe d'abord au-dessus de la bronche souche puis, dans sa portion hilaire, en longe la face postéro-externe. Contrairement à ce que l'on observe à droite, elle ne donne jamais d'artère lobaire supérieure car elle présente toujours un mode de division segmentaire:
Les artères segmentaires destinées au lobe supérieur naissent séparément ou par des troncs communs, non seulement de la portion hilaire mais aussi de la portion interlobaire de l'artère pulmonaire. La répartition entre les deux portions est très variable. En dehors de l'*artère apicale* (A1) qui a une origine médiastinale constante, l'*artère segmentaire postérieure* (A2) et l'*artère segmentaire antérieure* (A3) sont les branches médiastinales les plus fréquentes. Elles peuvent se détacher séparément ou former un tronc commun avec l'artère apicale *(tronc apicopostérieur* ou *tronc apico-antérieur)*. Dans les rares cas où l'artère de la lingula ou une de ses branches provient de la portion hilaire de l'artère pulmonaire, elle forme avec A3 la première branche de cette portion.

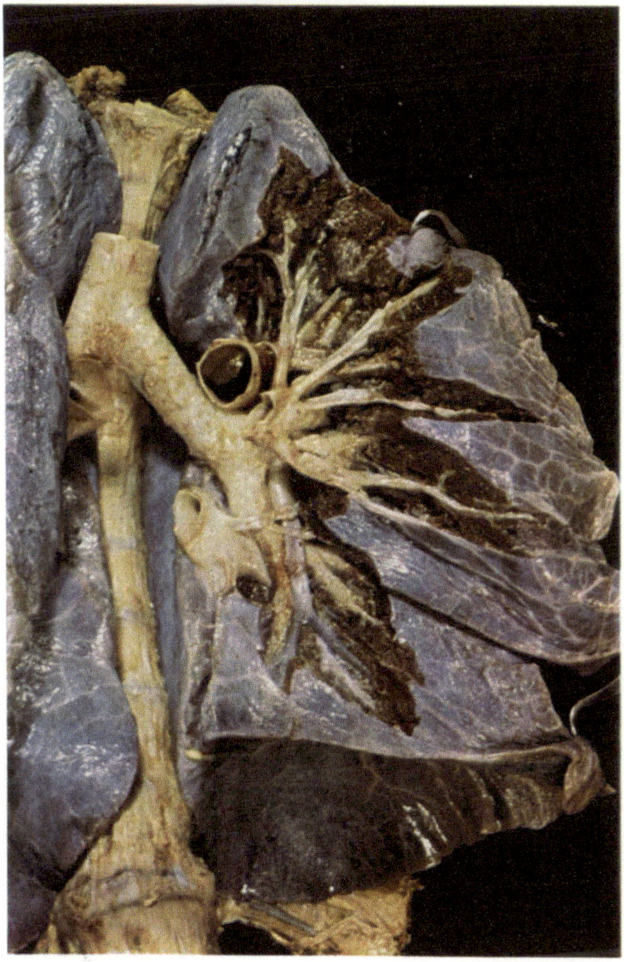

64b

Topographie vasculaire de la face médiastinale du poumon gauche

Les *veines segmentaires* du lobe supérieur, superficielles à l'exception de la veine postérieure, n'atteignent la face médiastinale qu'à la fin de leur trajet. Leurs branches gagnent la profondeur, c'est pourquoi les segments du lobe supérieur seront isolés de préférence en suivant ces courts affluents. Les veines, situées sous les artères, convergent sur la *veine pulmonaire supérieure* dans laquelle s'ouvrent, souvent séparément l'une de l'autre, les deux branches du segment antérieur.
La fig. 64 présente deux variations: 1) La veine postérieure ne siège pas en profondeur comme d'habitude entre la bronche segmentaire 1-2 et la bronche segmentaire 3 (cf. p. 99) mais entre la bronche segmentaire 3 et la bronche de la lingula. 2) Un affluent de la veine de la lingula, qui s'ouvre normalement dans la veine pulmonaire supérieure, se termine ici dans la veine pulmonaire inférieure.

Lobe inférieur. Comme à droite, sa face médiastinale est formée par le segment 7 dont la bronche, au même endroit que la bronche segmentaire 8, se détache de la face antérieure du tronc bronchique et descend entre l'artère segmentaire et la veine pulmonaire inférieure.

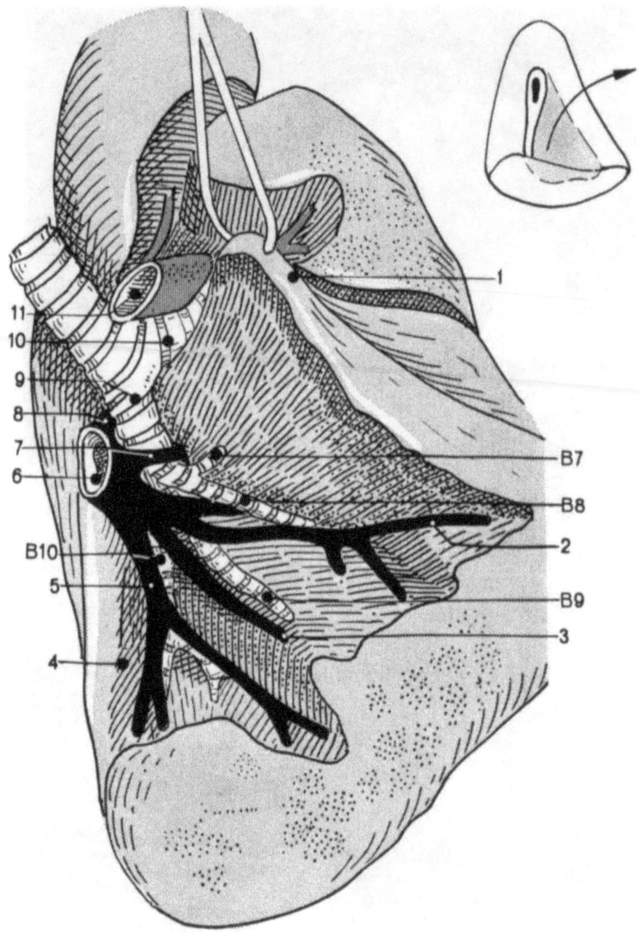

65a

1 Segment 7 rabattu
2 Veine basale antérieure
3 Veine basale externe
4 Zone d'insertion du ligament pulmonaire
5 Veine basale postérieure
6 Veine pulmonaire inférieure gauche
7 Veine inférieure de la lingula (cf. fig. 64)
8 Veine basale apicale
9 Bronche lobaire inférieure
10 Bronche lobaire supérieure
11 Artère pulmonaire gauche

Tronc veineux basal (fig. 65)

La veine pulmonaire inférieure est située au-dessous de la bronche lobaire inférieure. Elle résulte de l'union de la *veine apicale,* qui émerge de la profondeur en direction de la face médiastinale, à la face postérieure de la bronche lobaire inférieure, et de la *veine basale commune,* auxquelles s'ajoutent parfois la veine postérieure (4 %) et la veine de la lingula (12 %).

La veine basale commune est le tronc de la veine basale inférieure et de la veine basale supérieure (cf. p. 99). Dans la dissection qu'illustre la fig. 65, la veine basale supérieure est formée par la jonction de la veine basale antérieure et de la veine basale externe. La veine basale inférieure représente la ter-

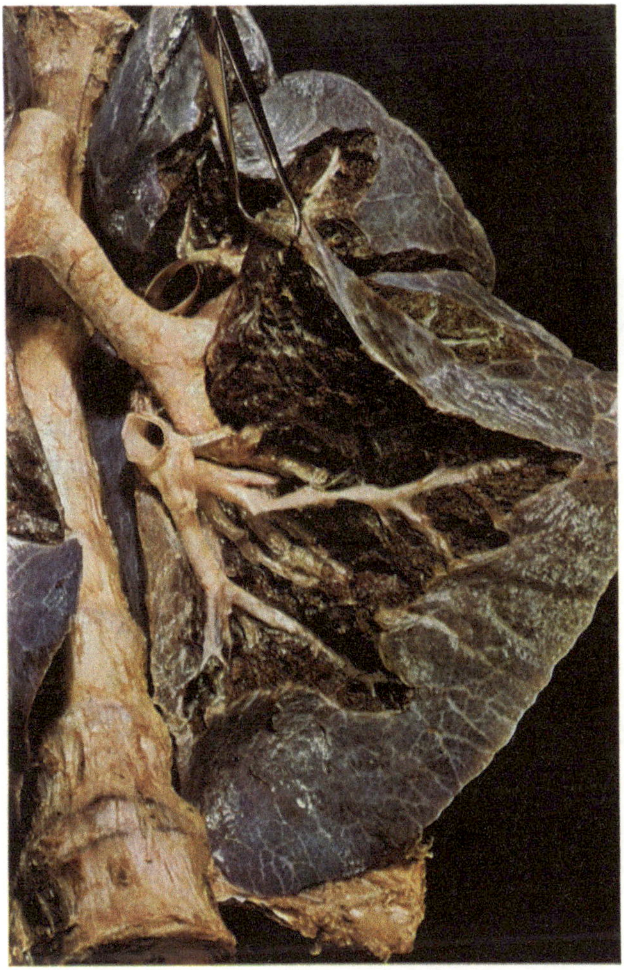

65b

Tronc veineux basal

minaison de la veine basale postérieure. Les deux veines collectrices basales forment avec leurs affluents (veines basales antérieure, externe et postérieure) le *tronc veineux basal* entre le segment 7 et les trois segments enveloppants (8, 9 et 10). La limite intersegmentaire postérieure (segment 7/segment 10) est marquée par une veine superficielle qui, à gauche, suit le ligament pulmonaire, et, à droite, se trouve en arrière de ce ligament, puis, plus en profondeur, suit la veine basale inférieure. Si l'on sépare à ce niveau le segment 7, en suivant les veines basales inférieure et supérieure à la périphérie, le tronc veineux basal devient accessible (fig. 65). La veine basale antérieure marque la limite entre les segments 7 et 8, la veine basale externe, celle entre les segments 7, 9 et 10, la veine postérieure enfin celle des segments 7 et 10.

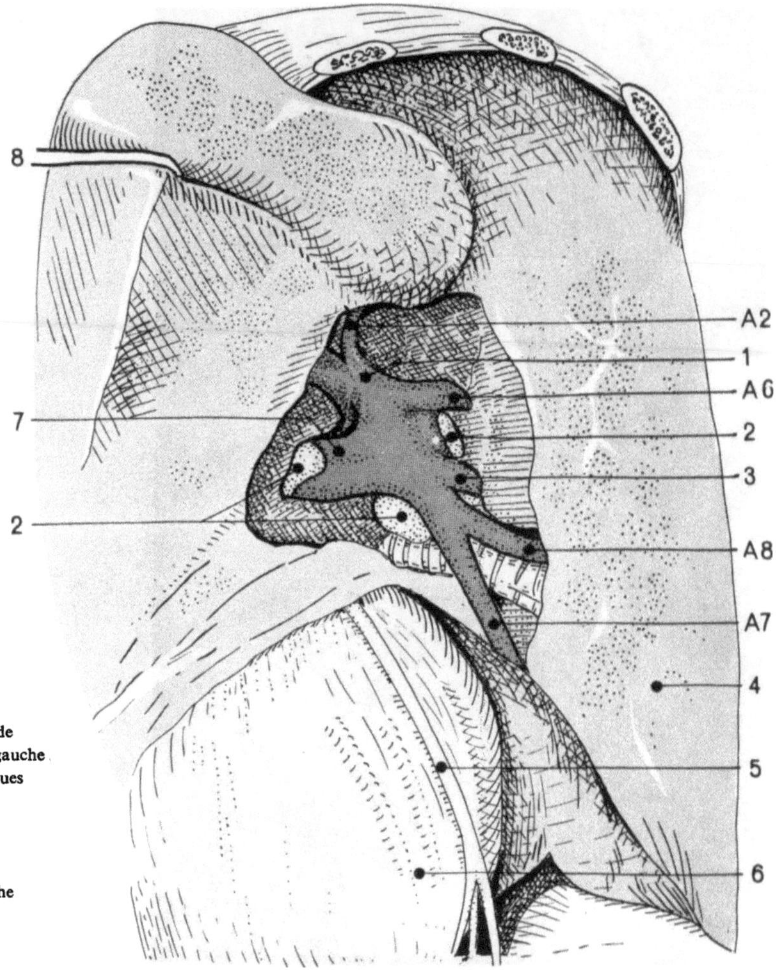

66a

1 Portion interlobaire de l'artère pulmonaire gauche
2 Ganglions lymphatiques interlobaires
3 Tronc commun des artères 9 et 10
4 Lobe inférieur
5 Nerf phrénique gauche
6 Péricarde
7 Artère de la lingula
8 Lobe supérieur

Face interlobaire des lobes supérieur et inférieur du poumon gauche

L'incision dans la profondeur de la scissure oblique du pont parenchymateux entre les lobes supérieur et inférieur permet d'apercevoir l'artère pulmonaire et ses branches interlobaires, les bronches et quelques ganglions lymphatiques. Contrairement à ce que l'on observe à droite, il n'y a pas de veines superficielles dans la scissure interlobaire gauche (cf. p. 98).

De la *portion interlobaire de l'artère pulmonaire* se détachent des branches pour les segments supérieurs du lobe supérieur, pour la lingula et pour le segment apical du lobe inférieur.

Parmi les artères destinées aux segments supérieurs du lobe supérieur, l'artère apicale (A1) naît toujours de la portion hilaire de l'artère pulmonaire. La portion interlobaire de cette artère donne l'artère postérieure A2 (46 %), l'artère antérieure A3 (2 %), une branche sous-segmentaire de A2 (14 %), de A3 (78 %). Dans les autres cas, ces artères ont une origine médiastinale.

Les artères segmentaires de la lingula *(artère supérieure de la lingula* [A4]; *artère inférieure de la lingula* [A5]*)* naissent séparément dans

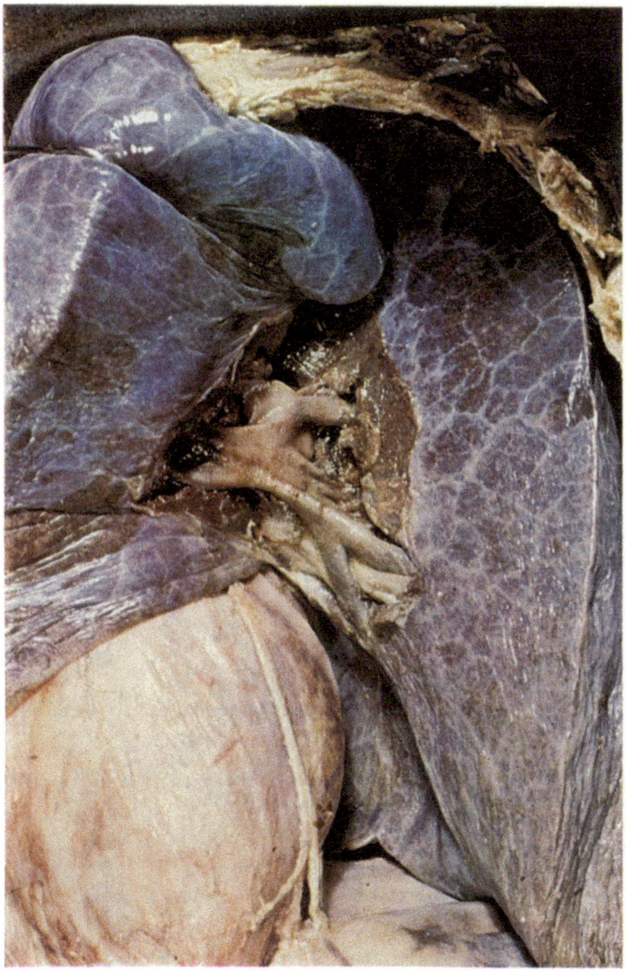

66b

Face interlobaire des lobes supérieur et inférieur du poumon gauche

30 % des cas et forment un tronc commun *(artère de la lingula)* dans les autres cas. Ce tronc ou les deux artères segmentaires distinctes sont plus fréquemment des branches de la portion interlobaire (72 %) que de la portion hilaire de l'artère pulmonaire (20 %). Dans 8 % des cas, l'irrigation de la lingula est double, en ce sens que, des artères segmentaires, l'une se détache de la portion hilaire, l'autre, de la portion interlobaire. A l'exception de A1, la répartition des artères segmentaires du lobe supérieur est très variable entre les deux portions de l'artère pulmonaire.

L'*artère apicale* (A6) naît au même niveau que l'artère de la lingula. Il est très rare qu'elle se détache de la portion basale. Autrement dit, on n'observe presque jamais d'artère lobaire inférieure proprement dite. Comme la bronche lobaire inférieure, la *portion basale de l'artère pulmonaire* se termine par deux branches dont l'antérieure fournit l'artère basale interne (A7) et l'artère basale antérieure (A8), la postérieure, l'artère basale externe (A9) et l'artère basale postérieure (A10).

Comme à droite, la scissure interlobaire gauche abrite 1, 2 ou 3 ganglions lymphatiques interlobaires.

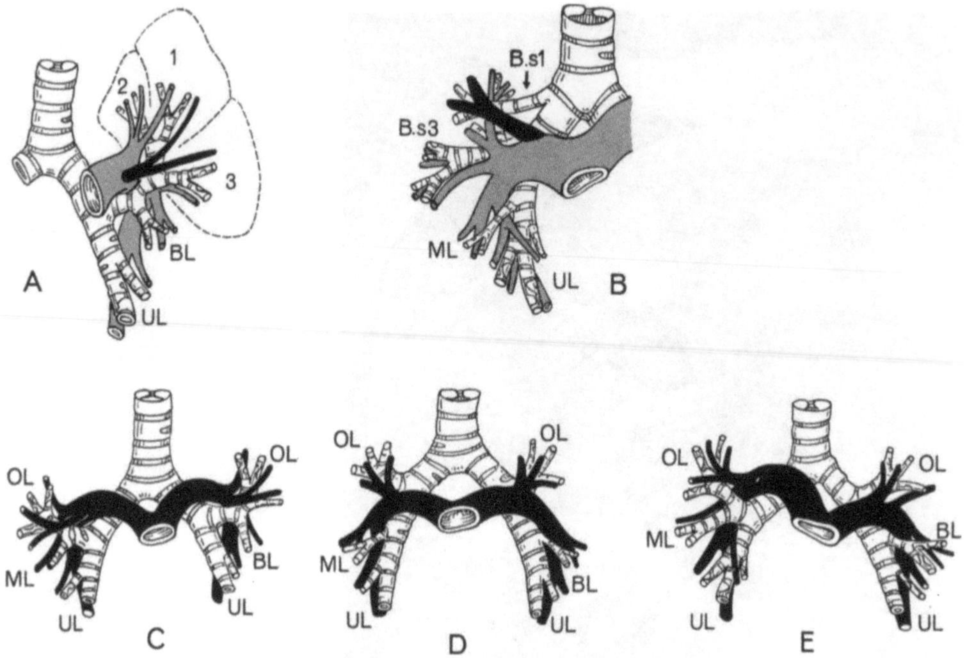

67 Variations des artères pulmonaires

A Artère segmentaire bisegmentaire destinée aux segments 1 et 2. Artère pseudo-segmentaire (artère segmentaire vestigiale, en noir) entre les segments 1 et 3
B Bronche segmentaire trachéale (Br.s. 1) et son artère (en noir) provenant de la partie médiastinale de l'artère pulmonaire

C-D Rapports broncho-artériels symétriques
E Situs inversus du poumon
OL Lobe supérieur
ML Lobe moyen
I Lobe inférieur
BL Bronche de la lingula

Principes des variations des artères pulmonaires

Assez confuse de prime abord, la variabilité des vaisseaux pulmonaires se ramène à quelques principes faciles à saisir et applicables à divers niveaux, d'où de multiples possibilités.

Les *artères segmentaires* présentent 2 types de variations:

Les *artères bi- ou plurisegmentaires* possèdent un territoire de distribution différent de la bronche homologue. En effet, elles donnent naissance à une, deux ou plusieurs artères sous-segmentaires destinées à un, deux ou plusieurs segments voisins (fig. 67A). Les artères *pseudo*-segmentaires forment le tronc de deux artères n'irriguant pas le même segment (fig. 67A). Les artères bisegmentaires sont la variante observée le plus souvent.

Les anomalies vasculaires se rencontrent au niveau des divers segments avec la fréquence suivante:
Poumon droit. Segment 1: 92 %; segment 2: 72 %; segments 3, 4, 5, 7 et 9: 50 %; segments 6 et 8: 40 %; segment 10: 86 %.
Poumon gauche. Segment 1: 56 %; segment 2: 22 %; segments 4 et 5: 24 %; segment 3: 82 %; segments 7, 8 et 9: 50 %; segment 10: 34 %.

Les variantes des *artères pulmonaires* s'accompagnent d'ordinaire de variations du système bronchique (fig. 67 B-E). Une bronche trachéale ou pré-épartérielle à droite va généralement de pair avec une branche distincte de la partie médiastinale de l'artère pulmonaire. A gauche, l'existence d'une bronche de ce genre n'a pas de répercussion sur la division de l'artère pulmonaire. Si les bronches lobaires supérieure et moyenne possèdent à droite un tronc commun, le trajet et la ramification de l'artère pulmonaire droite sont analogues au côté gauche (C). Si la bronche de la lingula procède directement du tronc bronchique, le trajet et la division de l'artère pulmonaire gauche sont analogues au côté droit (D). L'association de ces deux variantes aboutit au situs inversus du poumon (E). Les exemples mentionnés indiquent bien que le type de ramification des vaisseaux dépend largement de la division des bronches.

Veines segmentaires et variations bronchiques

La topographie des veines périphériques, intra- ou intersegmentaires, est constante, seuls varient le trajet et l'abouchement de leurs troncs collecteurs. Aussi la plupart des variantes veineuses sont-elles sans importance. Les variations de l'arbre bronchique et la modification des limites segmentaires qu'elles entraînent peuvent, il est vrai, faire d'une

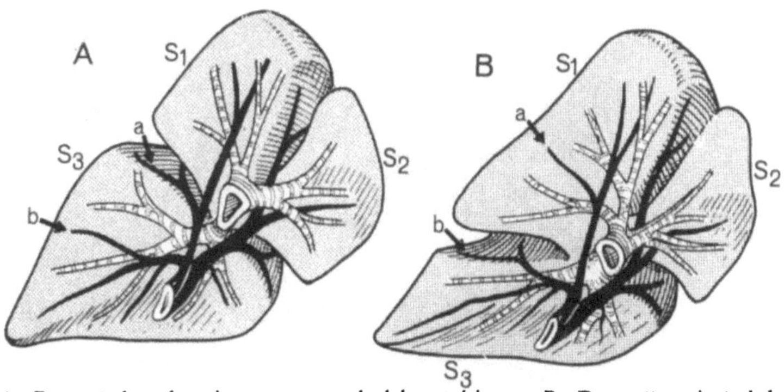

68

Veines segmentaires et variations bronchiques

A Rapports broncho-veineux normaux du lobe supérieur droit. La limite segmentaire entre les segments 1 et 3 forme la branche sous-segmentaire (a) de la veine apicale

B Dans cette variante de la bronche 1, la limite segmentaire se déplace, la branche intrasegmentaire (b) de la veine antérieure devient la veine intersegmentaire

veine normalement intrasegmentaire une veine intersegmentaire et vice versa (fig. 68). Pour les anomalies du trajet des veines lobaire supérieure et de la lingula, cf. p. 106 et 109.

CIRCULATION LYMPHATIQUE DU POUMON

Ganglions lymphatiques régionaux du poumon

Les ganglions lymphatiques régionaux du poumon se répartissent en deux groupes, l'un intrapulmonaire, l'autre extrapulmonaire (péritrachéobronchique). Le *groupe ganglionnaire intrapulmonaire (ganglions lymphatiques pulmonaires)* comprend les ganglions lymphatiques sous-pleuraux, lobaires, interlobaires et pédiculaires. Les *ganglions sous-pleuraux* sont par définition des follicules lymphatiques disséminés sur toute la surface du poumon, groupés surtout dans les zones de contiguïté de plusieurs lobules (fig. 41). Les *follicules lobaires* (dépourvus, eux aussi, de capsule conjonctive) siègent aux angles de division des bronches et des artères segmentaires. Les *ganglions interlobaires* sont satellites de l'artère pulmonaire au niveau des scissures interlobaires (cf. p. 105 et 113). Les *ganglions pédiculaires* sont disséminés entre les formations hilaires, les uns en avant des veines pulmonaires (fig. 82) ou dans leur bifurcation (fig. 69), les autres entre les gros vaisseaux

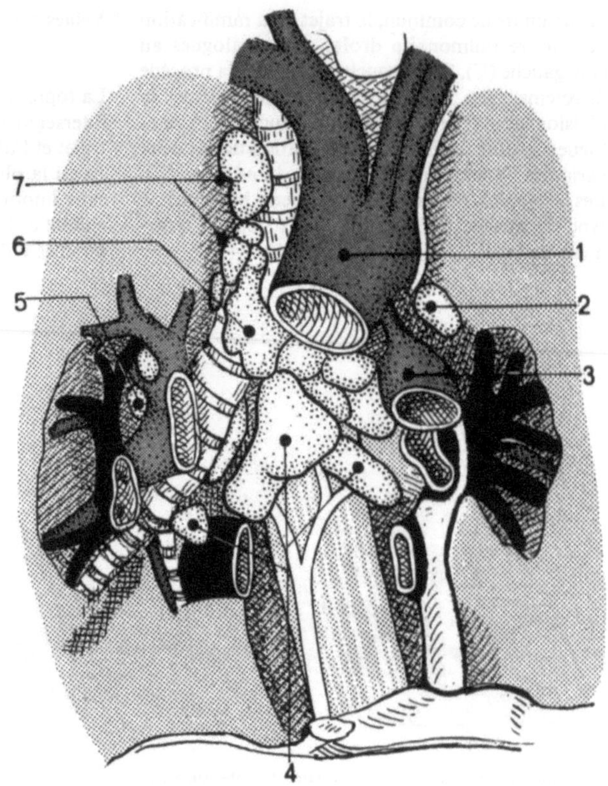

69a

1 Crosse de l'aorte
2 Ganglion lymphatique du ligament artériel
3 Artère pulmonaire gauche
4 Ganglions trachéobronchiques inférieurs (de la bifurcation)
5 Ganglions pédiculaires
6 Ganglions trachéobronchiques supérieurs droits
7 Ganglions paratrachéaux droits

et la bronche souche. A la face inférieure de la veine pulmonaire inférieure existent 1-2 ganglions logés dans le ligament pulmonaire *(ganglions du ligament pulmonaire)* (fig. 71). Les ganglions intrapulmonaires sont le premier relais lymphatique du poumon. Leurs vaisseaux efférents gagnent les ganglions extrapulmonaires. Mais la lymphe des ganglions du ligament pulmonaire peut se déverser directement dans le canal thoracique (fig. 72).
Les *ganglions extrapulmonaires* ou *péritrachéobronchiques* se subdivisent en plusieurs groupes: ganglions trachéobronchiques inférieurs ou de la bifurcation, ganglions trachéobronchiques supérieurs, ganglions paratrachéaux.

Les *ganglions trachéobronchiques supérieurs* et les *ganglions paratrachéaux* ne sont pas individualisés. Ils forment ensemble, des deux côtés de la trachée, une *chaîne ganglionnaire lymphatique paratrachéale* qui s'étend de l'angle trachéobronchique à la veine sousclavière.

La dissection (fig. 69 et 71) et la lymphographie (fig. 70) mettent en évidence la *chaîne paratrachéale droite*. Elle siège en avant du bord droit de la trachée, derrière la veine cave supérieure et le tronc veineux brachiocéphalique. Son côté gauche est en rapport avec la crosse de l'aorte et le tronc brachiocéphalique

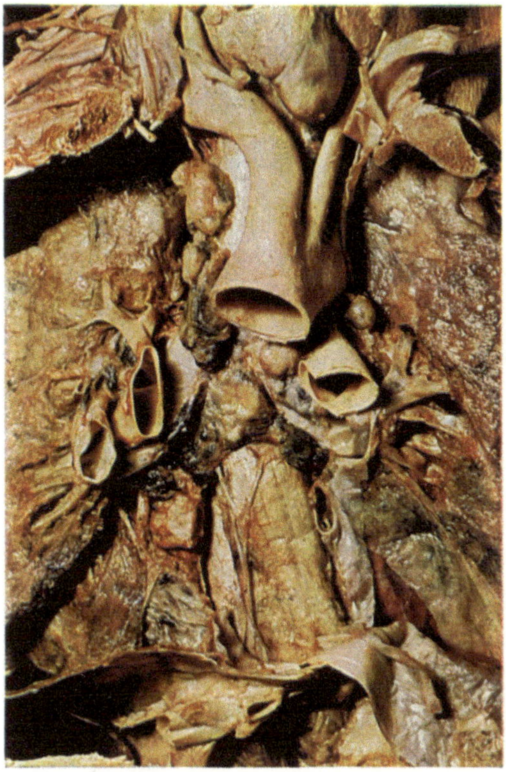

69b

Ganglions lymphatiques péritrachéobronchiques

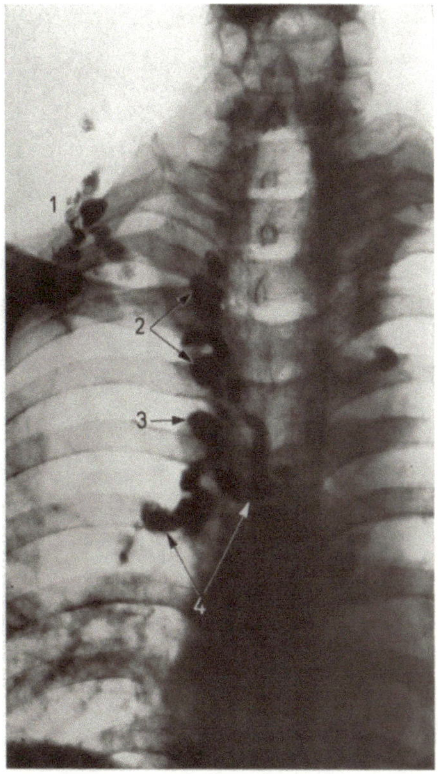

70

Opacification du groupe ganglionnaire lymphatique péritrachéobronchique

(Cliché: Dr W. Wirth, Clinique de Radiologie de l'Université de Zurich)

1 Ganglions sus-claviculaires
2 Chaîne ganglionnaire paratrachéale droite
3 Ganglions trachéobronchiques supérieurs droits
4 Ganglions de la bifurcation

artériel. Sa limite supérieure est indiquée par le passage de l'artère sous-clavière, sa limite inférieure, par la crosse de l'azygos. Elle est plongée dans l'atmosphère adipeuse médiastinale et recouverte par la plèvre pariétale. Au nombre de 3 à 12, ses ganglions sont plus ou moins volumineux, plus ou moins envahis de tissu adipeux. Les deux plus gros ganglions se situent aux extrémités de la chaîne, l'un sous l'artère sous-clavière, l'autre sur la convexité de la crosse de l'azygos (ganglion lymphatique de la crosse de l'azygos [Rouvière]). La chaîne paratrachéale droite forme le second relais lymphatique du poumon droit. Elle draine la lymphe des ganglions de la bifurcation, de la trachée et du thymus. Ses vaisseaux efférents s'assemblent en un *tronc bronchomédiastinal droit* qui s'ouvre dans l'angle veineux droit. On peut observer plusieurs variations. Ainsi ce tronc peut-il aboutir à la veine jugulaire ou à la veine sous-clavière droite, au tronc lymphatique droit ou au

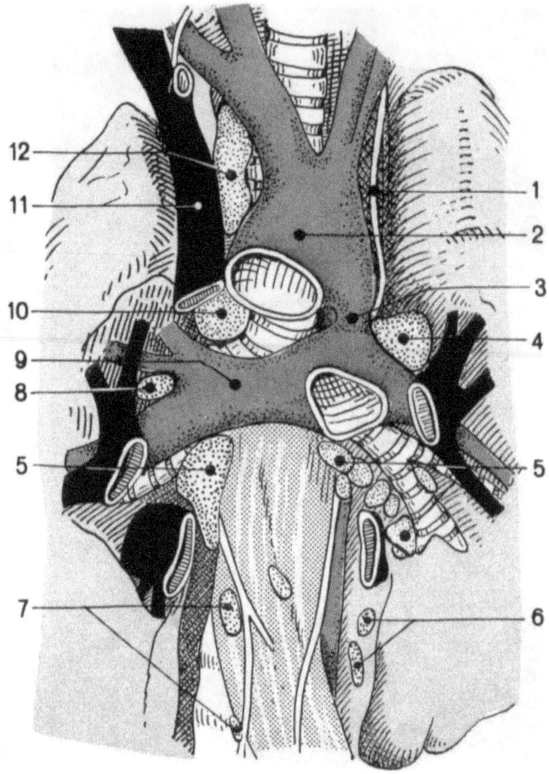

71a

1 Nerf pneumogastrique gauche
2 Crosse de l'aorte
3 Ligament artériel (Botal)
4 Ganglions trachéobronchiques supérieurs gauches
5 Ganglions trachéobronchiques inférieurs (de la bifurcation)
6 Ganglions du ligament pulmonaire
7 Ganglions médiastinaux postérieurs
8 Ganglions pédiculaires
9 Artère pulmonaire droite
10 Ganglions trachéobronchiques supérieurs droits
11 Veine cave supérieure
12 Ganglions paratrachéaux droits

ganglion inférieur du groupe lymphatique cervical profond.

Recouverte par la plèvre médiastine, la *chaîne paratrachéale gauche* (fig. 71) est disposée le long du bord gauche de la trachée, derrière la crosse de l'aorte, la carotide primitive gauche et l'artère sous-clavière gauche. Entre elle et ces vaisseaux passe le nerf récurrent. Cette chaîne ne compte en général que 4 ou 5 petits ganglions qui représentent le deuxième relais des territoires pulmonaires supérieur et moyen gauches et collectent de plus la lymphe de l'œsophage et de la trachée. Ses vaisseaux efférents forment le tronc bronchomédiastinal gauche qui s'ouvre dans le canal thoracique. Entre les deux chaînes trachéobronchiques existe une anastomose constante au-dessous du tronc veineux brachiocéphalique gauche. L'anastomose qui siège au niveau de la bifurcation de la trachée est inconstante.

Les *ganglions trachéobronchiques inférieurs* ou *ganglions de la bifurcation* sont disposés à la face inférieure des bronches souches, de la bifurcation trachéale aux veines pulmonaires

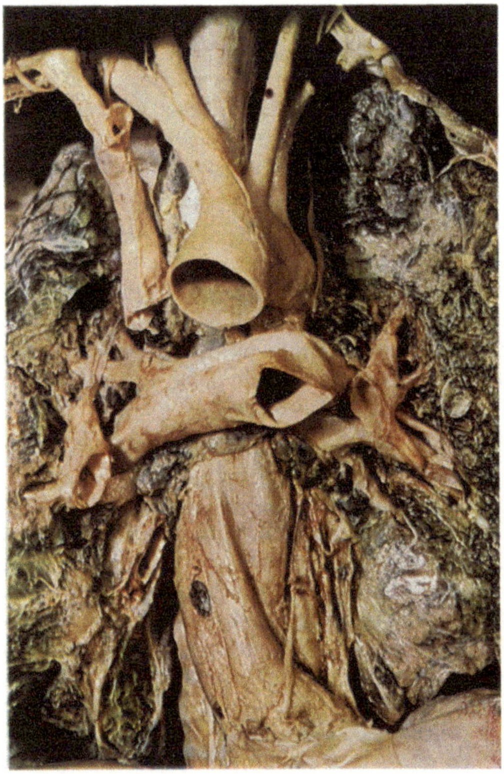

71b

Ganglions lymphatiques péritrachéobronchiques et médiastinaux postérieurs

inférieures. Des ganglions isolés se trouvent souvent à la face antérieure de la trachée et du tronc bronchique, constituant des ganglions intercalaires, tributaires de la chaîne trachéobronchique. Les ganglions de la bifurcation, recouverts en avant par le péricarde et l'artère pulmonaire, répondent en arrière à l'œsophage et aux nerfs pneumogastriques (fig. 69). Ils collectent la lymphe des réseaux intrapulmonaires, du diaphragme, du péricarde, du cœur et de l'œsophage et la dirigent sur les ganglions trachéobronchiques et paratrachéaux droits. Ils s'anastomosent rarement avec la chaîne trachéobronchique gauche.

Les ganglions lymphatiques extrapulmonaires se poursuivent dans leur zone inférieure par les *ganglions médiastinaux postérieurs* (fig. 70), groupés autour de la portion thoracique inférieure de l'œsophage, qui drainent la lymphe de l'œsophage, du diaphragme, de la plèvre diaphragmatique et des lobes pulmonaires inférieurs. Leurs vaisseaux efférents aboutissent au canal thoracique.

Réseau lymphatique du poumon

Dans les poumons, on distingue un réseau lymphatique superficiel et un réseau lymphatique profond. Le *réseau superficiel* siège sous la plèvre et dans les scissures interlobaires, drainant la lymphe des lobules pulmonaires superficiels.

Par fixation de pigment anthracosique, certains secteurs de ce système se dessinent à la surface du poumon, lui conférant un aspect marbré (fig. 82). La lymphe des lobules profonds circule dans le *réseau profond,* satellite des artères, des veines et des bronches. Les deux réseaux s'anastomosent dans la région hilaire par un lacis interlobulaire à larges mailles.

Territoires pulmonaires et voies d'écoulement lymphatique

Les poumons possèdent trois territoires lymphatiques (supérieur, moyen, inférieur) dont les voies efférentes présentent des différences caractéristiques. Territoires, voies d'écoulement et ganglions lymphatiques régionaux sont illustrés par la fig. 72.

Poumon droit. Le *territoire supérieur* du poumon droit s'étend à la zone antérieure et interne du lobe supérieur. Il est drainé par la chaîne ganglionnaire paratrachéale droite, par le ganglion de la crosse de l'azygos, surtout. Le *territoire moyen* comprend la région postérieure et externe du lobe supérieur, tout le lobe moyen et la portion apicale du lobe inférieur. Ses vaisseaux efférents gagnent les ganglions paratrachéaux et ceux de la bifurcation. Le *territoire inférieur* est formé par la partie basale du lobe inférieur, dont la lymphe rejoint les ganglions de la bifurcation.

Poumon gauche. Le *territoire supérieur* du poumon gauche est constitué par le sommet du lobe supérieur. Ses vaisseaux efférents conduisent à la chaîne ganglionnaire paratrachéale, à la chaîne ganglionnaire médiastinale antérieure et au ganglion du ligament artériel (cf. p. 138).

Le *territoire moyen* englobe la portion basale du lobe supérieur et la portion supérieure du lobe inférieur. La lymphe qu'il collecte s'écoule vers les relais du territoire supérieur et vers les ganglions de la bifurcation qui drainent aussi la lymphe du *territoire inférieur,* formé de la portion basale du lobe inférieur.

Des deux lobes inférieurs, naissent des vaisseaux lymphatiques qui, par les ganglions du ligament pulmonaire, se jettent dans les ganglions de la bifurcation ou directement dans le canal thoracique. Ces vaisseaux peuvent aussi se rendre aux ganglions aortiques abdominaux en passant par les ganglions rétro-œsophagiens. Lors de tumeur siégeant dans un lobe inférieur, la lymphographie lombaire s'impose pour pouvoir exclure l'existence de métastases au niveau de ce groupe ganglionnaire. Grosso modo, on peut dire que la lymphe du territoire supérieur et d'une partie du territoire moyen du poumon gauche gagne la portion cervicale du canal thoracique par la chaîne ganglionnaire paratrachéale gauche et les ganglions médiastinaux antérieurs. La lymphe de la portion inférieure du poumon gauche, en revanche, passe à droite par les ganglions de la bifurcation et se déverse avec la lymphe de l'ensemble du poumon droit dans l'angle veineux droit. Tous les groupes ganglionnaires décrits ci-dessus s'anastomosent entre eux. Aussi les processus pathologiques affectant une partie d'un poumon ne restent-ils pas localisés aux ganglions lymphatiques régionaux.

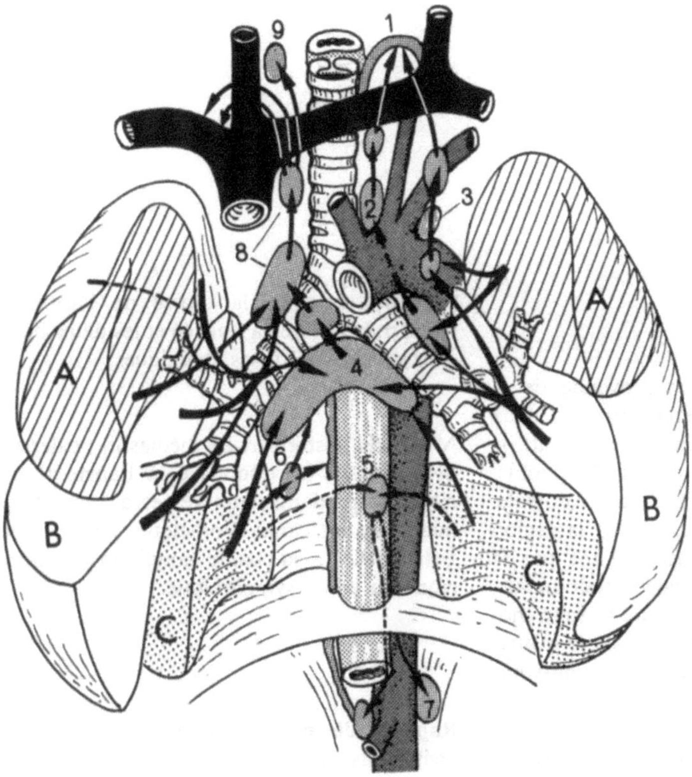

72

Territoires pulmonaires et leurs voies lymphatiques efférentes

(d'après Rouvière)

1 Canal thoracique
2 Chaîne ganglionnaire paratrachéale gauche
3 Ganglions médiastinaux antérieurs
4 Ganglions trachéobronchiques inférieurs (de la bifurcation)
5 Ganglion rétro-œsophagien
6 Ganglion du ligament pulmonaire
7 Ganglions aortiques abdominaux
8 Chaîne ganglionnaire paratrachéale droite
9 Ganglion jugulaire

A Territoire lymphatique supérieur du poumon
B Territoire lymphatique moyen du poumon
C Territoire lymphatique inférieur du poumon

MÉDIASTIN

Limites, division, contenu

Le médiastin est la région moyenne de la cavité thoracique. Il s'étend entre les deux feuillets pleuraux médiastinaux, en avant, de la fourchette sternale à l'appendice xiphoïde, en arrière, de la 1ère à la 11e vertèbre dorsale. Il se poursuit sans transition avec la région du cou, tandis que sa base, limitée par le diaphragme, le sépare de la cavité abdominale. Étant donné la configuration de la cage thoracique, son diamètre antéro-postérieur augmente de haut en bas. Son diamètre transverse suit l'axe oblique du cœur.

Pour procéder à la description morphologique des organes du médiastin, on distingue un médiastin antérieur et un médiastin postérieur, en faisant passer un plan frontal qui va de la face postérieure de la trachée et des bronches souches au feuillet postérieur du péricarde.

Les NAP retiennent la notion de médiastin supérieur et de médiastin inférieur que sépare l'un de l'autre un plan joignant l'insertion sternale de la 2e côte à la 4e vertèbre dorsale. Le médiastin inférieur peut encore se diviser en un médiastin antérieur (entre le sternum et le péricarde), un médiastin moyen (comprenant le cœur et le péricarde) et un médiastin postérieur.

Médiastin antérieur. Le médiastin antérieur se divise en région supérieure et en région inférieure. La région inférieure (étage cardiaque) est presque entièrement occupée par le cœur et le péricarde. La région supérieure (étage sus-cardiaque) contient le thymus, le carrefour veineux, la crosse de l'aorte, le tronc pulmonaire, la trachée et les deux bronches souches, les nerfs phréniques.

Médiastin postérieur. Le médiastin postérieur livre passage à l'œsophage, à l'aorte thoracique descendante, aux veines azygos et hémiazygos, au canal thoracique, au pneumogastrique et à la chaîne ganglionnaire thoracique du grand sympathique.

Rapports du médiastin avec les espaces conjonctifs du cou

La transition entre le cou et le médiastin constituée par l'orifice thoracique supérieur n'est pas seulement empruntée par la trachée, l'œsophage, les grosses artères, les troncs veineux principaux et certains nerfs. Elle permet simultanément aux espaces conjonctifs cervicaux de communiquer avec le médiastin. Il existe deux voies de passage séparées l'une de l'autre par le paquet viscéral (trachée-œsophage). Limité par la gaine conjonctive de ce paquet *(gaine viscérale)* et l'aponévrose cervicale moyenne, l'*espace cervical prévisceral* est en rapport avec la partie supérieure du médiastin antérieur. L'autre voie, entre le paquet viscéral et l'aponévrose cervicale profonde ou prévertébrale *(espace rétroviscéral)* unit le pharynx et l'œsophage au médiastin postérieur. Sa partie supérieure rétropharyngienne s'appelle *espace rétropharyngien,* sa partie inférieure, rétro-œsophagienne, *espace rétro-œsophagien.* La partie cervicale de l'espace rétroviscéral est séparée du voisinage

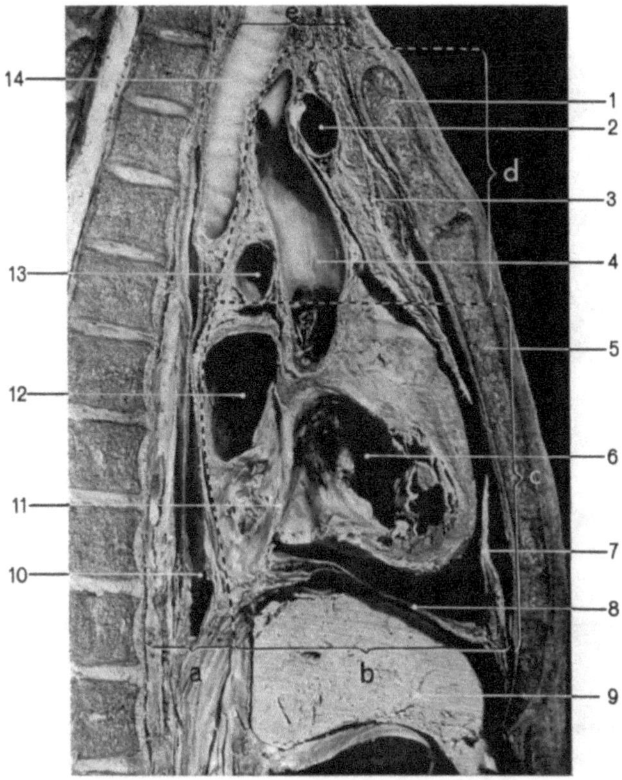

73

Coupe sagittale du thorax.
Médiastin

a Médiastin postérieur
b Médiastin antérieur
c Médiastin cardiaque
d Médiastin sus-cardiaque
e Espace viscéral du cou

1 Fourchette sternale
2 Tronc veineux brachiocéphalique gauche
3 Tissu adipeux du thymus
4 Crosse de l'aorte
5 Corps du sternum
6 Ventricule droit
7 Péricarde
8 Diaphragme
9 Foie
10 Œsophage
11 Oreillette droite
12 Oreillette gauche
13 Artère pulmonaire droite
14 Trachée

par une lame conjonctive sagittale *(cloison sagittale)*. Ce septum unit la gaine viscérale à l'aponévrose cervicale profonde. Les espaces pré- et rétroviscéraux sont occupés par une atmosphère conjonctive lâche. Le tout permet le glissement des organes sur la colonne vertébrale et la musculature, rendant en même temps possible la propagation de processus cervicaux pathologiques vers le médiastin (abcès migrateur de la colonne vertébrale cervicale, p. ex.). A souligner que l'espace préviscéral a une moindre étendue que l'espace rétroviscéral. Le premier va du larynx et de la thyroïde au péricarde, alors que le second, en revanche, part de la base du crâne, longe la colonne vertébrale et descend jusqu'au diaphragme.

Dissection du médiastin. Afin de bien mettre en évidence le cœur et les organes de l'étage sus-cardiaque, les dissections illustrées par les figures ont été faites après ablation du plastron sterno-costal. Pour étudier le médiastin postérieur, on aura avantage à l'aborder par les côtés.

74a

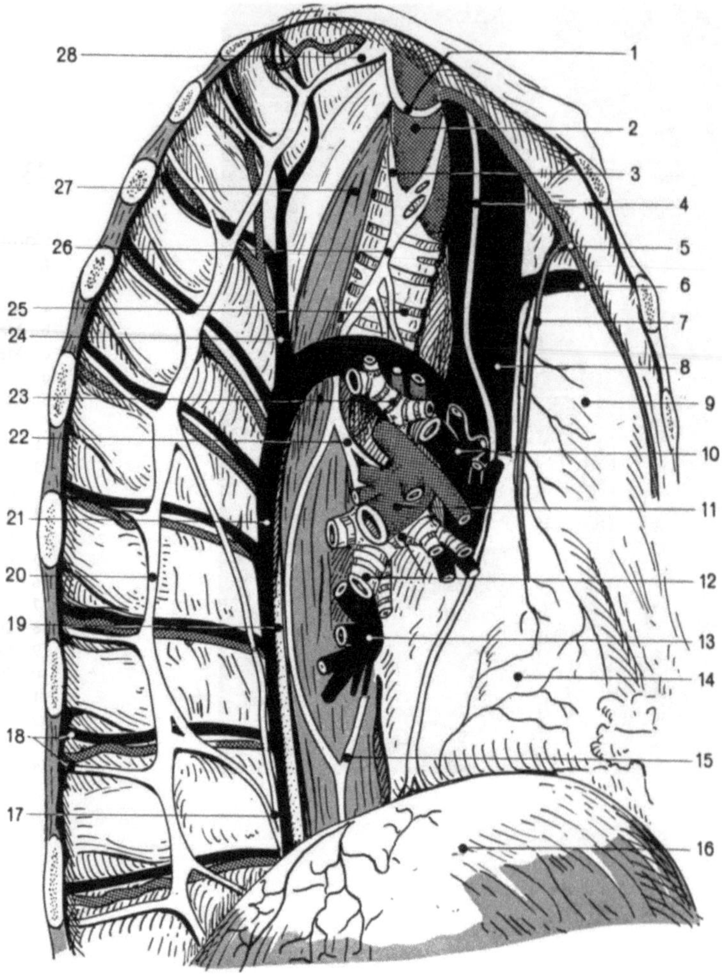

1 Anse de Vieussens
2 Tronc brachiocéphalique artériel
3 Nerf récurrent droit
4 Nerf phrénique droit
5 Artère mammaire interne droite
6 Veine mammaire interne droite
7 Artère diaphragmatique supérieure
8 Veine cave supérieure
9 Corps adipeux rétrosternal (recouvert par la plèvre)
10 Veine pulmonaire supérieure droite
11 Artère pulmonaire droite
12 Bronche lobaire moyenne et bronche lobaire inférieure
13 Veine pulmonaire inférieure droite
14 Péricarde
15 Plexus œsophagien
16 Diaphragme
17 Nerf grand splanchnique
18 Vaisseaux intercostaux et nerf intercostal
19 Canal thoracique
20 Tronc sympathique
21 Veine azygos
22 Rameaux bronchiques du nerf pneumogastrique
23 Bronche lobaire supérieure
24 Veine intercostale supérieure droite
25 Trachée
26 Nerf pneumogastrique droit
27 Œsophage
28 Ganglion étoilé

Vue latérale droite du médiastin

La fig. 74 indique la topographie des organes médiastinaux vus de la droite, après ablation du poumon droit, du feuillet pariétal de la plèvre, à l'exception de la plèvre diaphragmatique et de la ligne de réflexion entre la plèvre sterno-costale et la plèvre médiastine.

Médiastin antérieur. La face endothoracique antérieure est parcourue par les vaisseaux mammaires internes. L'artère fournit une branche postérieure au corps adipeux rétrosternal, la veine s'ouvre directement dans la veine cave supérieure. Celle-ci prolonge le tronc brachiocéphalique et pénètre dans le péricarde au niveau du hile pulmonaire. Le nerf phrénique descend le long de la face postéro-externe de la veine cave supérieure et gagne finalement le diaphragme en passant sur le péricarde et à droite des veines caves. La trachée siège en arrière de la veine cave supérieure. A la hauteur de sa bifurcation, elle est masquée par la crosse de l'azygos qui chevauche la bronche souche droite et, venant du médiastin postérieur, aboutit à la veine cave supérieure. Le nerf pneumogastrique pénètre dans la cavité thoracique en

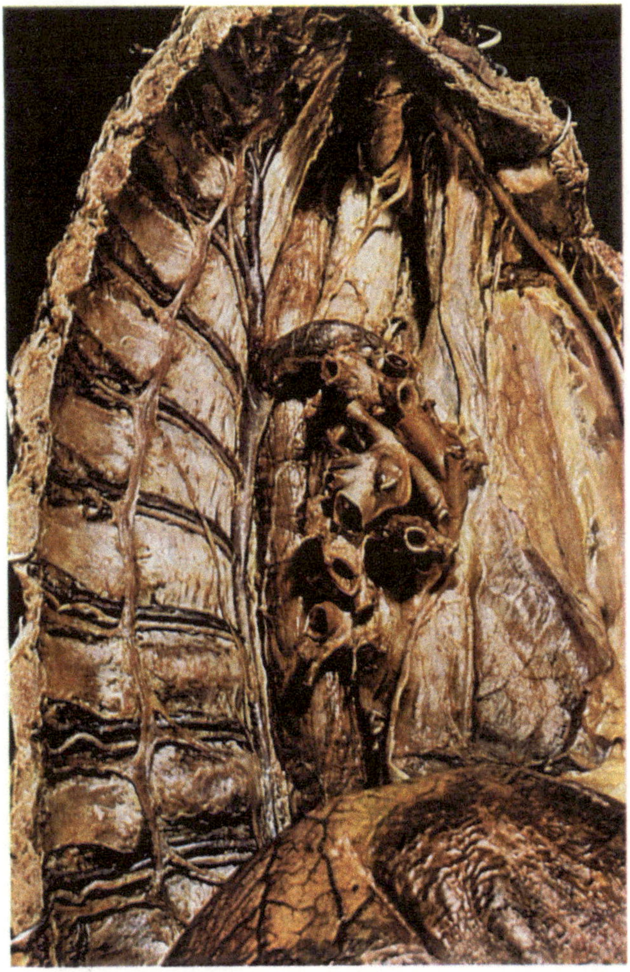

74b

Vue latérale droite des organes du médiastin

passant entre le tronc veineux brachiocéphalique et l'artère sous-clavière. Il croise obliquement la face externe de la trachée pour se placer en arrière du hile du poumon, en avant de l'œsophage. Il donne le nerf récurrent qui contourne l'artère sous-clavière. A droite du nerf pneumogastrique, on trouve une seconde anse nerveuse, l'anse de Vieussens. Entre le médiastin antérieur et le médiastin postérieur, au centre de la figure, se groupent les éléments du hile pulmonaire. Celui-ci comprend de haut en bas la bronche lobaire supérieure, le tronc de l'artère pulmonaire, la bronche lobaire moyenne, la bronche lobaire inférieure et la veine pulmonaire inférieure. En avant de la bronche lobaire supérieure chemine l'artère apico-postérieure et, à la face antérieure de l'artère pulmonaire, la veine pulmonaire supérieure.

Médiastin postérieur. L'œsophage et la veine azygos siègent en avant de la colonne vertébrale. Plus latéralement, on isole le tronc sympathique. Profondément, entre l'œsophage et la veine azygos, le canal thoracique suit à partir de la 6ᵉ vertèbre dorsale un trajet oblique qui le porte peu à peu sur la gauche.

75a

1 Artère et veine intercostale supérieure
2 Ganglion étoilé
3 Anse de Vieussens
4 Long du cou
5 Plèvre pariétale
6 Œsophage
7 Canal thoracique
8 Veine intercostale supérieure gauche
9 Vaisseaux intercostaux et nerf intercostal
10 Crosse de l'aorte
11 Tronc sympathique
12 Veine hémiazygos accessoire
13 Artère pulmonaire gauche
14 Aorte thoracique descendante
15 Veine hémiazygos
16 Nerf grand splanchnique
17 Diaphragme
18 Péricarde
19 Veine pulmonaire inférieure gauche
20 Ligament sternopéricardique
21 Nerf phrénique gauche
22 Vaisseaux diaphragmatiques supérieurs
23 Corps adipeux rétrosternal (recouvert par la plèvre médiastine)
24 Veine pulmonaire supérieure gauche
25 Ganglions médiastinaux antérieurs gauches
26 Nerf récurrent gauche
27 Veine intercostale supérieure gauche
28 Artère mammaire interne
29 Carotide primitive gauche
30 Artère sous-clavière gauche
31 Nerf pneumogastrique gauche

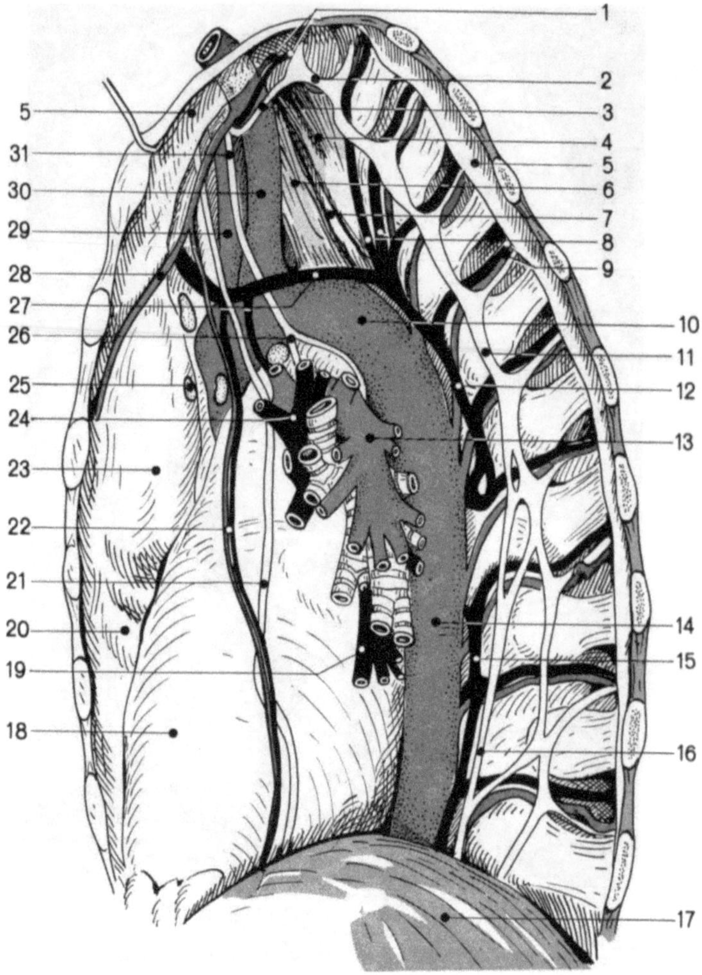

Vue latérale gauche du médiastin

La fig. 75 montre la topographie des organes médiastinaux après résection du poumon gauche. Le sinus pleural costo-médiastinal et la ligne de réflexion de la plèvre costale et de la plèvre médiastine sont visibles entre le sternum et les organes du médiastin antérieur.

Médiastin antérieur. La région inférieure du médiastin antérieur est occupée par le péricarde et le cœur. Les vaisseaux diaphragmatiques supérieurs et le nerf phrénique contournent le péricarde. L'étage sus-cardiaque renferme le thymus ou le corps adipeux rétrosternal et quelques ganglions lymphatiques médiastinaux antérieurs. Ces formations sont en rapport avec la paroi thoracique antérieure et dominent la crosse de l'aorte et les gros troncs vasculaires. Le tronc veineux brachiocéphalique gauche passe à la face postérieure du thymus. La carotide primitive et l'artère sous-clavière gauches se trouvent en arrière et légèrement en dehors du tronc veineux brachiocéphalique. Le nerf pneumogastrique pénètre dans la cavité thoracique entre la carotide primitive et l'artère sous-clavière. Il donne le nerf récurrent qui contourne la crosse de l'aorte puis il passe derrière le hile

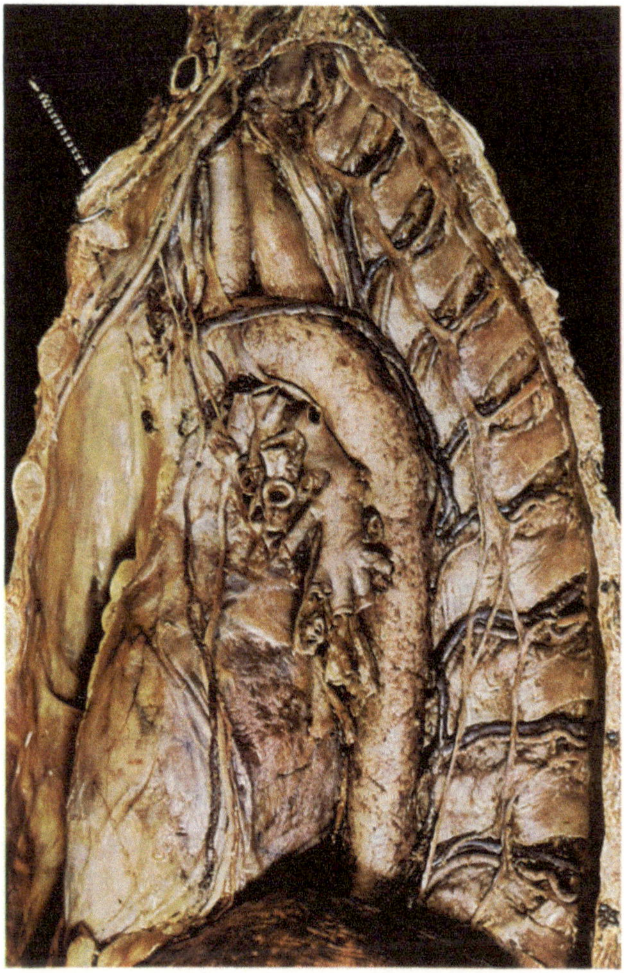

75b

Vue latérale gauche des organes du médiastin

pulmonaire. Il est suivi par le nerf phrénique qui parvient dans le médiastin entre le tronc veineux brachiocéphalique gauche et la carotide primitive gauche. Mais ce nerf gagne ensuite le diaphragme avec les vaisseaux diaphragmatiques supérieurs en passant *devant* le hile.

L'œsophage et le canal thoracique sont visibles entre la colonne vertébrale, l'artère sousclavière et la crosse de l'aorte. Les éléments du hile pulmonaire sont entourés par la concavité de la crosse de l'aorte et la base du cœur: la portion initiale de l'artère pulmonaire gauche décrit une courbe au-dessus de la bronche souche gauche et suit ensuite la direction du tronc bronchique. Sous la bronche lobaire supérieure et la bronche de la lingula, on distingue les branches de la veine pulmonaire supérieure. La veine pulmonaire inférieure est devant la bronche lobaire inférieure.

Médiastin postérieur. La principale formation du médiastin postérieur est, à gauche, l'aorte thoracique descendante bordée par les veines hémiazygos et hémiazygos accessoire. En avant des articulations costovertébrales se trouve la chaîne sympathique.

76a

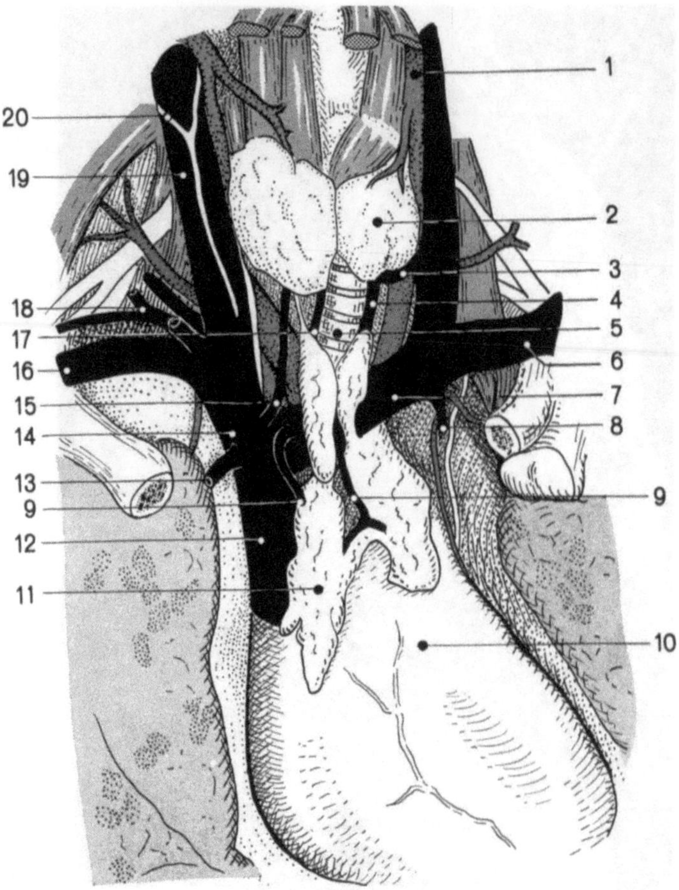

1 Carotide primitive gauche
2 Thyroïde
3 Veine thyroïdienne moyenne gauche
4 Veine thyroïdienne inférieure gauche
5 Trachée
6 Veine sous-clavière gauche
7 Tronc veineux brachio-céphalique gauche
8 Veine mammaire interne gauche
9 Veine thymique
10 Péricarde
11 Thymus
12 Veine cave supérieure
13 Veine mammaire interne droite
14 Tronc veineux brachio-céphalique droit
15 Veine thyroïdienne inférieure droite
16 Veine sous-clavière droite
17 V. thyroïdea ima
18 Veines cervicales
19 Jugulaire interne droite
20 Anse de l'hypoglosse

MÉDIASTIN ANTÉRIEUR

Thymus

Le thymus est un organe transitoire qui atteint son volume maximum entre 11 et 15 ans pour régresser peu à peu après (involution). Chez l'adulte, à sa place, subsiste le *corps adipeux rétrosternal de* WALDEYER. S'il persiste, intact ou partiellement présent, on parle de *thymus persistant* (fig. 76).

Le thymus est rose chez le nouveau-né, grisâtre chez l'enfant. Sa forme est variable. D'ordinaire, il consiste en deux lobes ovalaires accolés sur la ligne médiane, parfois unis par un pont parenchymateux (isthme) ou contigus par leur pôle inférieur. L'organe ressemble alors à un H ou à un V.
Comme le thymus est situé dans la région cervicothoracique, on lui distingue une partie cervicale et une partie thoracique.

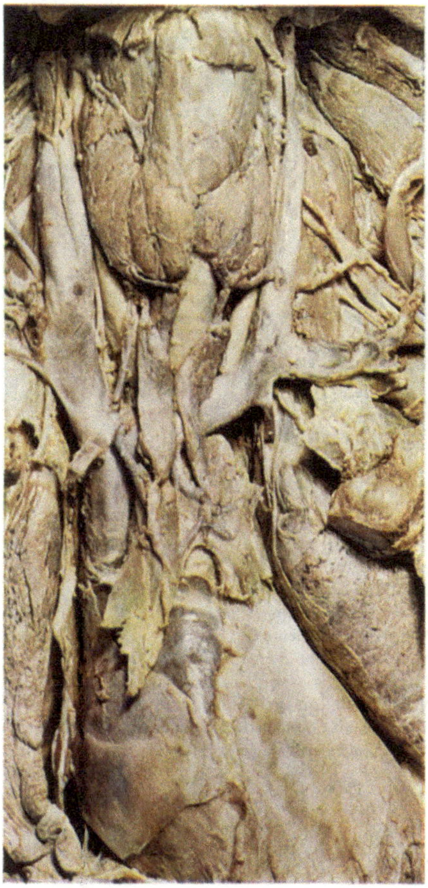

76b

Médiastin antérieur: thymus, carrefour veineux et ses branches

La *partie cervicale* représente le tiers supérieur de l'organe. Les deux lobes divergent à ce niveau, laissant apparaître la face antérieure de la trachée. Le pôle supérieur du thymus atteint la thyroïde à laquelle il adhère par une capsule conjonctive et des artères communes. Le thymus se loge entre l'aponévrose cervicale superficielle et l'aponévrose cervicale moyenne ainsi que les muscles sous-hyoïdiens. Il est situé en avant de la carotide primitive, de la trachée bordée des deux côtés par la chaîne ganglionnaire lymphatique paratrachéale, du nerf récurrent et de l'œsophage. La *partie thoracique* s'étend en arrière de la paroi thoracique antérieure (triangle thymique). Sous la 4e côte, il en est séparé par le sinus costo-médiastinal de la plèvre. Ses faces latérales sont en rapport avec la plèvre médiastine. Le thymus adhère par sa capsule et ses veines au tronc veineux brachiocéphalique gauche. Il est rarement rétroveineux. Lorsque c'est le cas, il peut comprimer le carrefour veineux. Au-dessous du tronc veineux brachiocéphalique, le thymus adhère à la trachée et s'étend jusqu'au péricarde, accompagné à droite par le tronc brachiocéphalique artériel et la veine cave supérieure, à gauche par la carotide primitive et l'artère sous-clavière. Le lobe gauche du thymus descend jusqu'à la 5e côte, le droit jusqu'à la 7e côte, rarement jusqu'au diaphragme.

Vascularisation. Le thymus est irrigué par les *artères thymiques latérales,* branches des artères mammaires internes. On peut observer en outre, au pôle supérieur, une *artère thymique supérieure,* naissant de l'artère thyroïdienne inférieure, et, entre les deux lobes, une *artère thymique postérieure,* venant du tronc brachiocéphalique. Les *veines thymiques* quittent l'organe par sa face postérieure et s'ouvrent directement dans le tronc veineux brachiocéphalique gauche. Quelques affluents veineux antérieurs se jettent dans la jugulaire interne. Les *vaisseaux lymphatiques* de la partie cervicale du thymus se terminent dans les ganglions cervicaux profonds, ceux de la partie thoracique, dans les ganglions médiastinaux antérieurs.

L'*innervation* se fait par des plexus périvasculaires dont les branches proviennent des ganglions cervicaux moyen et inférieur.

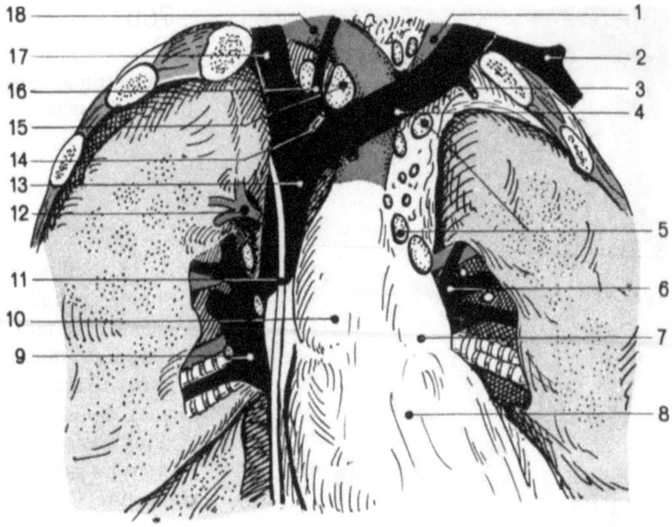

77a

1 Carotide primitive gauche
2 Veine sous-clavière gauche
3 Veine mammaire interne gauche
4 Tronc veineux brachiocéphalique gauche
5 Ganglions médiastinaux antérieurs gauches
6 Veine pulmonaire supérieure gauche
7 Tronc pulmonaire (recouvert par le péricarde)
8 Péricarde (face sternocostale)
9 Veine pulmonaire supérieure droite
10 Partie ascendante de la crosse de l'aorte (recouverte par le péricarde)
11 Nerf phrénique droit
12 Artère apicale (A1)
13 Veine cave supérieure
14 Veine mammaire interne droite
15 Ganglions lymphatiques médiastinaux antérieurs droits
16 Veine thyroïdienne inférieure droite
17 Tronc veineux brachiocéphalique droit
18 Tronc brachiocéphalique artériel

TRONCS VASCULAIRES DU MÉDIASTIN ANTÉRIEUR

Carrefour veineux (fig. 77)

Le carrefour veineux siège entre le thymus et les branches de la crosse de l'aorte. Il se compose des troncs veineux brachiocéphaliques, de la veine cave supérieure et de leurs branches. Toutes ces veines sont dépourvues de valvules, leur lumière est maintenue béante par la tension des aponévroses cervicales.

Troncs veineux brachiocéphaliques. Ils naissent du confluent de la jugulaire interne et de la veine sous-clavière, à la face postérieure de l'articulation sternoclaviculaire. Cette jonction s'appelle angle veineux de PIROGOFF ou Porta lymphatica car, à gauche, le canal thoracique et, à droite, le tronc lymphatique droit se jettent dans une des deux veines. Ces troncs qui collectent le sang provenant de la tête, du cou et des membres supérieurs se joignent en arrière du 1er cartilage costal droit pour former la veine cave supérieure.

Le *tronc veineux brachiocéphalique droit* est court. Il descend en arrière du premier cartilage costal et du manubrium, en rapport par sa face postérieure avec l'artère sous-clavière droite et le nerf pneumogastrique droit. Le nerf phrénique longe d'abord la face postérieure puis le côté antéro-externe du tronc veineux et garde cette position vis-à-vis de la veine cave supérieure. Le tronc veineux brachiocéphalique droit est séparé du tronc brachiocéphalique artériel par du tissu adipeux et des ganglions lymphatiques. Latéralement, il est directement en contact avec le sommet du poumon.

Le *tronc veineux brachiocéphalique gauche,* moins incliné que le droit, s'étend oblique-

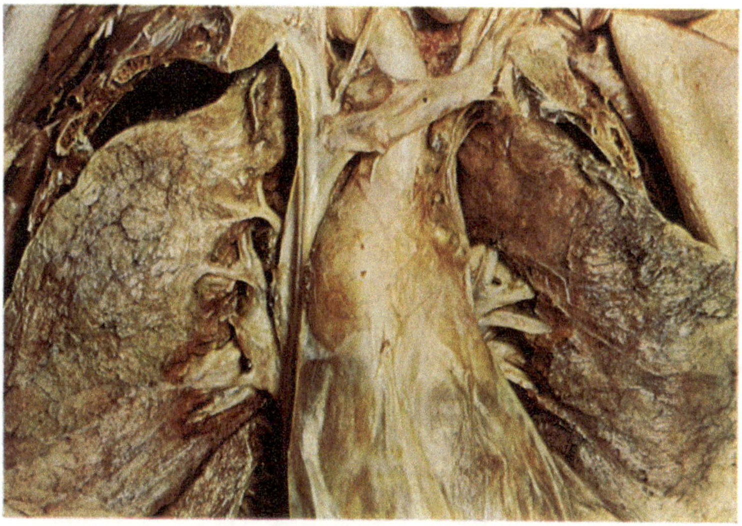

77b

Troncs veineux du médiastin antérieur. Péricarde

ment, à la face postérieure du thymus, de l'articulation sternoclaviculaire gauche au 1er cartilage costal droit. Il passe en avant de la crosse de l'aorte. Aussi, pour la mettre en évidence doit-on le sectionner (fig. 78). Chez l'enfant, ses battements sont souvent perceptibles au niveau de la fossette sus-sternale. La trachéotomie basse peut le léser.

Affluents des troncs veineux brachiocéphaliques. Les troncs veineux brachiocéphaliques reçoivent les veines vertébrale, cervicale profonde et thyroïdiennes inférieures provenant du cou, les veines mammaires internes, provenant du médiastin (fig. 76). La veine thyroïdienne inférieure droite et la veine mammaire interne droite s'ouvrent dans le tronc veineux brachiocéphalique droit ou, ce qui est rare, directement dans la veine cave supérieure (fig. 74). La veine thyroïdienne inférieure gauche, la V. thyroïdea ima et la veine mammaire interne gauche sont en revanche des affluents constants du tronc veineux brachiocéphalique gauche. Il existe, en outre, de nombreux fins rameaux veineux thoraciques (veines thymiques, diaphragmatiques supérieures, médiastinales antérieures, trachéales, œsophagiennes). Parmi les affluents médiastinaux inconstants, il faut citer les veines intercostales supérieures (cf. p. 199 et 201).

Veine cave supérieure. La veine cave supérieure draine vers le cœur le sang de la moitié supérieure de l'organisme irriguée par l'aorte thoracique. Elle résulte de la confluence des deux troncs veineux brachiocéphaliques en arrière du 1er cartilage costal droit. Après un bref trajet vertical, entre l'aorte et la plèvre médiastine, elle pénètre dans le sac péricardique et se termine dans l'oreillette droite au niveau du 2e espace intercostal.

Affluents de la veine cave supérieure. La veine azygos s'ouvre à la face postérieure de la veine cave supérieure, réalisant ainsi de multiples anastomoses entre les deux veines caves (cf. p. 203). Parmi les branches inconstantes, il faut citer la veine thyroïdienne inférieure droite, une veine thymique, la veine diaphragmatique supérieure droite, les veines médiastinales antérieures et la veine mammaire interne droite.

78a

1 Carotide primitive gauche
2 Jugulaire interne gauche
3 Ganglions paratrachéaux gauches
4 1ère côte
5 Artère sous-clavière gauche
6 Tronc veineux brachiocéphalique gauche (rabattu sur la gauche)
7 Nerf pneumogastrique gauche
8 Nerf phrénique gauche
9 Ganglion du ligament artériel
10 Ligament artériel
11 Artère pulmonaire gauche
12 Veine pulmonaire supérieure gauche
13 Tronc pulmonaire
14 Veine cave supérieure
15 Aorte ascendante
16 Ligne de réflexion péricardique artérielle
17 Crosse de l'aorte
18 Ganglions médiastinaux antérieurs droits
19 Tronc brachiocéphalique artériel
20 Tronc veineux brachiocéphalique droit
21 Trachée
22 Veine thyroïdienne inférieure droite
23 Jugulaire interne droite
24 Thyroïde

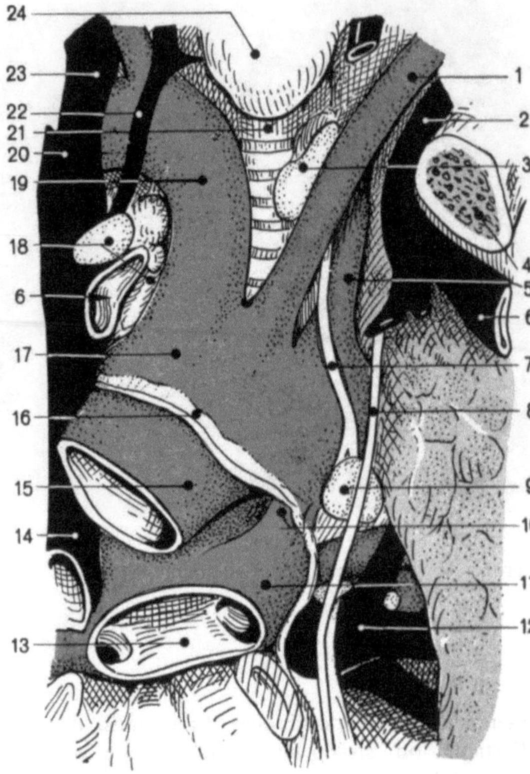

Crosse de l'aorte (fig. 78)

La crosse de l'aorte unit l'aorte ascendante à l'aorte descendante. A la hauteur de la 2e articulation sternocostale droite, l'aorte décrit une large courbe à concavité inférieure, allant obliquement sur la gauche, de la paroi antérieure du thorax au médiastin postérieur, et se poursuit, à la gauche de la 4e vertèbre dorsale, par l'aorte thoracique descendante. Le sommet de la crosse se projette sur la 1ère articulation sternocostale gauche, chez l'adulte, un peu plus haut chez l'enfant et le vieillard. Les adolescents et les adultes à thorax allongé, étroit ont une crosse aortique à direction antéro-postérieure (type sagittal), les sujets âgés, ceux dont le thorax est large, ramassé, une crosse aortique à direction plutôt frontale (type frontal). Dans le type intermédiaire, on distingue dans la crosse de l'aorte, en fonction de son obliquité, une face antérolatérale et une face postéro-latérale.

La *face antéro-latérale* est tournée à gauche et en avant. A son contact passent les nerfs cardiaques superficiels, les vaisseaux diaphragmatiques supérieurs gauches, le nerf phrénique gauche, le nerf pneumogastrique gauche, parfois une veine intercostale supérieure (fig. 75). Toute cette face est située dans le médiastin antérieur. A la surface médiastinale du poumon gauche, elle laisse une empreinte (empreinte de la crosse de l'aorte).

La *face postéro-latérale,* orientée à droite et en arrière, est en rapport avec la veine cave supérieure, le nerf pneumogastrique droit, la bronche souche gauche et le canal thoracique. Elle n'est séparée de l'œsophage et de la trachée que par une mince lame conjonctive permettant un léger glissement. Le plexus cardiaque profond siège entre la face postéro-latérale et la bifurcation trachéale.

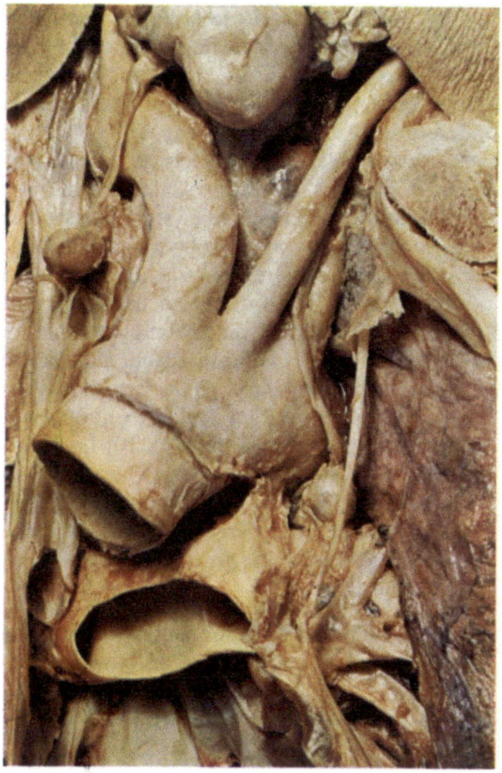

78b

Crosse de l'aorte et ses branches (tronc veineux brachiocéphalique gauche sectionné et rabattu sur la gauche)

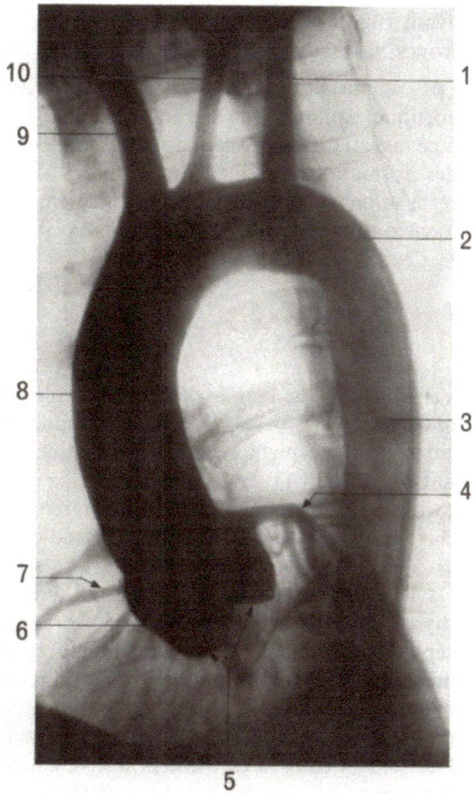

79

Aortogramme

1 Artère sous-clavière gauche
2 Crosse de l'aorte
3 Aorte descendante (thoracique)
4 Artère coronaire gauche
5 Sinus de Valsalva
6 Bulbe aortique
7 Artère coronaire droite
8 Aorte ascendante
9 Tronc brachiocéphalique artériel
10 Carotide primitive gauche

Par sa *concavité,* la crosse de l'aorte chevauche l'artère pulmonaire droite. Du milieu de cette concavité se détache le ligament artériel (Botal) pour se fixer à l'origine de l'artère pulmonaire gauche. Ainsi se trouve délimité entre l'aorte, l'artère pulmonaire droite et le ligament artériel un petit espace dans lequel il faut rechercher le plexus cardiaque superficiel, dont le ganglion de Wrisberg, et quelques ganglions lymphatiques prétrachéaux. Sur la gauche, le nerf récurrent décrit une anse autour de l'aorte et abandonne de fins rameaux destinés au plexus cardiaque. Passant au-dessus de la bronche souche gauche et de l'artère pulmonaire gauche, la crosse de l'aorte se poursuit par l'aorte thoracique descendante. De la *convexité* de la crosse de l'aorte se détachent successivement le tronc brachiocéphalique, la carotide primitive gauche et l'artère sous-clavière gauche. Leur origine est masquée par le tronc veineux brachiocéphalique gauche qui les croise en avant (fig. 90). La trachée se glisse entre les troncs vasculaires gauches et droits (fig. 78).

Les rapports topographiques de la crosse aortique expliquent qu'un anévrysme localisé à ce niveau puisse provoquer par compression des formations voisines des troubles de la respiration et de la déglutition, de l'enrouement ou un syndrome de CLAUDE BERNARD-HORNER.

Variations de la crosse de l'aorte et de ses branches (fig. 80): 1) Origine commune du tronc brachiocéphalique et de la carotide primitive gauche (A). 2) Origine commune de la carotide primitive gauche et de l'artère sous-clavière gauche (B). 3) Origine séparée de la carotide primitive droite et de l'artère sous-clavière droite (C). 4) Naissance d'une A. thyroïdea ima à partir du tronc brachiocéphalique ou (entre le tronc brachiocéphalique et la carotide primitive gauche) directement de la crosse de l'aorte (D). 5) Naissance de l'artère vertébrale gauche à partir de l'aorte, soit entre la carotide primitive gauche et l'artère sous-clavière gauche, soit après l'artère sous-clavière gauche (E). 6) Crosse de l'aorte en direction droite et aorte thoracique située à droite (G). Cette variante s'accompagne souvent de dextrocardie et de situs inversus, elle se complique fréquemment de malformations cardiaques. 7) Crosse de l'aorte en direction droite et aorte thoracique située à gauche (H). Dans cette variante, l'aorte décrit une spirale autour de l'œsophage, la crosse de l'aorte passant d'abord en avant de l'œsophage et de la trachée pour venir sur la droite. Le segment proximal de l'aorte thoracique se place en arrière et à gauche de ces deux formations. Cette spirale vasculaire peut rétrécir la lumière de la trachée et de l'œsophage. 8) Double crosse de l'aorte (I). La crosse droite et la crosse gauche naissent de l'aorte ascendante et s'unissent derrière l'œsophage et la trachée. Il en résulte un anneau aortique qui peut comprimer les formations qu'il enserre. La crosse droite dont se détache le tronc brachiocéphalique est un peu plus volumineuse que la gauche. C'est autour d'elle que le nerf récurrent droit décrit une anse à concavité supérieure. 9) Artère sous-clavière droite rétro-œsophagienne (F). Cette artère naît de l'aorte thoracique descendante, à gauche, et gagne le côté droit en passant derrière l'œsophage. Cette variante crée un anneau vasculaire qui peut entraîner des phénomènes de sténose (troubles de la déglutition appelés Dysphagia lusoria, car en latin l'artère sous-clavière droite se nomme aussi A. lusoria). Le nerf récurrent droit va directement du pneumogastrique au larynx ou décrit une anse autour de l'artère thyroïdienne inférieure. Cette variation s'accompagne souvent d'un déplacement du canal thoracique à droite (cf. p. 194). 10) La crosse aortique droite simple va de pair avec un canal artériel (BOTAL) rétro-œsophagien joignant l'aorte à l'artère pulmonaire gauche (K). Rare, cette variante réalise aussi un anneau artériel.

Les variantes 1 à 5 ne donnent en général pas de symptômes et sont des découvertes fortuites.

Trachée (fig. 81)

La trachée fait suite au bord inférieur du cartilage cricoïde du larynx, à la hauteur de la 6e-7e vertèbre cervicale, et se termine par la bifurcation trachéale qui correspond à la 4e-5e vertèbre thoracale. Son origine se situe 1,5-2 cm sous la peau. Au niveau de la fossette sus-sternale, elle en est séparée par 4,5-5 cm et par 7 cm à la bifurcation. La trachée a donc un trajet oblique de haut en bas et d'avant en arrière (fig. 73). L'hyperextension de la colonne cervicale diminue sa distance par rapport à la peau. Longue de 10 à 13 cm, sa plus grande dimension augmente de 1,5 à 2,5 cm lors des mouvements laryngés (déglutition) ou vertébraux et lors de la respiration. La trachée baigne dans une atmosphère conjonctive lâche, ce qui permet de la dissocier facilement des organes voisins. On lui distingue une portion cervicale et une portion thoracique.

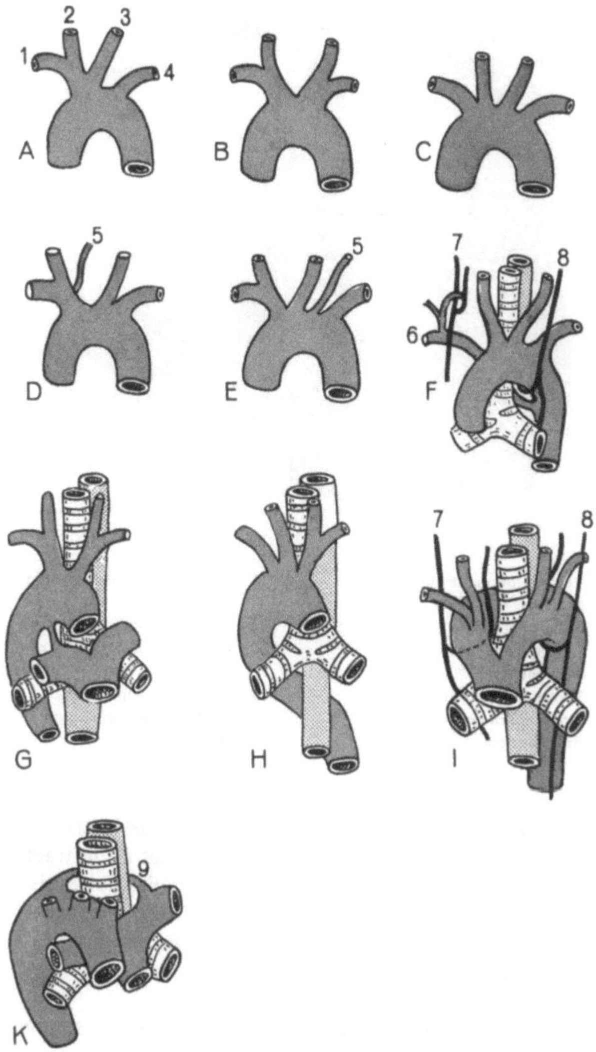

80

Variations de la crosse de l'aorte et de ses branches

(d'après Hollinshead)

1 Artère sous-clavière droite
2 Carotide primitive droite
3 Carotide primitive gauche
4 Artère sous-clavière gauche
5 A. thyroïdea ima (thyroïdienne de Neubauer)
6 Origine gauche de l'artère sous-clavière droite (A. lusoria)
7 Nerf pneumogastrique droit
8 Nerf pneumogastrique gauche
9 Canal artériel (Botal)

Portion cervicale de la trachée (fig. 76). Le segment proximal de la trachée siège dans l'espace viscéral, sur la ligne médiane du cou, en avant et légèrement à droite de l'œsophage auquel elle est unie par du conjonctif lâche. L'isthme de la thyroïde répond au 2e-3e cartilage de la trachée. La face antérieure de la trachée est en rapport avec les veines thyroïdiennes inférieures et la V. thyroïdea ima logées dans une gaine conjonctive (lame thyréo-péricardique, aponévrose de GOODMAN). Entre la trachée et le plan cervical superficiel se trouvent le thymus, l'aponévrose cervicale moyenne, qui engaine les muscles sternothyroïdiens et sterno-hyoïdiens, et l'aponévrose cervicale superficielle. Par ses faces latérales, la trachée est en rapport avec les lobes de la thyroïde qui peuvent en rétrécir la lumière. Plus bas, dans le tissu adipeux et le conjonctif paratrachéal, cheminent le paquet vasculo-nerveux du cou (carotide primitive, jugulaire interne, nerf pneumogastrique), l'artère thyroïdienne inférieure et la chaîne ganglionnaire lymphatique paratrachéale. Le nerf récurrent passe entre la trachée et l'œsophage.

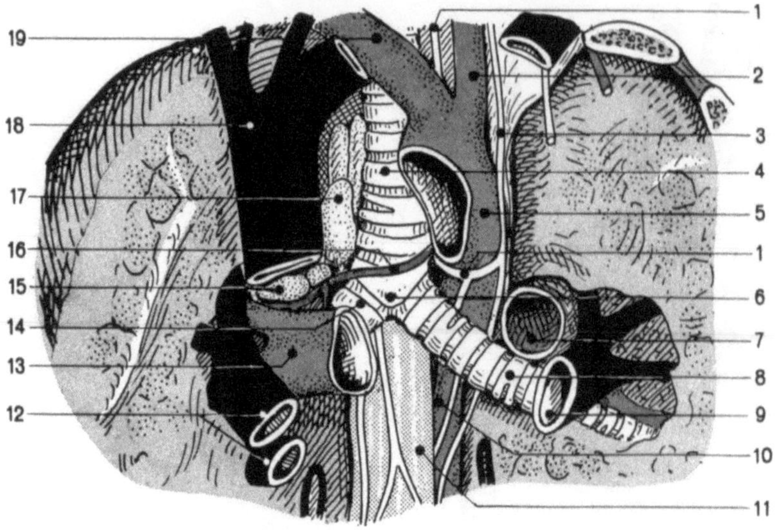

81a

1 Nerf récurrent gauche
2 Carotide primitive gauche
3 Nerf pneumogastrique gauche
4 Trachée
5 Crosse de l'aorte
6 Bifurcation de la trachée
7 Artère pulmonaire gauche
8 Bronche souche gauche
9 Veine pulmonaire supérieure gauche
10 Aorte thoracique
11 Œsophage et plexus œsophagien
12 Veines pulmonaires droites
13 Artère pulmonaire droite
14 Bronche souche droite
15 Ganglions trachéobronchiques droits
16 Artère bronchique droite
17 Ganglions paratrachéaux droits
18 Veine cave supérieure
19 Tronc brachiocéphalique artériel

Portion thoracique de la trachée (fig. 81). C'est la formation la plus profonde du médiastin antérieur. Sa partie inférieure est masquée par la crosse de l'aorte et par le tronc brachiocéphalique artériel, doublés en avant par le tronc veineux brachiocéphalique gauche et le thymus (fig. 73). La partie susaortique de la trachée est bordée par le tronc brachiocéphalique artériel et la carotide primitive gauche, s'écartant l'un de l'autre en V (fig. 78). La face antérieure de cette partie de la trachée n'est revêtue que par deux plans: une lame conjonctive contenant les veines thyroïdiennes et le corps adipeux rétrosternal. Le côté droit de la trachée n'est longé que par la veine cave supérieure en avant. En arrière, il est directement en contact avec la plèvre médiastine. Le nerf pneumogastrique droit descend en longeant l'angle formé par l'union de la zone fibro-cartilagineuse et de la zone membraneuse de la trachée (fig. 83 et 120). A gauche de la trachée, on aperçoit le nerf récurrent gauche, la carotide primitive gauche et plus bas la crosse de l'aorte (fig. 81). Des deux côtés de la trachée s'étendent des chaînes ganglionnaires lymphatiques, de la bifurcation au cartilage cricoïde (ganglions lymphatiques paratrachéaux)

Bifurcation de la trachée. La trachée se divise en deux bronches souches gauche et droite, à la hauteur de la 4e-5e vertèbre dorsale et de l'angle de Louis, juste au-dessus de l'oreillette gauche. Sur une vue antérieure, la bifurcation est masquée par l'artère pulmonaire droite (sectionnée dans la fig. 81), qui gagne le poumon droit en passant entre la crosse de l'aorte et la trachée. La plupart des ganglions régionaux du poumon se groupent autour de la bifurcation (cf. p. 115). Sa face postérieure est parcourue par le plexus pulmonaire et les artères bronchiques. A la bronchoscopie, l'arête séparant l'origine des bronches souches forme une saillie antéropostérieure nommée *éperon trachéal* (fig. 47b).

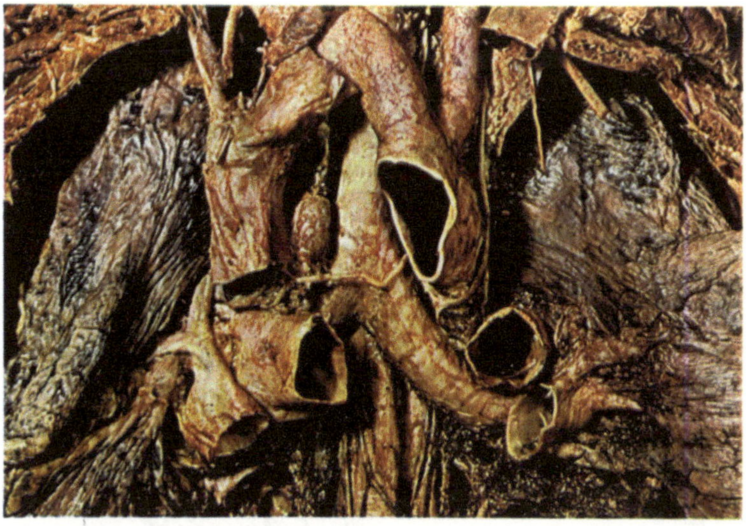

81b

Portion thoracique de la trachée. Artère bronchique (après ablation du cœur, du tronc pulmonaire et de la partie ascendante de la crosse de l'aorte)

Vaisseaux sanguins et lymphatiques de la trachée. Les artères de la trachée sont des branches de l'artère thyroïdienne inférieure, de l'artère mammaire interne et des artères bronchiques. Ses veines se déversent dans la veine thyroïdienne inférieure et dans les veines œsophagiennes. Les vaisseaux lymphatiques de la portion cervicale aboutissent aux ganglions paratrachéaux, ceux de la portion thoracique, aux chaînes lymphatiques ganglionnaires trachéobronchiques.

Innervation. La trachée est innervée par le nerf pneumogastrique et le tronc sympathique. La portion cervicale reçoit des fibres du nerf récurrent, la portion thoracique, du pneumogastrique et du plexus pulmonaire. Les branches sympathiques proviennent du ganglion étoilé et des 2e, 3e et 4e ganglions thoraciques.

Ganglions lymphatiques du médiastin antérieur

Les ganglions lymphatiques du médiastin antérieur se répartissent en un groupe viscéral et un groupe pariétal. Les ganglions médiastinaux antérieurs appartiennent au groupe viscéral, les ganglions parasternaux et diaphragmatiques, au groupe pariétal.

Les *ganglions médiastinaux antérieurs* forment trois chaînes dans l'étage sus-cardiaque du médiastin:

La chaîne ganglionnaire médiastinale antérieure droite (ganglions lymphatiques médiastinaux antérieurs droits) siège à la face antérieure du tronc veineux brachiocéphalique droit et de la veine cave supérieure. Elle comprend 2 à 5 ganglions dont le supérieur se trouve dans l'angle d'union des troncs brachiocéphaliques veineux (fig. 77). Elle draine la lymphe du cœur, du péricarde et du thymus,

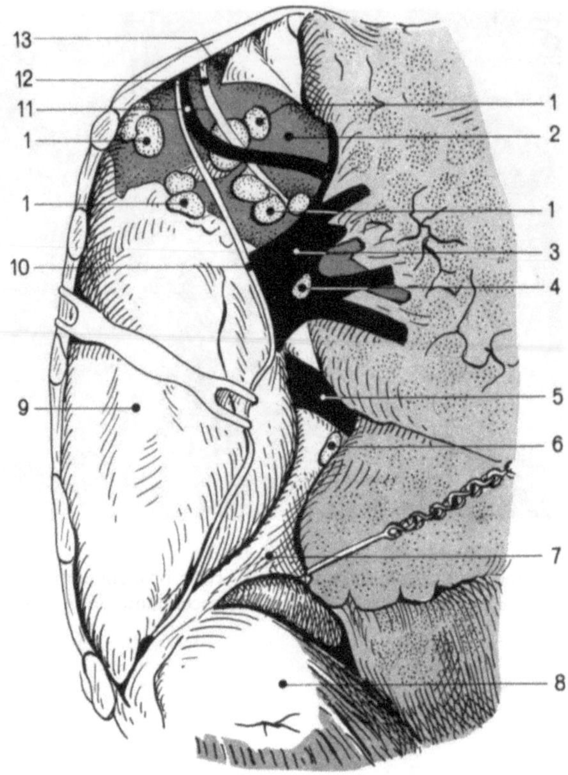

82a

1 Ganglions médiastinaux antérieurs gauches
2 Crosse de l'aorte
3 Veine pulmonaire supérieure gauche
4 Ganglion du pédicule pulmonaire
5 Veine pulmonaire inférieure gauche
6 Ganglion du ligament pulmonaire
7 Ligament pulmonaire
8 Diaphragme
9 Péricarde
10 Nerf phrénique gauche
11 Veine intercostale supérieure gauche
12 Nerf pneumogastrique gauche
13 Artère sous-clavière gauche

collecte la lymphe des ganglions prépéricardiques et devient ainsi le second relais lymphatique pour le diaphragme, la plèvre diaphragmatique et le foie. Les vaisseaux efférents des ganglions médiastinaux antérieurs droits aboutissent soit directement à l'angle veineux droit, soit à un des gros troncs lymphatiques.

La chaîne ganglionnaire médiastinale antérieure gauche (ganglions médiastinaux antérieurs gauches, fig. 82) est située en avant de la crosse de l'aorte et le long de la carotide primitive gauche. Son ganglion inférieur siège près du ligament artériel (ganglion lymphatique de BOTAL), il adhère parfois à l'artère pulmonaire gauche et au nerf récurrent gauche (fig. 78). L'atteinte de ce ganglion ou du ganglion voisin (ganglion trachéobronchique supérieur gauche) peut par conséquent provoquer une paralysie récurrentielle. La chaîne ganglionnaire gauche draine la lymphe du poumon gauche, du péricarde, de la plèvre et du thymus et la dirige sur l'angle veineux gauche ou sur un des gros troncs lymphatiques.

La chaîne ganglionnaire transversale (ganglions médiastinaux antérieurs intermédiaires) est disposée le long du tronc veineux brachiocéphalique gauche. Elle draine la lymphe du thymus, de la thyroïde et de la trachée. De plus, elle unit les ganglions médiastinaux antérieurs droits et gauches à la chaîne ganglionnaire paratrachéale droite à laquelle elle cède une partie de la lymphe qu'elle contient. Si cette chaîne fait défaut, l'anastomose entre les deux chaînes ganglionnaires latérales se

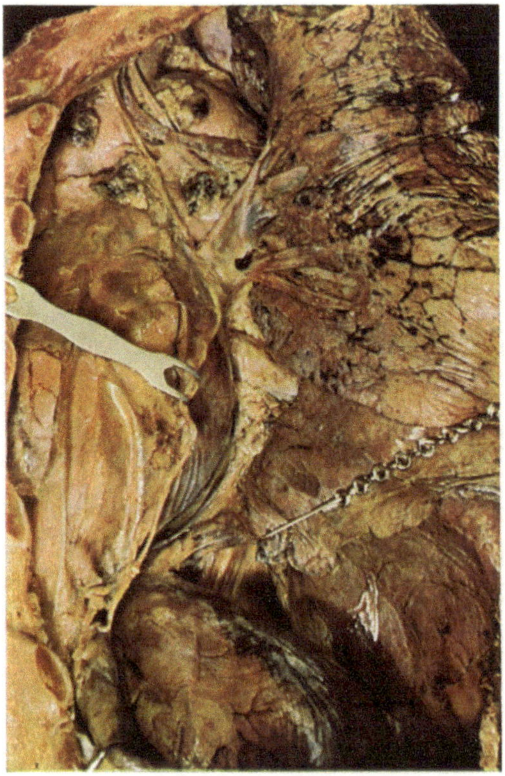

82b

Ganglions lymphatiques médiastinaux antérieurs gauches (poumon et cœur écartés, plèvre médiastine réséquée en partie)

fait par des vaisseaux lymphatiques satellites du tronc veineux brachiocéphalique gauche. Les *ganglions parasternaux* ou *mammaires internes* (fig. 32) sont voisins des vaisseaux mammaires internes dans les 1er, 2e et 6e espaces intercostaux. Leur territoire comprend la paroi thoracique avec les muscles intercostaux, les muscles pectoraux, le sein et la région supérieure de la paroi abdominale antérieure. Comme les ganglions lymphatiques prépéricardiques leur envoient des vaisseaux efférents, ils forment aussi un second relais pour le diaphragme, la plèvre diaphragmatique et le foie.

Les *ganglions diaphragmatiques* (fig. 83) comprennent un groupe antérieur et un groupe latéral. Le groupe antérieur se situe entre le péricarde et l'appendice xiphoïde (ganglions prépéricardiques). Il collecte la lymphe en provenance du diaphragme, de la plèvre diaphragmatique, de la zone antérosupérieure du foie et de la paroi abdominale antérieure et l'envoie aux ganglions parasternaux et médiastinaux antérieurs droits. Le territoire de drainage du groupe ganglionnaire latéral (ganglions juxtapéricardiques ou juxtaphréniques) s'anastomose avec le territoire du groupe antérieur. Le groupe latéral dispose de 4 voies d'écoulement: 1) le long du nerf phrénique vers les ganglions médiastinaux antérieurs; 2) le long de la veine cave inférieure vers les ganglions médiastinaux postérieurs; 3) vers les ganglions parasternaux, en passant par les ganglions prépéricardiques; 4) vers les ganglions lymphatiques cœliaques, en traversant le diaphragme (fig. 32).

83a

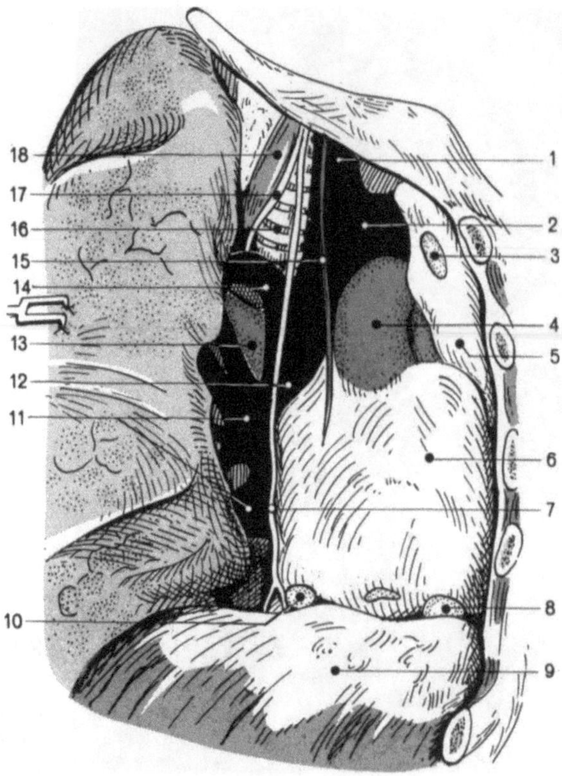

1 Tronc veineux brachiocéphalique droit
2 Tronc veineux brachiocéphalique gauche
3 Ganglion médiastinal antérieur droit
4 Partie ascendante de la crosse de l'aorte
5 Corps adipeux rétrosternal
6 Péricarde
7 Nerf phrénique droit
8 Ganglion prépéricardique
9 Diaphragme
10 Ganglion juxtapéricardique (juxtaphrénique)
11 Veines pulmonaires droites
12 Veine cave supérieure
13 Artère pulmonaire droite
14 Veine azygos
15 Artère diaphragmatique supérieure
16 Trachée
17 Nerf pneumogastrique droit
18 Œsophage

Nerf phrénique

Le nerf phrénique se détache du rameau antérieur du 4e nerf rachidien cervical et reçoit souvent aussi des fibres du 3e et du 5e nerf cervical. Il gagne l'orifice supérieur du thorax, en avant de l'aponévrose cervicale profonde, en descendant à la face antérieure du muscle scalène antérieur, en dehors de l'artère cervicale ascendante (fig. 37). De là, il se dirige en dedans, passe entre l'artère et la veine sous-clavière et pénètre dans la cavité thoracique à la face antérieure du dôme pleural. Il est alors croisé par l'artère mammaire interne (fig. 37) qui lui cède parfois une artère satellite.

Nerf phrénique droit (fig. 83). Situé au niveau de la 1ère côte, à la face postérieure du tronc veineux brachiocéphalique droit, il passe sur le côté externe de ce vaisseau, puis sur le flanc externe de la veine cave supérieure. Il descend en avant du pédicule pulmonaire droit, entre le péricarde et la plèvre médiastine, pour aborder le diaphragme à droite de la veine cave inférieure.

Nerf phrénique gauche (fig. 75). A la base du cou, il croise le canal thoracique et, dans son trajet thoracique, le nerf pneumogastrique et la crosse de l'aorte. Ce nerf phrénique passe devant le pédicule pulmonaire gauche, entre le péricarde et la plèvre médiastine, pour se terminer dans le diaphragme, en arrière de la pointe du cœur.

Branches thoraciques. Les deux nerfs phréniques fournissent des rameaux péricardiques destinés à la face antérieure du péricarde, des rameaux pleuraux pour la plèvre médiastine et diaphragmatique et des rameaux diaphragmatiques pour l'innervation du diaphragme. La paralysie d'un nerf phrénique se reconnaît à l'ascension de la coupole diaphragmatique correspondante.

Branches abdominales. Par l'orifice de la veine cave inférieure à droite et l'orifice œsophagien à gauche, ces branches gagnent la face

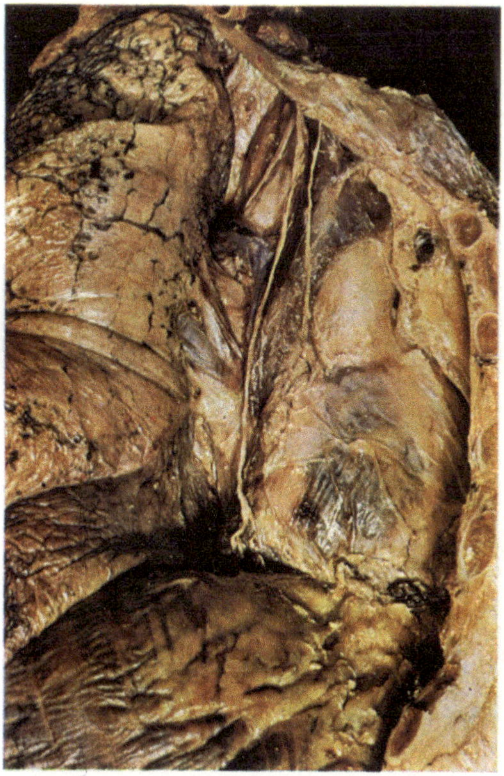

83b

Nerf phrénique droit. Artère diaphragmatique supérieure. Ganglions lymphatiques médiastinaux antérieurs (poumon droit rabattu latéralement, plèvre médiastine réséquée)

inférieure du diaphragme où elles forment un réseau sous-péritonéal et s'anastomosent avec le plexus diaphragmatique et le plexus cœliaque.

Structure du nerf et territoires d'innervation

Les nerfs phréniques contiennent des fibres motrices végétatives et sensibles. Les *fibres motrices* se rendent au diaphragme. Les *fibres végétatives* proviennent du ganglion étoilé, des nerfs rachidiens dorsaux 1 à 5, du ganglion cœliaque et du pneumogastrique. Elles vont aux vaisseaux du péricarde et du diaphragme, à la veine cave inférieure et aux veines sus-hépatiques. Les *fibres sensibles* proviennent de la plèvre médiastine et diaphragmatique, du péritoine sous-diaphragmatique et du péricarde et dépendent des segments cervicaux. Lors de pleurésie diaphragmatique et d'abcès sous-phrénique, d'affections pulmonaires, cardiaques, gastriques, hépatiques, pancréatiques, spléniques, de processus pathologiques des organes du bassin (ovaire, trompe, utérus, vésicule séminale, prostate), les douleurs peuvent irradier dans les dermatomes C3 et C4 et simuler une atteinte scapulaire (douleur élevée, zones de HEAD). Les douleurs hépatiques et vésiculaires se projettent surtout dans l'épaule droite (phénomène d'EISELBERG), les douleurs cardiaques et pancréatiques, dans l'épaule gauche. Le cheminement exact de cette projection douloureuse est encore inconnu. L'expérience enseigne néanmoins que les « douleurs scapulaires » traduisent fréquemment une atteinte viscérale thoracique, abdominale ou pelvienne (cf. p. 219).

Variations. En tant que branche du plexus brachial, le nerf phrénique peut passer en dehors du muscle scalène antérieur ou en dedans et longer le nerf pneumogastrique. Si ses racines cervicales ne s'unissent pas juste après leur naissance, le nerf phrénique peut être double, en partie ou en totalité, suivant le lieu de leur jonction. Par *phréniques accessoires*, on désigne des racines du nerf phrénique qui ne se détachent pas de C3, C4 et C5. Ainsi peut-on observer un phrénique accessoire externe provenant du plexus brachial et contenant des fibres de C7 et D1. Un phrénique accessoire interne peut se détacher de la branche descendante du plexus cervical ou de l'anse cervicale profonde et comporter des fibres de C2 et C3.

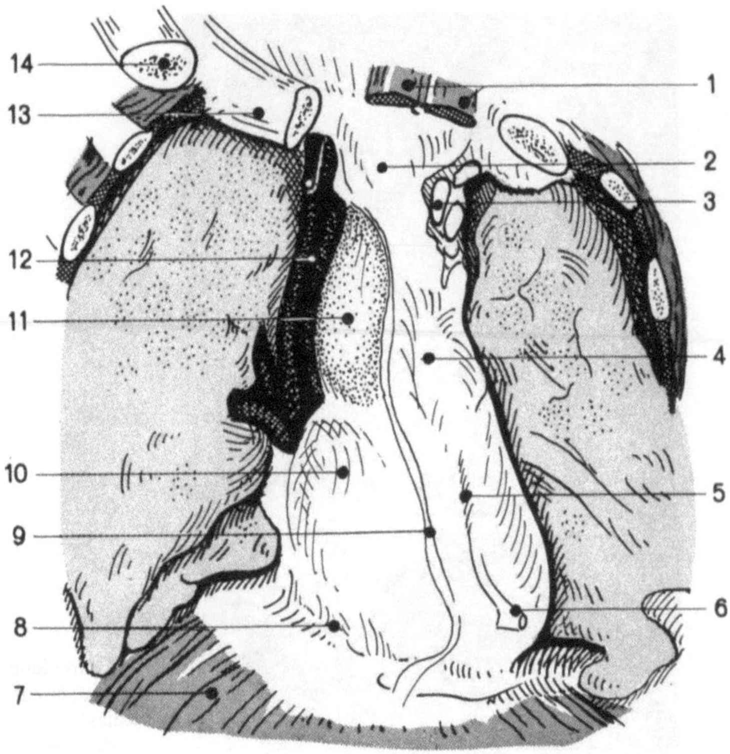

84a

1 Muscles sous-hyoïdiens
2 Corps adipeux rértosternal (vestiges du thymus)
3 Ganglions médiastinaux antérieurs gauches
4 Tronc pulmonaire (intra-péricardique)
5 Partie sternocostale du péricarde
6 Ligament sternopéricardique inférieur
7 Diaphragme
8 Ligament phréno-péricardique
9 Ligne de réflexion pleurale antérieure
10 Partie latérale du péricarde (recouverte par la plèvre médiastine)
11 Aorte ascendante (intra-péricardique)
12 Veine cave supérieure
13 1ère côte
14 Clavicule

PÉRICARDE

Le péricarde est un sac séreux clos qui enveloppe le cœur. Lisse, nacré et humide, il consiste en un feuillet pariétal et un feuillet viscéral qui s'unissent l'un à l'autre au niveau des zones de pénétration et de sortie des gros vaisseaux. Le feuillet séreux pariétal est doublé à l'extérieur par une lame conjonctive ferme et résistante qui le renforce (péricarde fibreux). Le feuillet pariétal et le péricarde fibreux constituent à proprement parler le « *péricarde* » ou « sac fibreux péricardique » par opposition à l'*épicarde* formé par le feuillet viscéral, lame mince et transparente qui tapisse la paroi cardiaque. Le cœur occupe le sac péricardique réduit à une fente capillaire (cavité péricardique) contenant normalement quelques gouttes de sérosité (liquide péricardique). Des processus adhérentiels pathologiques peuvent entraîner la disparition de l'espace situé entre le péricarde et l'épicarde (péricardite constrictive). Le péricarde étant peu extensible, l'augmentation rapide du liquide péricardique ou l'irruption brutale de sang dans la cavité péricardique inhibent l'activité cardiaque (tamponade).

Le péricarde offre à considérer une partie sternocostale, une partie diaphragmatique, une partie postérieure et deux parties latérales.

Faces

La *partie sternocostale* du péricarde n'est directement en contact avec la paroi thoracique antérieure qu'au niveau du triangle péricardique puisqu'en dehors et au-dessus de ce triangle s'interposent les sinus costo-mé-

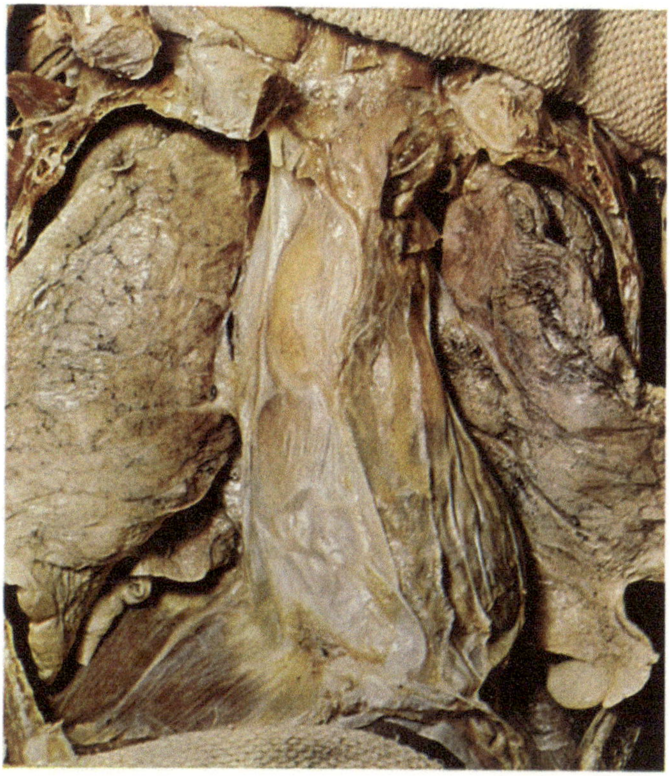

84b

Partie sternocostale et parties latérales du péricarde (poumons écartés latéralement)

diastinaux de la plèvre et le bord antérieur des poumons (cf. p. 65). Au niveau de la zone péricardique non revêtue de plèvre (portion libre ou extrapleurale) s'insèrent deux ligaments de fixation, le ligament sterno-péricardique supérieur, provenant du manubrium sternal, le ligament sterno-péricardique inférieur, provenant de l'appendice xiphoïde. Quelques ganglions lymphatiques prépéricardiques se logent, entre le péricarde, la paroi thoracique antérieure et le diaphragme, dans le tissu adipeux proche du ligament sterno-péricardique inférieur.

On peut ponctionner le péricarde au niveau de sa portion libre sans léser la plèvre, sur la ligne parasternale, à la hauteur du 5e espace intercostal. On peut l'ouvrir après incision des 4e et 5e cartilages costaux.

Les *parties latérales* du péricarde s'insinuent des deux côtés dans l'échancrure cardiaque du poumon (fig. 84). A ce niveau, le feuillet pleural médiastin est très mince et adhère si intimement au péricarde que le clivage de ces deux séreuses est souvent difficile, voire impossible. Le nerf phrénique et les vaisseaux diaphragmatiques supérieurs cheminent entre la plèvre et le péricarde. Le long du sinus costo-médiastinal de la plèvre, on observe fréquemment un plan adipeux épais, interpleuropéricardique, qui contient quelques ganglions lymphatiques juxtapéricardiques. Cette couche adipeuse peut recouvrir toute la face médiastinale du péricarde et masquer les formations sous-jacentes. Le tissu adipeux forme ici des lobules revêtus de plèvre, analogues aux appendices épiploïques du côlon (Plicae adiposae pericardii) (fig. 43).

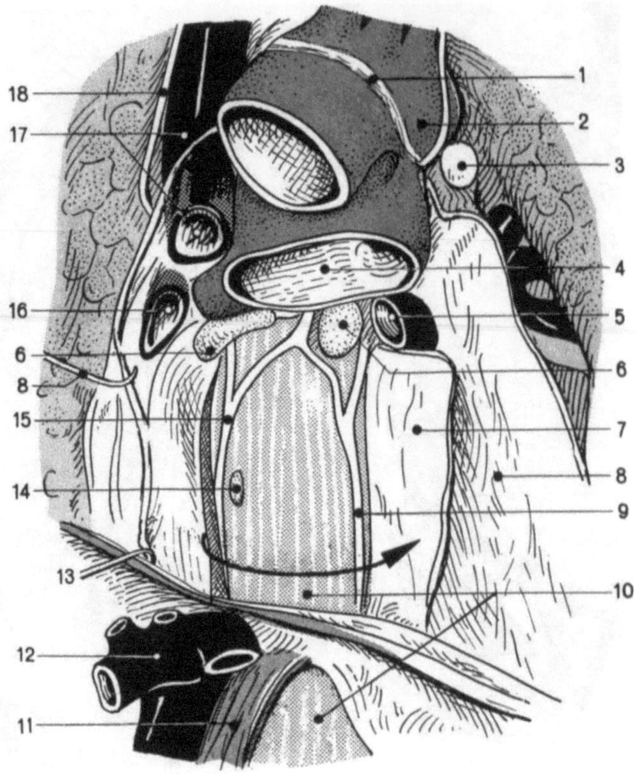

85a

1 Ligne de réflexion du péricarde sur l'aorte
2 Crosse de l'aorte et nerf pneumogastrique gauche
3 Ganglion lymphatique du ligament artériel
4 Tronc pulmonaire
5 Veine pulmonaire supérieure gauche
6 Ganglion lymphatique trachéobronchique inférieur
7 Lame péricardique postérieure rabattue
8 Sac péricardique
9 Nerf pneumogastrique antérieur
10 Œsophage
11 Pilier interne du diaphragme
12 Veines sus-hépatiques
13 Diaphragme
14 Ganglion lymphatique médiastinal postérieur
15 Nerf pneumogastrique postérieur
16 Veine pulmonaire supérieure droite
17 Veine cave supérieure
18 Nerf phrénique droit

La *partie postérieure* du sac fibreux péricardique marque la limite entre le médiastin antérieur et le médiastin postérieur. Les organes contigus ne s'aperçoivent de devant qu'après incision du péricarde (fig. 85). Les formations en rapport avec cette partie du péricarde sont l'œsophage, le plexus œsophagien, le pneumogastrique gauche, les ganglions lymphatiques trachéobronchiques inférieurs et médiastinaux postérieurs. Au niveau du hile du poumon, la portion postérieure du péricarde entre en rapport avec les bronches souches et, à gauche, avec l'aorte thoracique descendante (fig. 75).

La *partie diaphragmatique* du péricarde, de forme ovale, repose sur la foliole antérieure du centre phrénique (cf. fig. 24). Le péricarde et le diaphragme sont faciles à dissocier sauf le long du bord antérieur et des bords latéraux où ils adhèrent fortement (ligament phréno-péricardique antérieur droit et gauche, fig. 84). Le péricarde n'est solidaire du diaphragme que chez l'homme et les singes anthropoïdes, ce qui semble dû à leur station verticale. Chez les quadrupèdes, le sac fibreux péricardique est indépendant du diaphragme. Il ne lui est

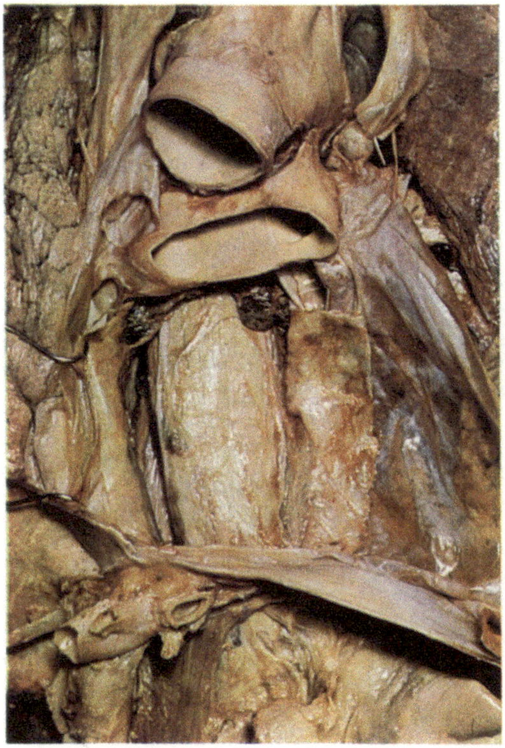

85b

Région de la partie postérieure du péricarde. Lame péricardique postérieure rabattue sur la gauche (flèche)

relié que par un repli pleural. Le lobe paracardiaque (Lobus infracardiacus) du poumon droit se glisse entre ces deux formations.

Lignes de réflexion du péricarde

Le péricarde fibreux se poursuit par l'adventice des gros vaisseaux du cœur à l'endroit où ceux-ci s'échappent du péricarde ou le pénètrent. En revanche, le péricarde séreux se réfléchit à ce niveau, le feuillet pariétal s'unissant au feuillet viscéral (épicarde), d'où l'existence de lignes de réflexion, artérielle et veineuse.

Ligne de réflexion artérielle (fig. 85 et 86). Toute la partie ascendante de la crosse de l'aorte est intrapéricardique. Ce n'est que 1 à 1,5 cm en aval de la naissance du tronc brachiocéphalique artériel que l'aorte se dégage du sac péricardique. De là, la ligne de réflexion artérielle chemine obliquement vers le bas pour atteindre le ligament artériel, elle se prolonge sur le tronc pulmonaire dont le court trajet est également intrapéricardique. Les deux grosses artères qui partent du cœur possèdent donc une gaine péricardique commune qui rappelle qu'elles dérivent l'une et l'autre du tronc artériel.

Ligne de réflexion veineuse (fig. 86). Étant donné l'abouchement postérieur des veines dans les oreillettes, la ligne de réflexion veineuse n'est visible qu'après avoir excisé le cœur. Elle a la forme d'un T majuscule couché à gauche (⊢) dont le jambage vertical unit la veine cave supérieure à la veine cave inférieure par dessus les veines pulmonaires droites et dont la barre horizontale s'étend des veines pulmonaires droites aux veines pulmonaires gauches. Contrairement aux artères, les veines n'ont pas de trajet intrapéricardique libre.

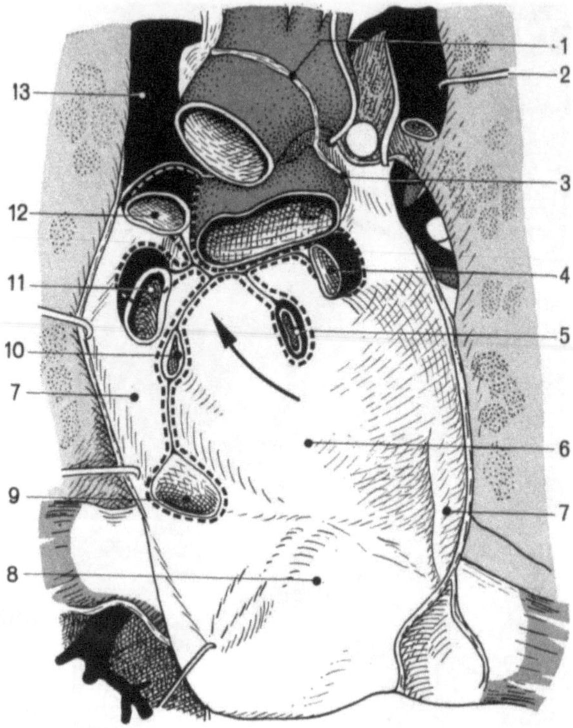

86a

1 Ligne de réflexion artérielle sur l'aorte
2 Tronc veineux brachiocéphalique gauche
3 Ligne de réflexion artérielle sur le tronc pulmonaire
4 Veine pulmonaire supérieure gauche
5 Veine pulmonaire inférieure gauche
6 Partie postérieure du péricarde
7 Partie latérale du péricarde
8 Partie diaphragmatique du péricarde
9 Veine cave inférieure
10 Veine pulmonaire inférieure droite
11 Veine pulmonaire supérieure droite
12 Veine cave supérieure (trajet intra-péricardique)
13 Veine cave supérieure (trajet extra-péricardique)

La flèche indique le cul-de-sac de Haller.
Ligne de réflexion veineuse en pointillé

La ligne de réflexion veineuse entoure les quatre cinquièmes de la veine pulmonaire inférieure gauche, les deux tiers des veines pulmonaires supérieures, la moitié de la veine pulmonaire inférieure droite une fois sur deux, car dans 50 % des cas ce dernier vaisseau n'est pas revêtu de péricarde. Vu ce trajet partiellement intrapéricardique, il faut inciser de plus le péricarde au-dessus et au-dessous de la veine pour procéder à une ligature veineuse après ouverture péricardique.
Au niveau de la veine cave supérieure, la paroi postérieure du péricarde forme un profond cul-de-sac (Recessus retrocavalis).

Variations des veines pulmonaires. A gauche, la veine pulmonaire supérieure et la veine pulmonaire inférieure s'unissent souvent en un tronc commun. A droite, par contre, on observe plus fréquemment des veines segmentaires ou lobaires qui se jettent directement dans l'oreillette gauche. Ainsi peut-il y avoir un seul confluent veineux à gauche et jusqu'à cinq à droite (fig. 86c, Nick, 1952).
Sinus du péricarde. La partie horizontale de la ligne de réflexion péricardique sur le pédicule veineux et la partie inférieure du jambage vertical de cette ligne de réflexion délimitent entre elles le *cul-de-sac de* Haller, situé derrière l'oreillette gauche. Il devient visible si l'on soulève la pointe du cœur (fig. 86 et 88). Entre les deux lignes de réflexion péricardique sur le pédicule artériel et sur le pédicule veineux, la cavité séreuse forme un canal, le *sinus transverse de* Theile (canal de Theile). C'est une fente capillaire tapissée de tout côté par de la séreuse limitée en bas par la barre

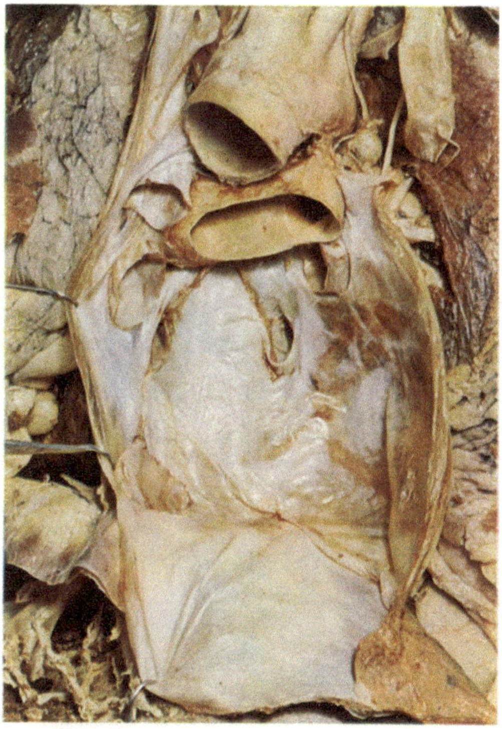

86b

Lignes de réflexion du péricarde (péricarde ouvert, excision du cœur)

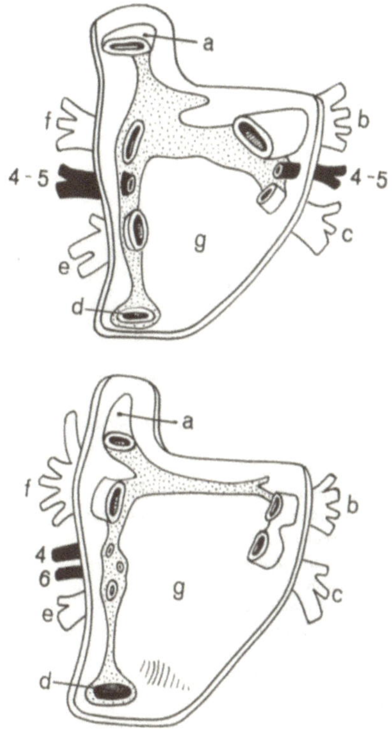

86c

Variations de la terminaison des veines pulmonaires

(d'après Nick, 1954)

a Veine cave supérieure
b Veine pulmonaire supérieure gauche
c Veine pulmonaire inférieure gauche
d Veine cave inférieure
e Veine pulmonaire inférieure droite
f Veine pulmonaire supérieure droite
g Lambeau de la partie postérieure du péricarde avec ligne de réflexion veineuse (en pointillé)

Les veines qui s'abouchent séparément dans l'oreillette gauche sont teintées en noir
Les chiffres correspondent à la numérotation des segments

horizontale de la ligne de réflexion veineuse et en haut par la ligne de réflexion de l'artère pulmonaire droite. Le tronc pulmonaire et la partie ascendante de la crosse de l'aorte forment sa paroi antérieure, les deux oreillettes, sa paroi postérieure. Elle est ouverte à gauche et à droite, de sorte qu'une sonde peut y pénétrer, à droite, entre la veine cave supéreure et la partie ascendante de la crosse de l'aorte, à gauche, entre le tronc pulmonaire et l'auricule gauche (cf. fig. 87).

Variations du sac péricardique. Le péricarde peut faire complètement défaut. Dans cette rare éventualité, le cœur et les poumons sont logés dans la même cavité, les nerfs phréniques cheminent contre la paroi antérieure du thorax. Plus souvent, le péricarde présente des lacunes, la cavité péricardique communiquant toujours avec la cavité pleurale gauche et le nerf phrénique du même côté passant dans le pli péricardique antérieur. Ces deux malformations peuvent rester asymptomatiques et n'être que des découvertes fortuites.

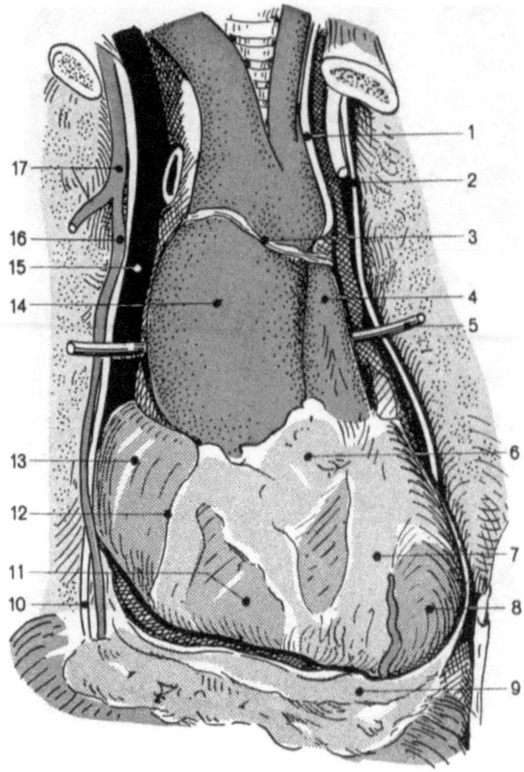

87a

1 Nerf pneumogastrique gauche
2 Nerf phrénique gauche
3 Ligne de réflexion artérielle du péricarde
4 Tronc pulmonaire
5 Sinus transverse (sonde)
6 Infundibulum du tronc pulmonaire
7 Tissu adipeux comblant le sillon interventriculaire antérieur
8 Ventricule gauche
9 Péricarde
10 Nerf phrénique droit
11 Ventricule droit
12 Sillon auriculo-ventriculaire
13 Oreillette droite
14 Partie ascendante de la crosse de l'aorte
15 Veine cave supérieure
16 Artère diaphragmatique supérieure
17 Artère mammaire interne droite

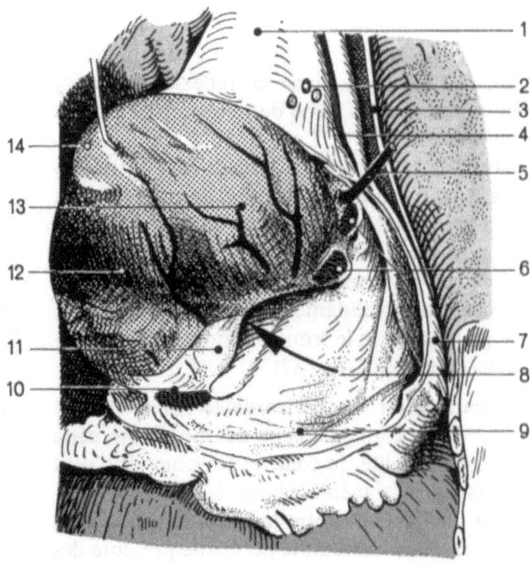

88a

1 Partie ascendante de la crosse de l'aorte
2 Ganglions lymphatiques médiastinaux antérieurs gauches
3 Nerf phrénique gauche
4 Artère diaphragmatique supérieure
5 Sonde introduite dans le sinus transverse
6 Veines pulmonaires gauches
7 Sac péricardique
8 Cul-de-sac de Haller
9 Partie diaphragmatique du péricarde
10 Veine cave inférieure
11 Veine pulmonaire inférieure droite
12 Face diaphragmatique du cœur
13 Bord mousse
14 Pointe du cœur

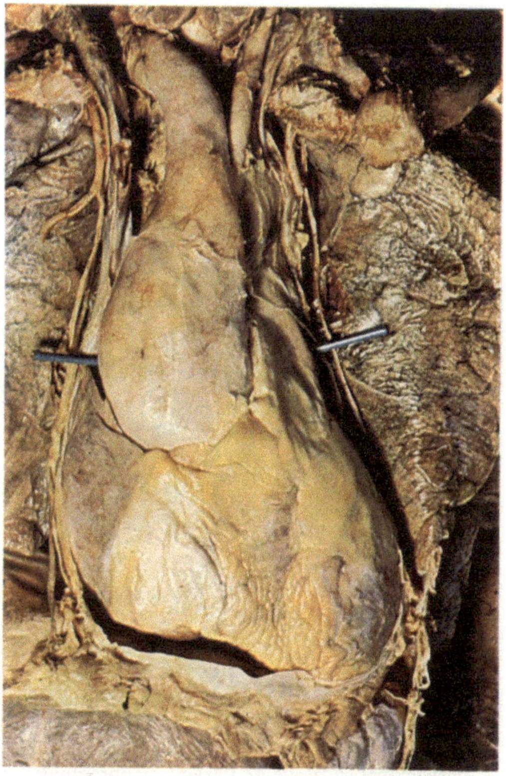

87b

Sinus transverse de Theile (après ablation de la lame péricardique antérieure. La sonde traverse de part en part le sinus transverse)

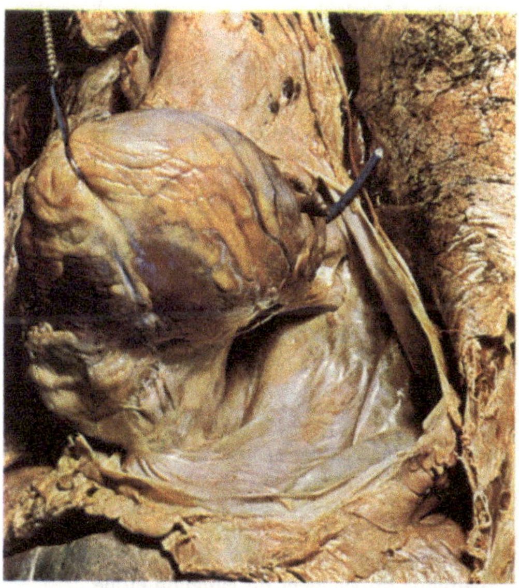

88b

Cul-de-sac de Haller (pointe du cœur érignée en haut et à droite)

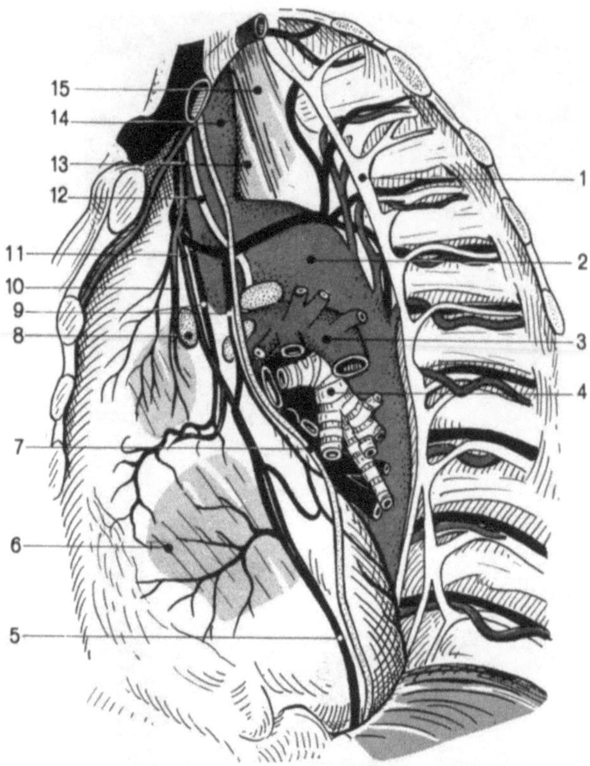

89a

1 Tronc sympathique
2 Crosse de l'aorte
3 Artère pulmonaire gauche
4 Tronc bronchique
5 Veine péricardique inférieure
6 Péricarde
7 Nerf phrénique gauche
8 Ganglions lymphatiques médiastinaux antérieurs gauches
9 Veine péricardique supérieure
10 Vaisseaux thymiques
11 Artère diaphragmatique supérieure
12 Nerf pneumogastrique gauche
13 Œsophage
14 Artère sous-clavière gauche
15 Long du cou

Vascularisation, vaisseaux lymphatiques, innervation du péricarde

Artères. La face antérieure et les faces latérales du péricarde sont irriguées par des branches de l'artère mammaire interne, la face diaphragmatique, par l'artère diaphragmatique inférieure, la face postérieure, par les artères bronchiques et les artères médiastinales postérieures.

L'artère mammaire interne (fig. 89) donne naissance à l'artère péricardique supérieure, à l'artère péricardique inférieure et à l'artère diaphragmatique supérieure. L'*artère péricardique supérieure* se détache à la hauteur de la 1ère côte, passe entre la plèvre médiastine et le thymus pour atteindre le péricarde. Elle vascularise le péricarde, la plèvre et le thymus. L'*artère péricardique inférieure* naît entre le 3e et le 4e cartilage costal, descend en arrière du sinus costomédiastinal de la plèvre pour gagner le péricarde. L'*artère diaphragmatique supérieure* a une origine variable. Le plus souvent, celle-ci se situe en arrière du 1er cartilage costal. Ce vaisseau chemine avec le nerf phrénique, verticalement de haut en bas, entre la plèvre médiastine et le péricarde (fig. 89). Ses rameaux latéraux s'épuisent dans la plèvre et les parties latérales du péricarde, ses branches terminales pénètrent le piaphragme et s'anastomosent avec le rameau phrénicopéricardique de l'artère diaphragmatique inférieure, lequel irrigue la partie diaphragmatique du péricarde. Les multiples anastomoses entre les artères péricardiques des deux côtés unissent les territoires des artères sous-clavières à celui de l'aorte abdominale.

Veines. Les veines de la face antérieure et des faces latérales sont satellites des artères décrites ci-dessus, elles se jettent dans les veines mammaires internes. Les veines de la face postérieure sont des affluents de l'azygos, de l'hémiazygos ou de l'hémiazygos accessoire. Le sang de la face inférieure est drainé directement par la veine cave inférieure. On peut considérer les veines du péricarde comme des collatérales entre les troncs brachiocéphaliques et la veine cave inférieure.

Vaisseaux lymphatiques. Ils sont en relation avec les ganglions lymphatiques médiastinaux antérieurs, diaphragmatiques et trachéobronchiques inférieurs.

Innervation. Elle est assurée par le pneumogastrique, le sympathique et le nerf phrénique. Les rameaux du pneumogastrique se détachent tantôt de ce nerf ou du nerf récurrent, tantôt des plexus pulmonaire et œsophagien. Les rameaux du sympathique proviennent du ganglion étoilé.

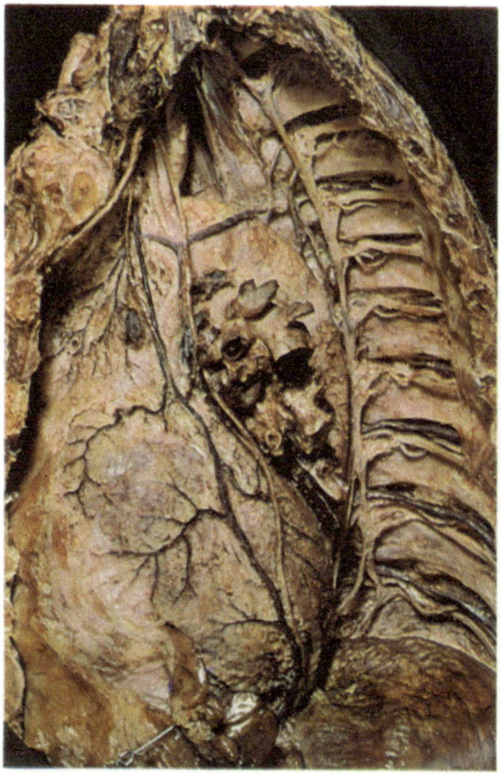

89b

Vaisseaux péricardiques et thymiques (vue latérale gauche du médiastin)

CŒUR

Situation. Le cœur siège dans la partie inférieure du médiastin antérieur (étage cardiaque), entre les deux poumons, protégé en avant par le sternum et les 3e-6e cartilages costaux, séparé des viscères abdominaux par le diaphragme, au contact de l'œsophage et de l'aorte, en arrière. Le cœur a une situation asymétrique dans la cavité thoracique, car il est pour deux tiers à gauche de la ligne médiane et pour un tiers à droite de cette ligne (fig. 94 et 95).

Fixité. Le cœur est assujetti par les gros vaisseaux afférents et efférents, d'une part, et de l'autre, par le péricarde. En rapport étroit avec le diaphragme par la veine cave inférieure et par l'adhérence du péricarde au centre phrénique, il suit les mouvements de ce muscle.

Structure. Le cœur comprend deux oreillettes, gauche et droite, et deux ventricules correspondants. L'oreillette droite et le ventricule droit forment le cœur droit, veineux, l'oreillette gauche et le ventricule gauche, le cœur gauche, artériel. Le cœur droit est séparé du cœur gauche par la cloison interauriculaire et la cloison interventriculaire. La surface extérieure du cœur présente deux sillons (sillons interventriculaires antérieur et postérieur) qui se rencontrent à proximité de la pointe du

90a

1 Crosse de l'aorte
2 Artère pulmonaire gauche
3 Veine pulmonaire supérieure gauche
4 Tronc pulmonaire
5 Auricule gauche
6 Artère coronaire gauche
7 Artère diagonale du ventricule gauche
8 Rameau interventriculaire antérieur
9 Bord mousse
10 Ventricule gauche
11 Ventricule droit
12 Pointe du cœur
13 Incisure apicale
14 Bord tranchant
15 Partie diaphragmatique du péricarde
16 Artère marginale droite
17 Artère coronaire droite
18 Oreillette droite
19 Infundibulum du tronc pulmonaire
20 Auricule droite
21 Veine pulmonaire supérieure droite
22 Partie ascendante de la crosse de l'aorte
23 Veine cave supérieure
24 Tronc veineux brachiocéphalique gauche
25 Tronc veineux brachiocéphalique droit
26 Tronc brachiocéphalique artériel

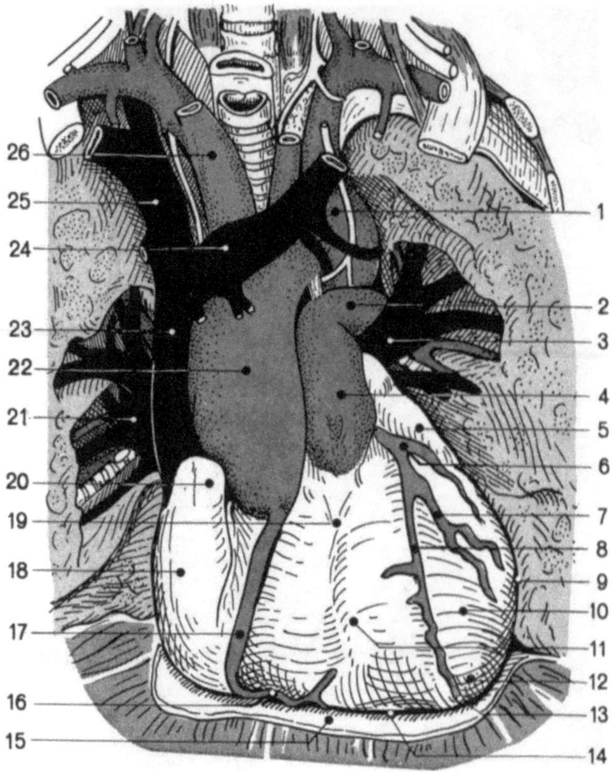

cœur, au niveau de l'incisure apicale. Les valvules auriculoventriculaires (à gauche, valvule mitrale; à droite, valvule tricuspide) marquent la séparation entre les oreillettes et les ventricules, indiquée à l'extérieur par le sillon auriculoventriculaire.

Configuration externe. Le cœur offre à considérer une base, une pointe et un axe. La *base du cœur* est soulignée à l'extérieur par le sillon auriculoventriculaire. Elle correspond au plan des valvules sur lequel se disposent les valvules auriculoventriculaires, la valvule aortique et la valvule pulmonaire. Ce plan est incliné à droite et en arrière. La *pointe du cœur* fait partie du ventricule gauche Elle se projette dans le 5e espace intercostal gauche, sur la ligne médioclaviculaire. L'*axe du cœur* joint le milieu de la base cardiaque à la pointe de l'organe. Il forme avec l'axe du corps un angle de 45°.

La paroi du cœur se subdivise en une face sternocostale, une face diaphragmatique et une face postérieure.

La *face sternocostale,* en rapport, à droite avec la paroi thoracique antérieure, est séparée par le *bord tranchant* du cœur de la *face diaphragmatique* qui repose sur le diaphragme. Une zone de passage moins nette, le *bord mousse* (ou face pulmonaire gauche), existe à gauche entre la face sternocostale et la *face postérieure* principalement formée par la paroi postérieure de l'oreillette gauche et du ventricule gauche.

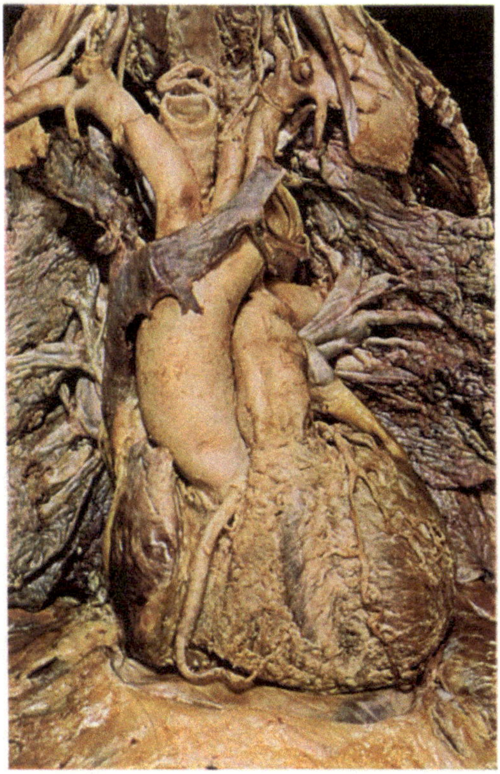

90b

Vue antérieure du cœur et des gros vaisseaux in situ

Faces

Face sternocostale

La fig. 90 montre la *face sternocostale* du cœur après ablation de la paroi thoracique antérieure. Elle comporte une zone ventriculaire, une zone artérielle et une zone auriculaire.

Zone ventriculaire. La zone ventriculaire de la face antérieure du cœur est limitée à gauche par le bord mousse, plus bas, sur le diaphragme, par le bord tranchant. En haut et à gauche, elle est limitée par la partie gauche du sillon auriculoventriculaire vers l'auricule gauche, à droite, par la partie droite du sillon auriculoventriculaire vers l'oreillette droite, et se prolonge en haut par l'*infundibulum du tronc pulmonaire* vers le tronc pulmonaire. Dans le *sillon auriculoventriculaire* cheminent, à gauche, la branche auriculoventriculaire de l'artère coronaire gauche et la grande veine coronaire, à droite, l'artère coronaire droite et la petite veine coronaire. Le *sillon interventriculaire antérieur* qui parcourt la zone ventriculaire délimite extérieurement les deux ventricules. Il commence entre le tronc pulmonaire et l'auricule gauche et se termine à l'incisure apicale. Le rameau interventriculaire de l'artère coronaire gauche et la grande veine coronaire empruntent son trajet. A sa gauche, on trouve la petite surface sternocostale de la paroi du ventricule gauche et, entre ce sillon et la partie droite du sillon auriculoventriculaire, la surface plus étendue de la paroi antérieure du ventricule droit.

91a

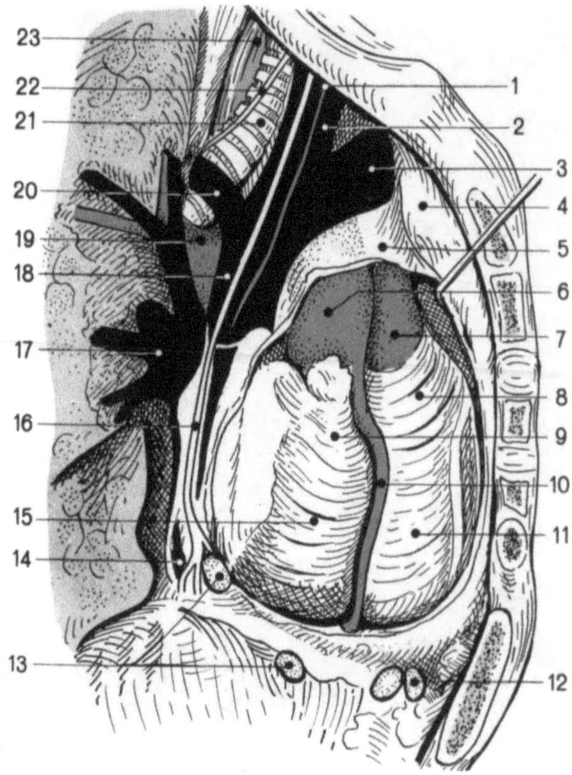

1 Artère diaphragmatique supérieure
2 Tronc veineux brachiocéphalique droit
3 Tronc veineux brachiocéphalique gauche
4 Corps adipeux rétrosternal
5 Péricarde
6 Partie ascendante de la crosse de l'aorte
7 Tronc pulmonaire
8 Infundibulum du tronc pulmonaire
9 Auricule droite
10 Artère coronaire droite
11 Ventricule droit
12 Ganglions lymphatiques prépéricardiques
13 Ganglions lymphatiques juxtapéricardiques
14 Veine cave inférieure
15 Oreillette droite
16 Nerf phrénique droit
17 Veine pulmonaire supérieure droite
18 Veine cave supérieure
19 Artère pulmonaire droite
20 Crosse de l'azygos
21 Trachée
22 Nerf pneumogastrique droit
23 Œsophage

Zone artérielle. La zone artérielle de la face sternocostale du cœur est formée par le tronc pulmonaire et la partie ascendante de la crosse de l'aorte. L'orifice du tronc pulmonaire est situé sur le plan valvulaire en avant et à gauche, celui de l'aorte, en arrière et à droite. Comme le tronc pulmonaire s'élève de gauche à droite et d'avant en arrière mais que l'aorte décrit le début de sa crosse de droite à gauche et d'arrière en avant, ces deux vaisseaux, dès leur origine, s'enroulent l'un autour de l'autre en décrivant un demi-tour de spire. La partie ascendante de la crosse de l'aorte et le tronc pulmonaire, engainés par une lame péricardique commune, forment le pédicule artériel. Ces deux vaisseaux présentent à la sortie de leur ventricule respectif un élargissement (bulbe de l'aorte et bulbe du tronc pulmonaire). Cette dilatation est due aux *sinus de Valsalva* des valvules sigmoïdes, appelés *sinus du tronc pulmonaire* et *sinus aortiques*.

Zone auriculaire. Les deux oreillettes sont séparées des deux ventricules par le sillon auriculoventriculaire. Elles forment une couronne autour des deux gros troncs artériels (Corona cordis) mais en restent distantes par interposition du sinus transverse de THEILE. Les deux auricules sont bien visibles dans une vue antérieure. L'auricule droite est en rapport avec la partie droite et antérieure de l'aorte ascendante, l'auricule gauche, avec la partie gauche et postérieure du tronc pulmonaire.

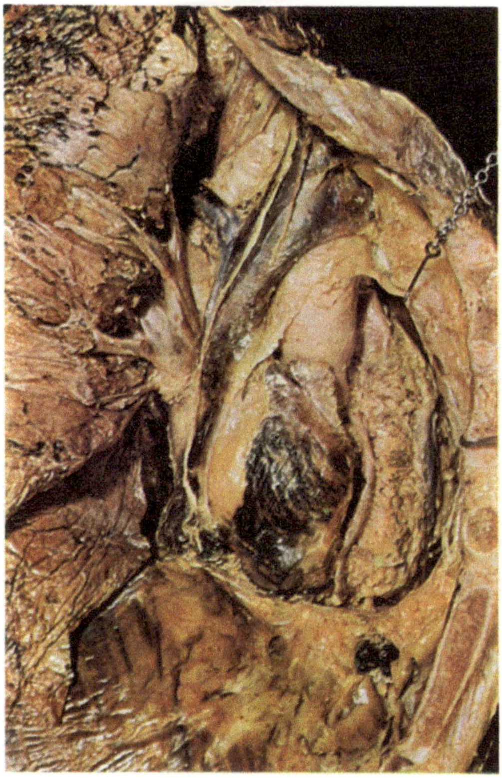

91b

Vue latérale droite du cœur in situ (poumon rabattu en arrière après ablation de la plèvre médiastine et d'un lambeau péricardique)

Vue latérale droite du cœur (face pulmonaire droite) (fig. 91)

La paroi de l'oreillette droite constitue la majeure partie de la face pulmonaire. Sa zone postérieure s'étendant entre les deux veines caves s'appelle partie lisse de l'oreillette droite (Sinus venarum cavarum). Cette partie est séparée du reste de l'oreillette par le sillon vertical de l'oreillette droite (sulcus terminal de His). L'auricule droite contourne la face latérale de l'origine de l'aorte mais, comme la veine cave supérieure, en reste séparée par le sinus transverse du péricarde. La paroi auriculaire rejoint celle du ventricule droit au niveau du sillon auriculoventriculaire dans lequel passent l'artère coronaire droite et la petite veine coronaire. Ces deux vaisseaux cardiaques, qui apparaissent entre l'infundibulum du tronc pulmonaire et l'auricule droite, se dirigent par un trajet vertical vers le bord tranchant qu'ils franchissent pour se poursuivre sur la face diaphragmatique du cœur.

La face pulmonaire droite est constituée en avant par la partie ascendante de la crosse de l'aorte, par le tronc pulmonaire et le ventricule droit, en arrière, par la veine cave supérieure, la partie lisse intercave de l'oreillette droite et la veine cave inférieure.

La face latérale droite du cœur déprime légèrement la face interne du poumon (fosse cardiaque, empreinte de l'oreillette droite).

92a

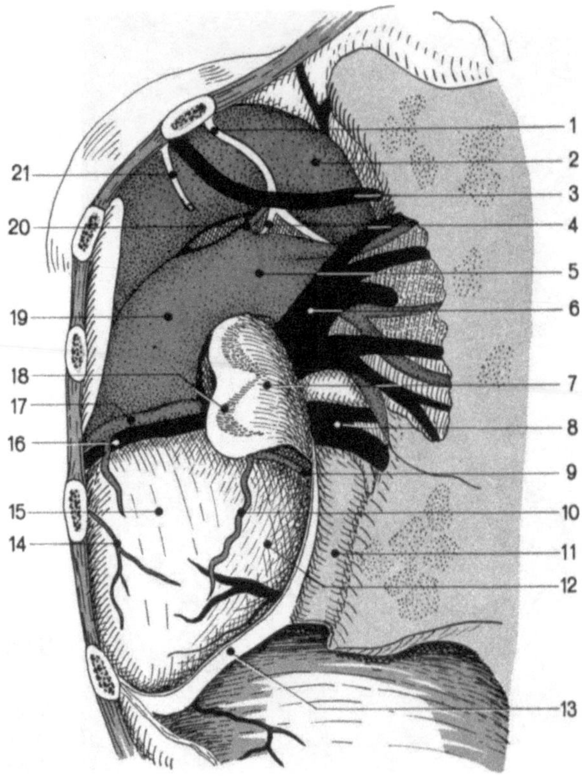

1 Nerf pneumogastrique gauche
2 Crosse de l'aorte
3 Veine intercostale supérieure gauche
4 Nerf récurrent gauche
5 Artère pulmonaire gauche
6 Veine pulmonaire supérieure gauche
7 Oreillette gauche
8 Veine pulmonaire inférieure gauche
9 Artère auriculoventriculaire
10 Artère marginale gauche
11 Ligament pulmonaire
12 Bord mousse
13 Péricarde
14 Artère diagonale du ventricule gauche
15 Face sternocostale
16 Grande veine coronaire
17 Artère interventriculaire antérieure
18 Auricule gauche
19 Tronc pulmonaire
20 Ligament artériel
21 Nerf phrénique gauche

Vue latérale gauche du cœur (face pulmonaire gauche) (fig. 92)

La face pulmonaire gauche est formée en grande partie par le large bord mousse du cœur qui va de l'auricule gauche à la pointe du cœur et sépare la face sternocostale du ventricule gauche de la face postérieure. A son sommet chemine l'artère marginale gauche. Plus en retrait, nettement séparée par l'artère auriculoventriculaire, branche de l'artère coronaire gauche, le tronc pulmonaire se dirige en arrière et se divise pour donner les deux artères pulmonaires. Entre le ventricule gauche et le tronc pulmonaire s'applique l'auricule gauche derrière laquelle les veines pulmonaires gauches supérieure et inférieure s'abouchent dans l'oreillette gauche. Toute la face pulmonaire gauche est en rapport avec la crosse de l'aorte.

La face pulmonaire gauche est constituée en avant par la partie ascendante de la crosse de l'aorte, l'infundibulum du tronc pulmonaire et le ventricule gauche, en arrière, par la crosse de l'aorte, l'artère pulmonaire gauche, l'oreillette gauche et le ventricule gauche.

La face latérale gauche du cœur déprime nettement la face interne du poumon gauche (fosse cardiaque, empreintes de la crosse aortique, de l'infundibulum du tronc pulmonaire et du ventricule gauche).

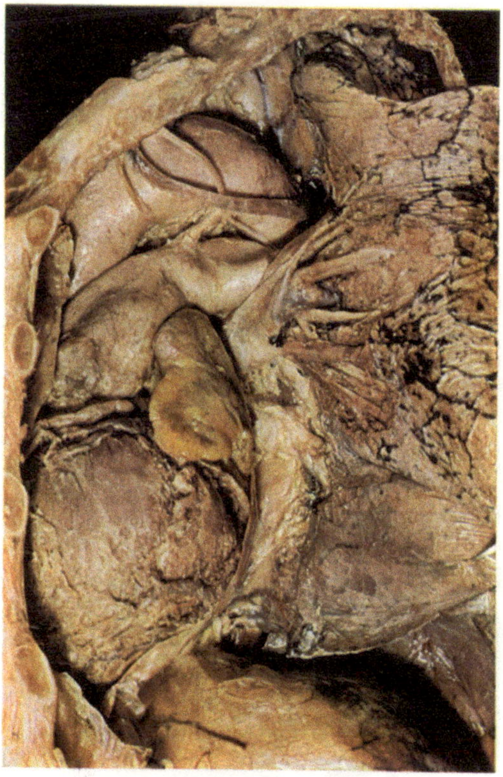

92b

Vue latérale gauche du cœur et des troncs vasculaires (après ablation de la plèvre médiastine et de la partie latérale du péricarde)

Face diaphragmatique du cœur (fig. 93)

La face diaphragmatique du cœur repose sur la foliole antérieure du centre phrénique du diaphragme dont elle n'est séparée que par le péricarde. Elle est constituée surtout par les deux ventricules, en avant, une faible partie de la surface correspondant en arrière à l'oreillette droite et à l'embouchure de la veine cave inférieure dans cette cavité cardiaque. La *zone ventriculaire* se continue à droite et en avant, de l'autre côté du bord tranchant, par la face pulmonaire droite et par la face sternocostale. A gauche, la limite avec la face postérieure est moins nette. L'artère postérieure du ventricule gauche chemine à ce niveau. Selon le grand axe de la zone ventriculaire, le sillon interventriculaire postérieur marque extérieurement la frontière entre les deux ventricules. Ce sillon abrite le rameau postérieur de l'artère coronaire droite, la veine interventriculaire inférieure et le rameau interventriculaire antérieur de l'artère coronaire gauche qui passe du sillon interventriculaire antérieur dans le sillon interventriculaire postérieur au niveau de l'incisure apicale. En arrière, la zone ventriculaire est séparée des oreillettes par le sillon auriculoventriculaire. Ce sillon est parcouru, à droite, par l'artère coronaire droite et la petite veine coronaire, à gauche, par le sinus coronaire et l'extrémité de la branche auriculoventriculaire de l'artère coronaire gauche. Si l'artère coronaire droite est prépondérante, comme dans la fig. 99e, le sinus coronaire est accompagné par l'artère droite qui donne alors aussi naissance à l'artère postérieure du ventricule gauche.

93a

1 Trachée
2 Tronc brachiocéphalique artériel
3 Œsophage
4 Veine cave supérieure
5 Bronche souche droite
6 Veine postérieure
7 Artère et bronche segmentaire 6
8 Artère et bronche du lobe inférieur droit
9 Veine azygos
10 Ligament pulmonaire
11 Péricarde
12 Veine cave inférieure
13 Artère coronaire droite
14 Rameau interventriculaire postérieur
15 Face diaphragmatique du cœur
16 Face postérieure du cœur
17 Sinus coronaire
18 Artère postérieure du ventricule gauche
19 Artère et bronche du lobe inférieur gauche
20 Veine pulmonaire inférieure gauche
21 Artère pulmonaire gauche
22 Crosse de l'aorte

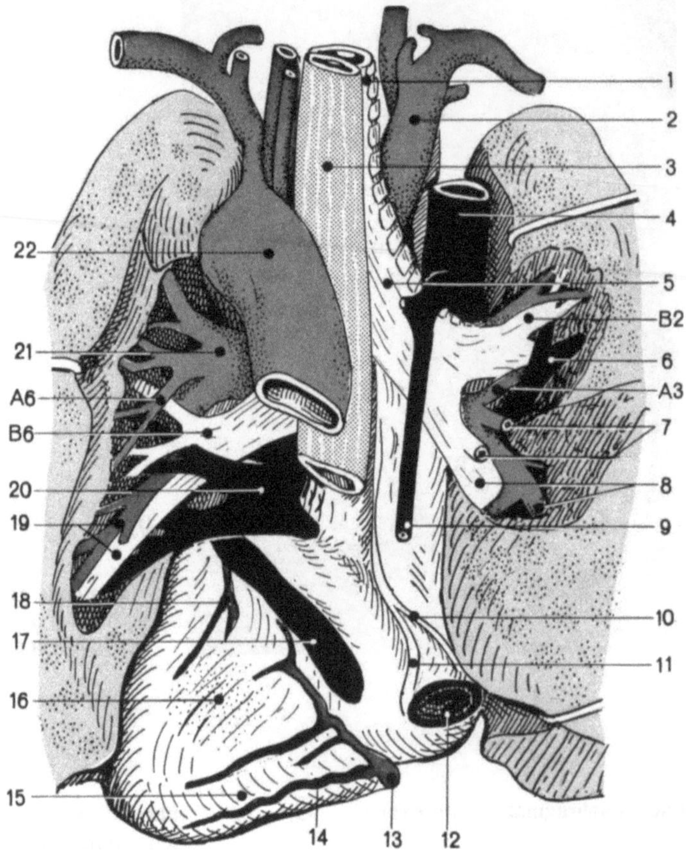

La *zone auriculaire* peu étendue de la face diaphragmatique se compose de l'embouchure de la veine cave inférieure et d'une petite partie de la paroi de l'oreillette entre la veine cave inférieure et le sillon auriculoventriculaire.

Le diaphragme sépare le cœur du lobe gauche du foie (fig. 95b) et de l'angle hépatique du côlon. La réplétion de l'estomac abaisse le côlon, élève le diaphragme et la pointe du cœur.

Face postérieure du cœur (fig. 93)

La face postérieure du cœur se compose essentiellement de la paroi postérieure de l'oreillette gauche et du ventricule gauche. Située au-dessus du sillon auriculoventriculaire, l'oreillette gauche reçoit les veines pulmonaires droites et gauches. Sa face postérieure est traversée obliquement par la veine oblique de l'oreillette gauche (veine de MARSHALL) qui se jette dans la grande veine

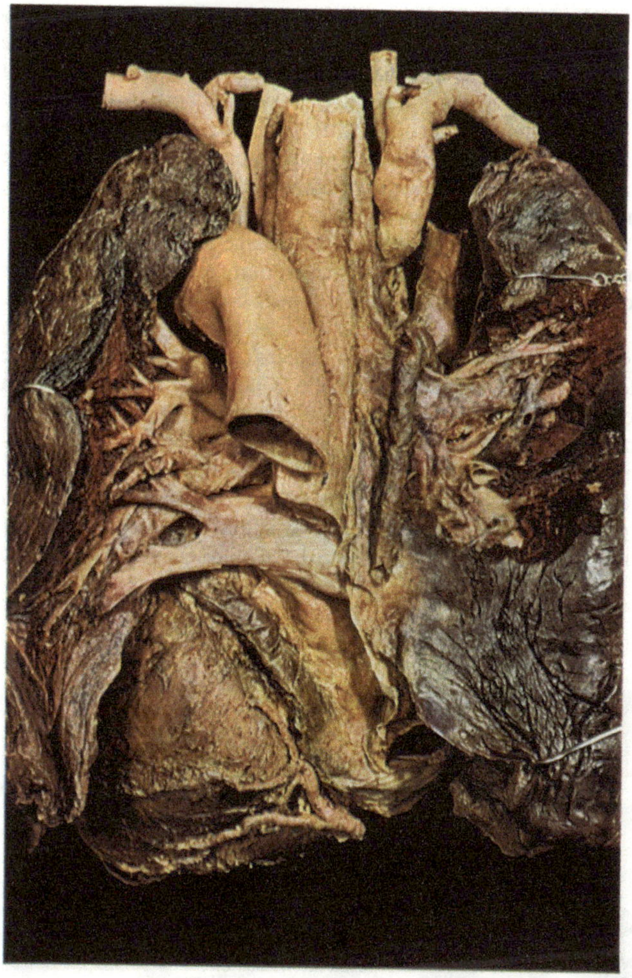

93b

Vue postérieure du cœur et des hiles pulmonaires

coronaire. Celle-ci se termine à gauche de la veine cave inférieure par le sinus coronaire, de fort calibre, qui sépare nettement l'oreillette du ventricule. La face postérieure du ventricule gauche est approximativement séparée de la face pulmonaire gauche par l'artère marginale et de la face diaphragmatique par le rameau postérieur de l'artère coronaire gauche. Le passage proprement dit d'une face à l'autre est insensible.

La zone supérieure de la face postérieure est en rapport avec les artères pulmonaires, la trachée et les bronches. L'œsophage se trouve en arrière des veines pulmonaires et de l'oreillette gauche. L'aorte thoracique descendante, la veine azygos et le canal thoracique sont séparés de l'œsophage, du péricarde et du cœur par le cul-de-sac interaortico-œsophagien et le cul-de-sac interazygo-œsophagien.

Projection de l'aire cardiaque sur la paroi thoracique antérieure

La projection du cœur sur la paroi thoracique antérieure est schématiquement représentée sur la fig. 94:
La limite supérieure de l'aire cardiaque à gauche est constituée par l'incisure entre l'arc pulmonaire et la convexité de l'auricule qui se projette dans le 2e espace intercostal ou sur le 3e cartilage costal, à 2 cm du bord sternal gauche (point 1).
La limite inférieure de l'aire cardiaque à gauche correspond à la pointe du cœur. Elle est située dans le 5e espace intercostal gauche, sur la ligne médioclaviculaire (point 2). En joignant les points 1 et 2 par une ligne convexe gauche, on obtient le contour cardiaque gauche qui est formé en grande partie par le bord mousse. La limite inférieure de l'aire cardiaque à droite répond à la zone d'insertion du 5e ou du 6e cartilage costal sur le sternum à droite (point 3). La ligne unissant les points 2 et 3 suit le bord tranchant du cœur. La limite supérieure de l'aire cardiaque à droite, qui correspond à l'embouchure de la veine cave supérieure dans l'oreillette droite, se trouve au niveau du 2e espace intercostal droit ou du 3e cartilage costal droit, 1 cm en dehors du bord sternal (point 4). L'union des points 3 et 4 donne le contour cardiaque droit. La ligne qui joint les points 4 et 1 passe à la hauteur des orifices de l'aorte et du tronc pulmonaire, elle répond grosso modo à la limite supérieure du cœur. Le sillon auriculoventriculaire se projette selon une ligne unissant l'extrémité sternale du 4e cartilage à gauche à l'arc costal à droite (fig. 94d). La moitié gauche du sillon auriculoventriculaire correspond au bord inférieur du 3e cartilage

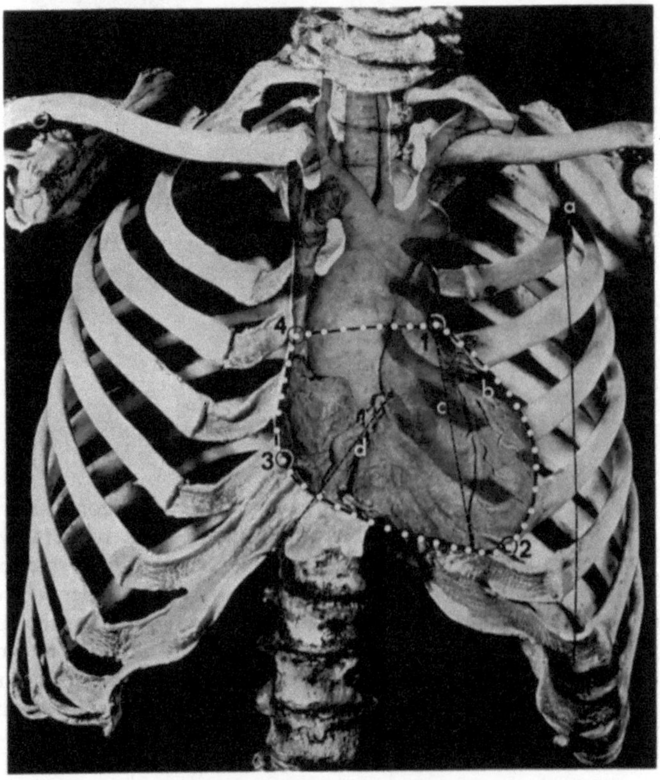

94

Projection de l'aire cardiaque sur la paroi thoracique antérieure (cf. texte pour les explications)

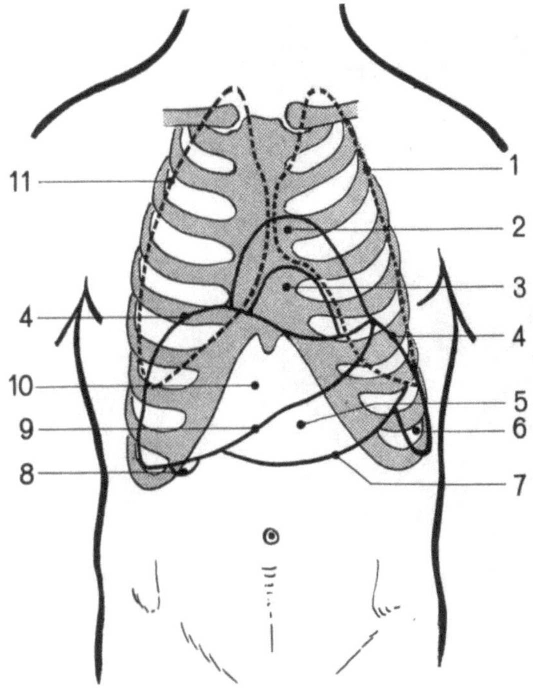

95a

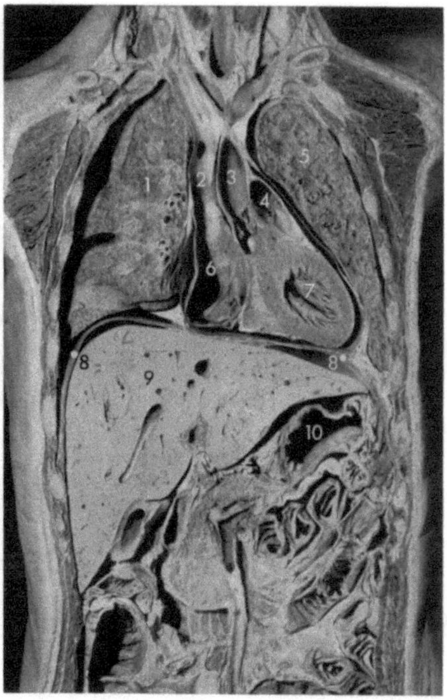

95b

Matités cardiaques et projection des poumons et des viscères abdominaux supérieurs sur la paroi thoraco-abdominale antérieure

Fig. a
1 Contour du poumon gauche
2 Matité cardiaque relative
3 Matité cardiaque absolue
4 Contour du diaphragme
5 Espace de Traube
6 Rate
7 Grande courbure
8 Vésicule biliaire
9 Bord inférieur du foie
10 Foie
11 Contour du poumon droit

Fig. b
1 Poumon droit
2 Veine cave supérieure
3 Aorte ascendante
4 Tronc pulmonaire
5 Poumon gauche
6 Oreillette droite
7 Ventricule gauche
8 Diaphragme
9 Foie
10 Estomac

costal gauche (fig. 94b). La jonction du point de projection de l'incisure apicale (1-1,5 cm en dedans de la pointe du cœur) et du point 1 donne le trajet du sillon interventriculaire antérieur (fig. 94c).

La percussion n'arrive à délimiter le cœur qu'à gauche et à droite, car en bas la matité cardiaque et la matité hépatique se confondent (fig. 95). Au niveau du triangle péricardique, le cœur est directement en rapport avec la paroi antérieure de la cage thoracique. C'est la zone de matité cardiaque absolue à la percussion. A droite et à gauche, la matité s'atténue de plus en plus par interposition progressive de tissu pulmonaire aéré dans les sinus costo-médiastinaux, entre le cœur et la paroi thoracique antérieure (matité cardiaque relative). A cette matité succède, en dehors de la projection de l'aire cardiaque, la sonorité des plages pulmonaires.

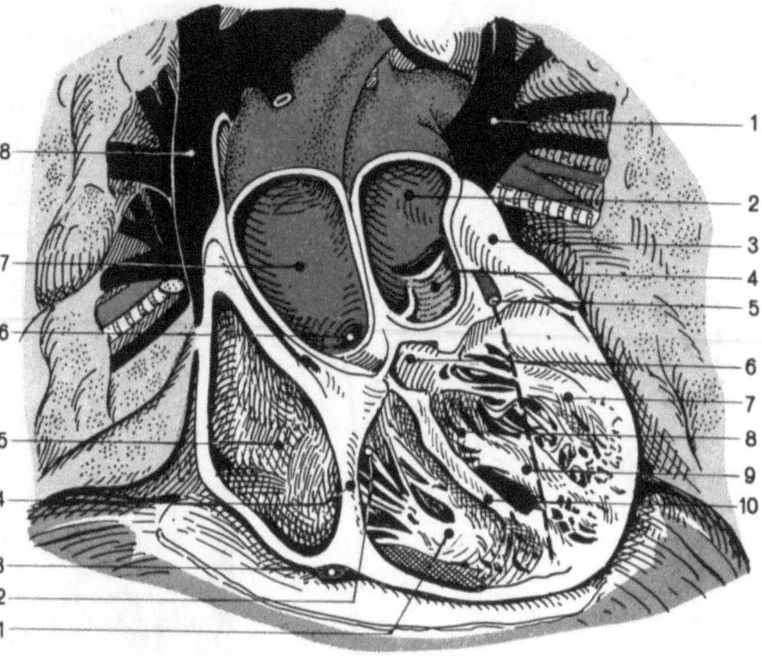

96a

1 Veine pulmonaire supérieure gauche
2 Tronc pulmonaire
3 Auricule gauche
4 Valvule sigmoïde du tronc pulmonaire
5 Artère coronaire gauche
6 Valvule mitrale
7 Pilier antérieur
8 Cordages tendineux
9 Pilier postérieur
10 Cloison interventriculaire (excision de la partie septale comprise entre la surface de coupe et la ligne pointillée)
11 Pilier antérieur
12 Valvule tricuspide
13 Artère coronaire droite
14 Anneau fibreux
15 Oreillette droite
16 Valvule aortique
17 Partie ascendante de la crosse de l'aorte
18 Veine cave supérieure

La ligne pointillée indique le trajet antérieur de la cloison interventriculaire

96c

Projection des orifices du cœur sur la paroi thoracique antérieure

(d'après Knese, 1963)

Oa Orifice aortique
OTp Orifice pulmonaire
Oad Orifice tricuspide
Oas Orifice mitral

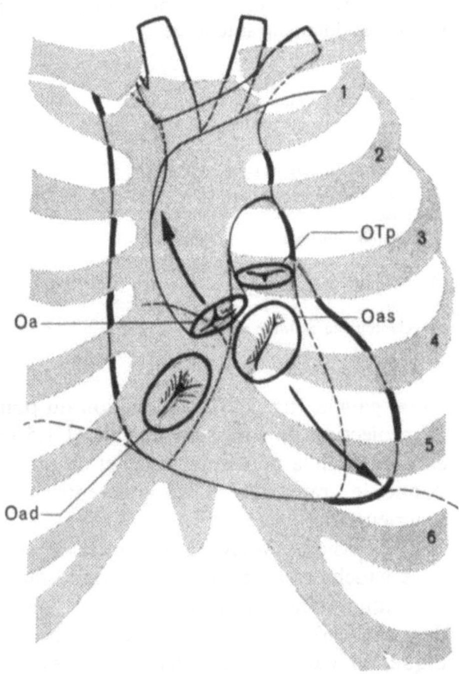

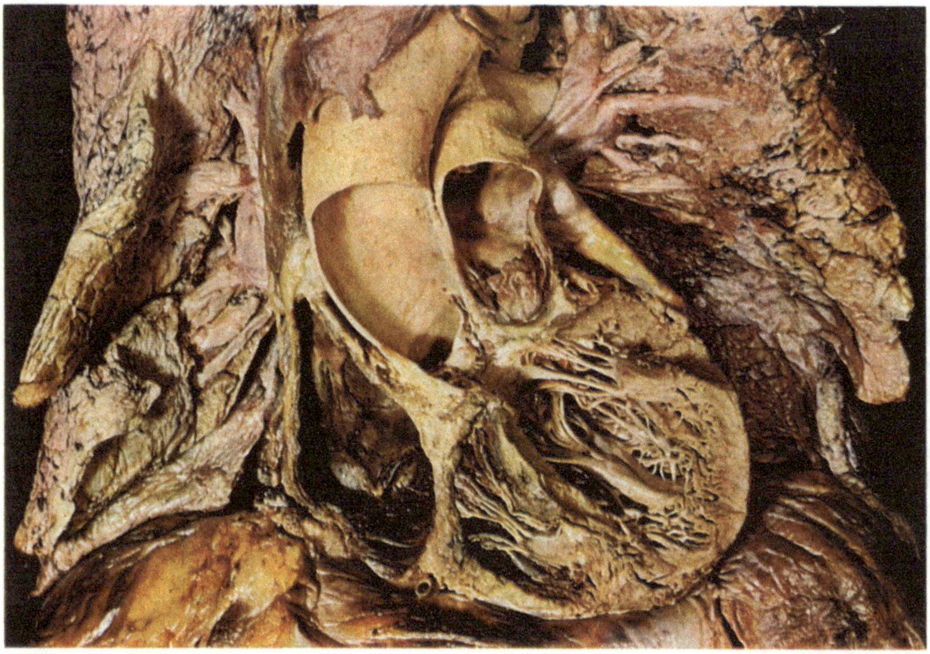

Cavités du cœur. Orifices cardiaques. Valvules. (Après excision de la face sterno-costale de l'oreillette droite et des deux ventricules. Partie ascendante de la crosse de l'aorte et tronc pulmonaire ouverts à leur face antérieure) 96b

Orifices cardiaques et valvules

La fig. 96 montre la structure du cœur et l'emplacement des orifices:

Au-dessus du sillon auriculoventriculaire, on aperçoit, à droite, l'oreillette droite, au milieu, le pédicule artériel, à gauche, l'auricule gauche, au-dessous de ce sillon, les deux ventricules et la cloison interventriculaire. L'oreillette gauche, qui est postérieure, et la cloison interauriculaire sont masquées par les troncs artériels.

Les orifices ventriculaires des troncs artériels sont munis de *valves sigmoïdes*. En plus de deux valves latérales, l'aorte possède une valve postérieure et le tronc pulmonaire une valve antérieure. Les poches des valves s'appellent les *sinus de Valsalva*. Le passage de l'oreillette dans le ventricule se fait par une *valvule auriculoventriculaire*. La base de ses valves triangulaires est fixée à l'anneau fibreux qui forme la limite entre l'oreillette et le ventricule. Leur pointe est amarrée aux muscles papillaires *(piliers du cœur)* par l'intermédiaire de fibres tendineuses *(cordages tendineux)*. La valvule auriculoventriculaire droite comporte trois valves *(valvule tricuspide)*, une antérieure, une postérieure, une interne avec muscles papillaires correspondants. Quant à la valvule auriculoventriculaire gauche, la *valvule mitrale*, elle présente deux valves, l'une interne (antérieure), l'autre externe (postérieure), avec deux piliers de même nom.

Projection des orifices sur la paroi thoracique antérieure, foyers d'auscultation. Les orifices du cœur siègent à gauche de la ligne médiane sauf l'orifice tricuspide (fig. 96c).
L'*orifice pulmonaire,* le plus antérieur, se trouve derrière l'extrémité sternale du 3e cartilage costal gauche. Son foyer d'auscultation correspond à la projection du tronc pulmonaire à gauche du sternum, dans le 2e espace intercostal.
Deux tiers de l'*orifice aortique* se projettent sur le sternum, l'autre tiers, dans le 3e espace intercostal gauche. Il est préférable de l'ausculter au niveau de l'extrémité sternale du 2e espace intercostal droit car c'est à cet endroit que la partie ascendante de la crosse de l'aorte est la plus proche de la paroi thoracique. L'*orifice mitral,* recouvert par l'infundibulum pulmonaire (fig. 96c), se projette sur le bord sternal gauche entre le 3e et le 4e espace intercostal. Il est presque frontal. Pour mieux différencier ses bruits de ceux de la valvule pulmonaire, on ausculte la valvule mitrale à la pointe du cœur. Presque sagittal, l'*orifice tricuspide* siège à droite en arrière du sternum à la hauteur du 5e cartilage costal et du 4e espace intercostal. C'est à ce niveau qu'on l'ausculte.
L'emplacement des points de projection varie avec l'âge, la configuration du thorax et la forme du cœur. Si le thorax est mince et allongé, ces zones sont décalées vers le haut, de la largeur d'une côte (position supérieure), si le thorax est large et que le diaphragme soit bas, elles sont situées une côte plus bas (position inférieure).

Contours de l'ombre médiothoracique aux rayons X (fig. 97)

Image de face. Sur un cliché du thorax de face, l'*ombre médiothoracique* se situe entre les deux champs pulmonaires qui contrastent par leur clarté. Cette ombre résume l'interférence et la superposition des organes médiastinaux opaques, du sternum et de la colonne vertébrale. Ses contours, qui, seuls, revêtent de l'importance en clinique, sont dessinés par diverses parties du cœur et des gros vaisseaux (fig. 97a).

Contour droit. Le contour droit de l'ombre médiothoracique se divise en 4 segments individualisés par des encoches plus ou moins marquées. Le segment supérieur, correspondant au tronc veineux brachiocéphalique droit, s'étend de l'articulation sternoclaviculaire, obliquement sur 2-3 cm vers la ligne médiane. Le contour vertical de la veine cave supérieure, long de 10 cm environ, se prolonge par l'ombre convexe de l'oreillette droite. En inspiration profonde, entre cette oreillette et le diaphragme, le bref trajet thoracique de la veine cave inférieure devient visible et forme le segment inférieur du contour droit de l'ombre médiothoracique (fig. 97c).

Contour gauche. Il débute au bord inférieur de la 1ère côte avec l'arc aortique (bouton aortique) qui se distingue bien de l'arc pulmonaire. Au-dessous du tronc pulmonaire, le contour touche l'auricule gauche sur une courte distance. Il existe ainsi entre l'arc pulmonaire moyen et l'arc volumineux du ventricule gauche un point d'inflexion (région du point G, « coup de hache ») qui disparaît lors de la dilatation de l'oreillette gauche (fig. 97c).
La silhouette de l'ombre médiothoracique dépend de la configuration du thorax, de la constitution du sujet, de la respiration, de la position du corps, de l'âge et du sexe. Normalement, l'axe du cœur forme avec le plan horizontal un angle de 45 degrés. Chez les sujets pycniques, cet angle diminue (cœur horizontal, cœur couché), chez les asthéniques, il augmente (cœur vertical, cœur en goutte).

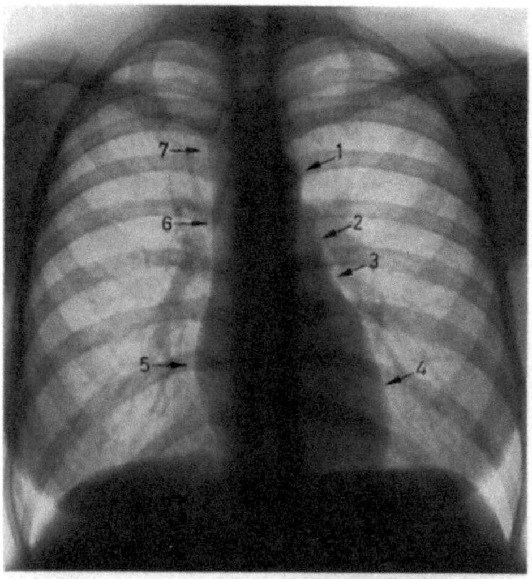

a

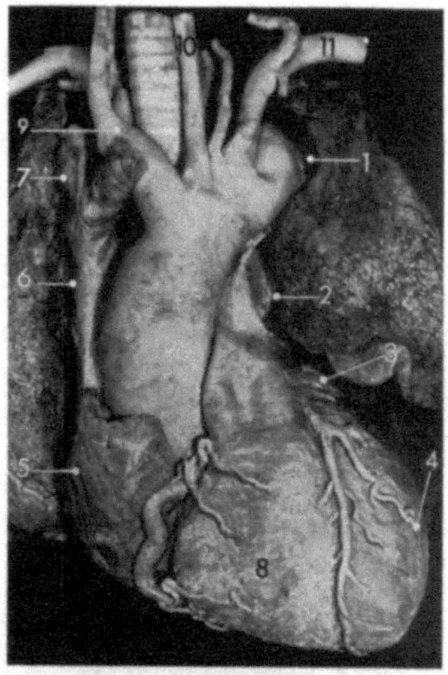

b

c

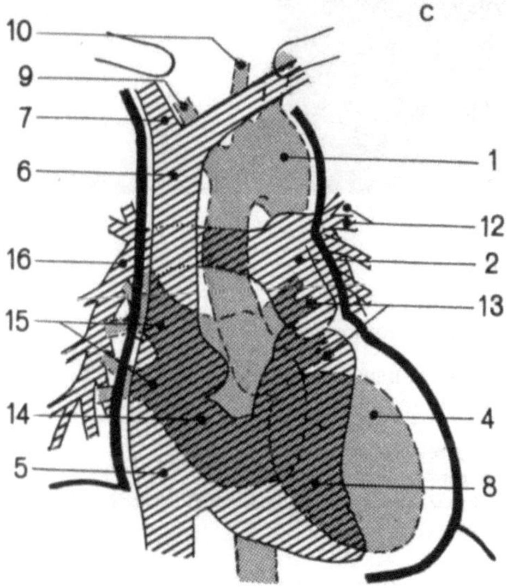

d

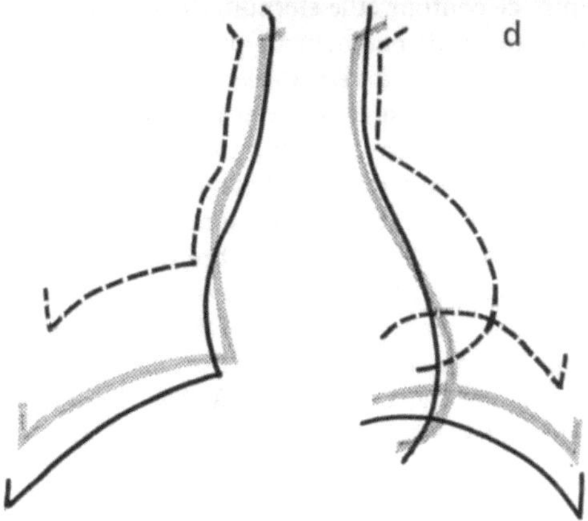

97

Fig. a Ombre médiothoracique. Face

Fig. b Préparation cœur-poumons

Fig. c Projection des segments cardiaques et des gros vaisseaux dans l'ombre médiothoracique (d'après Heim de Balsac); pointillé: cœur gauche, hachuré: cœur droit

Fig. d Influence de la respiration sur la forme et la situation du cœur dans l'orthodiagramme (d'après Schinz et coll.)

Pointillé: position moyenne, ligne interrompue: expiration maximum, trait plein: inspiration maximum

1 Arc aortique
2 Arc pulmonaire
3 Auricule gauche
4 Ventricule gauche
5 Oreillette droite
6 Veine cave supérieure
7 Tronc veineux brachiocéphalique
8 Ventricule droit
9 Tronc artériel brachiocéphalique
10 Carotide primitive gauche
11 Artère sous-clavière gauche
12 Artère pulmonaire gauche
13 Veines pulmonaires gauches
14 Oreillette gauche
15 Veines pulmonaires droites
16 Artère pulmonaire droite

Image de profil. Pour bien comprendre la silhouette du cœur vu de profil (fig. 98a) aux RX, il est bon de comparer le cliché avec la préparation anatomique (fig. 98b).
Le contour postérieur du cœur suit l'arc aortique, l'artère pulmonaire gauche, qui en effet se projette dans le champ du hile, l'oreillette gauche et le ventricule gauche. L'aorte thoracique et l'œsophage passent entre la paroi postérieure du cœur et la colonne vertébrale. Comme ces deux formations sont transparentes aux RX, leur emplacement ménage un *espace rétrocardiaque* clair (espace de HOLZKNECHT) qui s'amincit lors de dilatation du cœur gauche.
Le contour antérieur du cœur se compose de l'ombre de l'arc aortique, de l'infundibulum du tronc pulmonaire et du ventricule droit. Entre ce contour et le sternum existe une zone triangulaire de parenchyme pulmonaire, claire aux RX *(espace rétrosternal)* qui abrite le thymus chez le sujet jeune et le corps adipeux rétrosternal chez l'adulte. La dilatation du ventricule droit restreint l'étendue du champ rétrosternal. A la face postérieure, le cœur s'étend de la 4e à la 8e vertèbre dorsale (vertèbres cardiaques de GIACOMINI). Les gros vaisseaux correspondent à D4, l'infundibulum du tronc pulmonaire et l'orifice aortique à D5, les deux oreillettes à D6, les deux ventricules à D7, la pointe du cœur à D8.

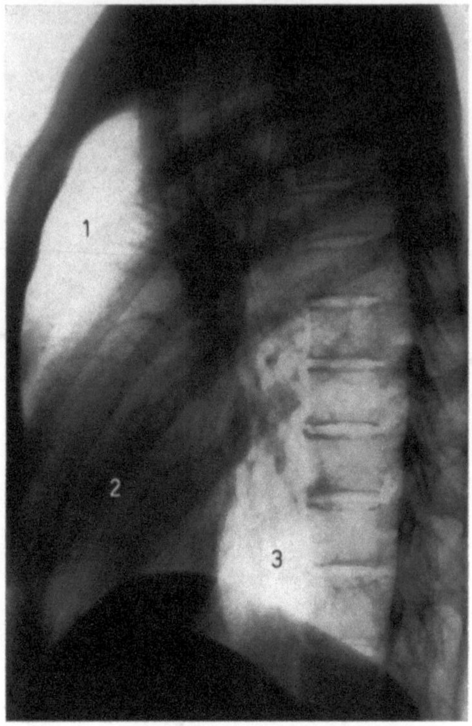

98a

Ombre médiothoracique. Profil

(cliché de A. Rüttimann, Clinique de Radiologie, Université de Zurich)

1 Espace rétrosternal
2 Cœur
3 Espace rétrocardiaque (espace de Holzknecht)

Vascularisation sanguine du cœur

Artères. Les deux artères qui irriguent le cœur forment une couronne autour de l'organe, d'où leur nom d'artères coronaires. L'artère coronaire droite naît du sinus de Valsalva droit, l'artère coronaire gauche, du sinus de Valsalva gauche, à la hauteur du bord supérieur des valvules sigmoïdes. Les artères coronaires proprement dites et leurs principales branches sont accompagnées par des veines, des vaisseaux lymphatiques et le plexus coronaire, au sein du tissu adipeux sous-épicardique. Par place, des faisceaux de myocarde peuvent les enjamber. A son origine, l'*artère coronaire gauche* passe entre le tronc pulmonaire et l'auricule gauche dont la pointe la recouvre (fig. 90). Ce vaisseau se divise en une artère interventriculaire antérieure, une artère auriculoventriculaire et de fins rameaux.
L'*artère interventriculaire antérieure* gagne l'incisure apicale en empruntant le sillon interventriculaire antérieur puis se poursuit à la face diaphragmatique du cœur pour se terminer dans le tiers inférieur du sillon interventriculaire postérieur. Elle s'épanouit en fins rameaux latéraux destinés au myocarde. Une branche plus volumineuse, le *rameau infundibulaire gauche*, se distribue au tiers gauche de l'infundibulum du tronc pulmonaire. Un autre rameau, l'*artère diagonale du ventricule gauche*

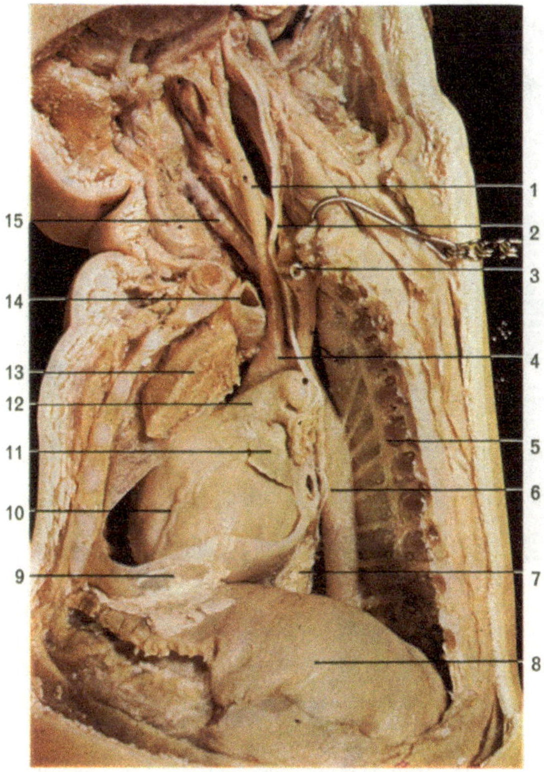

98b

1 Carotide primitive gauche
2 Nerf pneumogastrique gauche
3 Artère sous-clavière gauche
4 Crosse de l'aorte
5 Sympathique
6 Aorte thoracique
7 Œsophage
8 Diaphragme
9 Péricarde
10 Artère interventriculaire antérieure
11 Auricule gauche
12 Tronc pulmonaire
13 Thymus
14 Tronc veineux brachiocéphalique gauche
15 Trachée

est destiné à la face antérieure du ventricule gauche (fig. 90 et 99b).

L'*artère auriculoventriculaire gauche,* située dans le sillon de même nom, se porte à gauche et dans un trajet oblique d'avant en arrière. Dans 85 % des cas, elle se termine par une branche descendante *(artère rétroventriculaire gauche),* à la limite des faces postérieure et diaphragmatique du ventricule gauche (fig. 99c). Dans 7,5 % des cas seulement, elle se prolonge par le rameau interventriculaire postérieur (fig. 99d). L'artère auriculoventriculaire fournit des rameaux destinés à l'oreillette gauche (rameaux auriculaires), au ventricule gauche (rameaux ventriculaires) et à la cloison (rameaux septaux). L'*artère marginale gauche,* le long du bord mousse, est le plus gros rameau ventriculaire (fig. 99c-e).

L'*artère coronaire droite* passe entre l'aorte et l'auricule droite pour s'engager dans le sillon auriculoventriculaire qu'elle parcourt jusqu'au bord tranchant et jusqu'à la face diaphragmatique du cœur. Elle se termine par le rameau interventriculaire postérieur dans le sillon de même nom (fig. 99).

Dans le prolongement de l'artère coronaire droite, un fin rameau gagne la partie gauche du sillon auriculoventriculaire et s'anastomose avec l'artère auriculoventriculaire, branche de l'artère coronaire gauche (fig. 99c). Les rameaux auriculaires se distribuent à l'oreillette droite, les rameaux ventriculaires, au ventricule droit. Les plus gros rameaux de la coronaire droite sur la face antérieure du cœur sont l'*artère infundibulaire droite,* qui vascularise les deux tiers droits de l'infundibulum pulmonaire, et l'*artère du bord droit du cœur,* le long du bord tranchant (fig. 99a-b). Le *rameau interventriculaire postérieur* s'anastomose dans le sillon interventriculaire postérieur, à la face diaphragmatique du cœur, avec l'artère interventriculaire antérieure, branche de la coronaire gauche. Ce rameau irrigue la face diaphragmatique des deux ventricules et

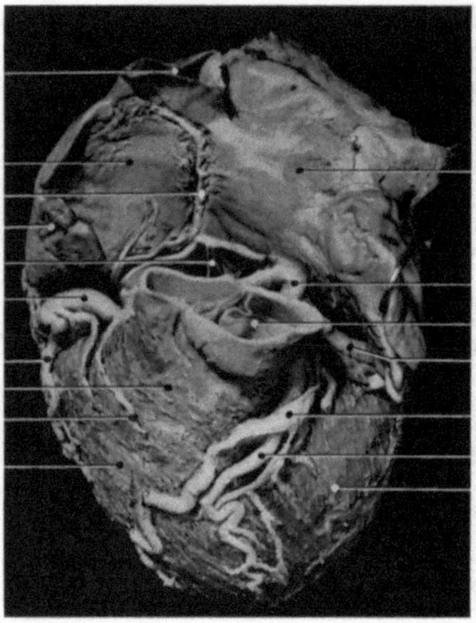

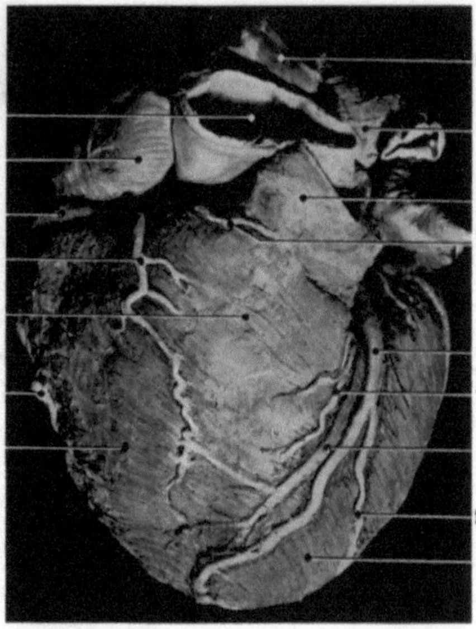

99a, b

Vaisseaux coronaires (vue antérieure du cœur)

1 Oreillette gauche
2 Artère coronaire gauche
3 Orifice pulmonaire
4 Artère auriculoventriculaire gauche
5 Grande veine coronaire
6 Artère interventriculaire antérieure
7 Ventricule gauche
8 Ventricule droit
9 Artère infundibulaire droite
10 Infundibulum du tronc pulmonaire
11 Artère du bord droit du cœur
12 Artère coronaire droite
13 Orifice aortique
14 Auricule droite
15 Artère du ventriculo-necteur (branche de la coronaire droite)
16 Oreillette droite
17 Veine cave supérieure
18 Artère graisseuse de Vieussens
19 Artère infundibulaire gauche
20 Artère diagonale du ventricule gauche

donne naissance à des rameaux septaux qui se distribuent au tiers postérieur de la cloison interventriculaire, Le rameau septal supérieur est destiné au nœud d'ASCHOFF-TAWARA et au faisceau de HIS. Les rameaux vasculaires et les rameaux adipeux (artères graisseuses de VIEUSSENS) des deux coronaires gagnent la paroi de l'aorte et du tronc pulmonaire ainsi que le tissu adipeux prévasculaire. Ils s'anastomosent entre eux et forment un réseau annulaire autour des troncs artériels (fig. 99b).

Anastomoses des artères coronaires. Grâce à l'injection des vaisseaux sur les préparations anatomiques, il est possible de mettre en évidence les anastomoses entre les deux artères coronaires au niveau de la cloison interventriculaire, du sillon interventriculaire postérieur, de la paroi de l'infundibulum pulmonaire et des oreillettes. Mais ces anastomoses n'existent jamais toutes en même temps. Leurs branches de communication sont par ailleurs de très fin calibre. Aussi faut-il assimiler les artères coronaires à des artères terminales au point de vue fonctionnel. C'est seulement lors d'hypoxie prolongée du myocarde (en cas d'anémie, par exemple) que les anastomoses augmentent de nombre et de section.

Les anastomoses artérioveineuses au sein du myocarde sont plus fréquentes chez le nouveau-né que chez l'adulte.

Au niveau de la ligne de réflexion du péricarde, il existe des anastomoses extracardiaques entre les artères du péricarde et les branches épicardiques des artères coronaires.

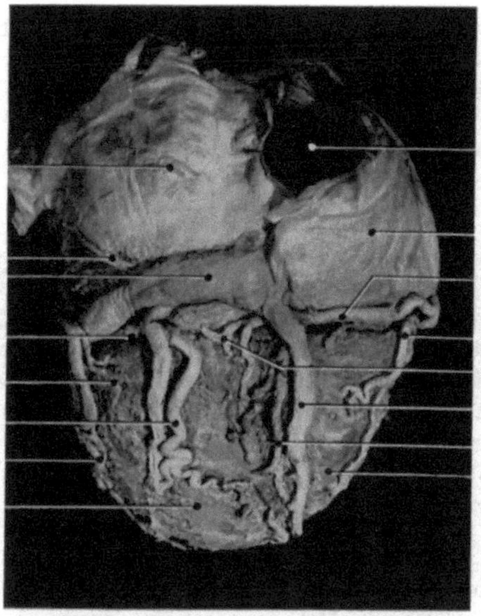

c

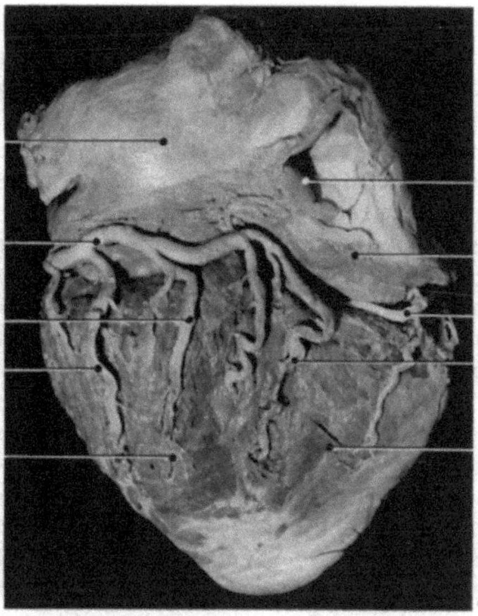

d

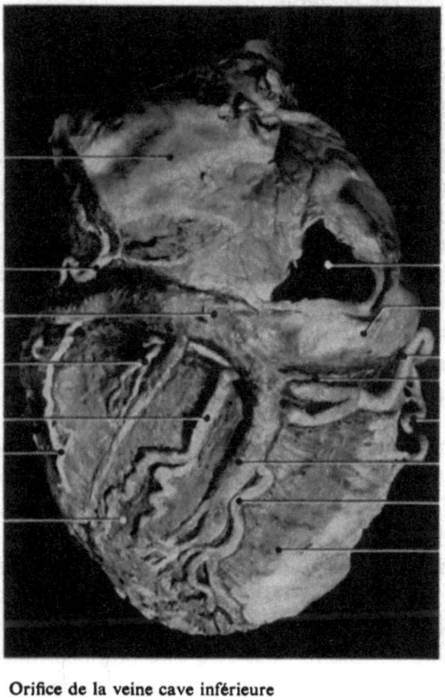

e

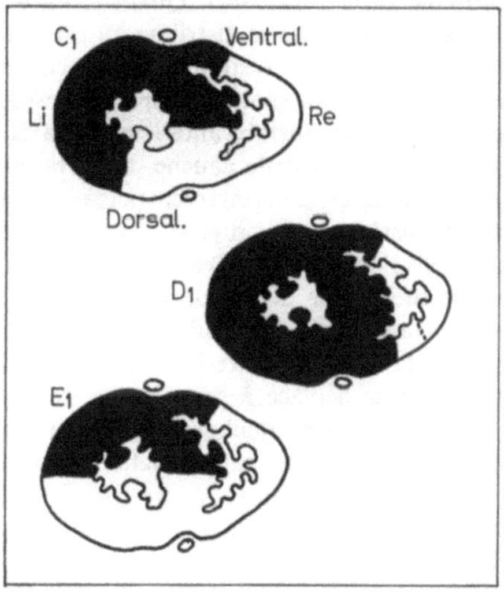

99c-e

Vues postérieures et coupes transversales du cœur. c-C_1 : type mixte. d-D_1 : type gauche. e-E^1 : type droit

En noir: territoire de l'artère coronaire gauche

1 Orifice de la veine cave inférieure
2 Oreillette droite
3 Artère coronaire droite
4 Artère du bord droit du cœur
5 Branche terminale de l'artère coronaire droite
6 Veine interventriculaire inférieure
7 Artère interventriculaire postérieure
8 Ventricule droit
9 Ventricule gauche
10 Artère marginale gauche
11 Artère rétroventriculaire gauche (avec veine homologue sur la fig. c)
12 Branche terminale de l'artère coronaire gauche
13 Artère auriculoventriculaire gauche
14 Sinus coronaire
15 Veine oblique de l'oreillette gauche (Marshall)
16 Oreillette gauche
17 Petite veine coronaire
18 Artère de l'atrio-necteur (branche de la coronaire gauche)

Territoires des artères coronaires. On distingue trois types en fonction du partage de l'irrigation du myocarde entre les deux artères coronaires:
On parle d'un *type mixte* (fig. 99c), parce que les deux territoires vasculaires ont à peu près la même étendue, lorsque l'artère interventriculaire postérieure naît de l'artère coronaire droite. La limite antérieure de ces territoires passe, en l'occurrence, à droite du sillon interventriculaire antérieur, la postérieure, à gauche du sillon interventriculaire postérieur. L'artère coronaire gauche irrigue l'oreillette gauche, la plus grande partie de la cloison interauriculaire, le ventricule gauche sauf sa face inférieure, une zone du ventricule droit voisine du sillon interventriculaire antérieur, les deux tiers antérieurs de la cloison interventriculaire, les deux muscles papillaires du ventricule gauche et le pilier antérieur du ventricule droit (fig. 99c_1). Quant à l'artère coronaire droite, elle se distribue à l'oreillette droite, à une zone restreinte de la cloison interauriculaire, au ventricule droit à l'exception d'une mince surface antérieure, à la face inférieure du ventricule gauche, au tiers postérieur de la cloison interventriculaire, aux piliers postérieur et interne du ventricule droit. Si l'artère postérieure du ventricule gauche se détache de la coronaire droite, ce dernier vaisseau devient prépondérant *(type droit)* et la frontière entre les deux territoires vasculaires se déplace à gauche (fig. 99e-E_1). Si l'artère interventriculaire postérieure est une branche de la coronaire gauche, c'est cette coronaire qui l'emporte *(type gauche)*, la limite des zones de vascularisation se déplace à droite, l'artère coronaire gauche vascularise toute la cloison interventriculaire (fig. 99d-D_1). Les deux tiers droits de l'*infundibulum du tronc pulmonaire* sont en général vascularisés par une artère relativement volumineuse à trajet plutôt horizontal, l'artère infundibulaire droite, le tiers gauche, par l'artère infundibulaire gauche, plus grêle et de trajet ascendant (fig. 99b). Ces deux artères ménagent entre elles une zone pauvre en rameaux vasculaires qui constitue une voie d'abord de l'organe lors d'intervention à cœur ouvert. Si l'artère infundibulaire gauche est prépondérante, cette zone est décalée vers la droite. Cette variation existe indépendamment des types de distribution coronaire décrits ci-dessus.

Vascularisation du système d'excitation et de conduction du cœur

Le *nœud sinusal* est irrigué par l'artère de l'atrio-necteur, branche de la coronaire gauche (fig. 99e) ou droite (fig. 99a). Il est rare d'observer une artère de l'atrio-necteur provenant de l'artère bronchique. Le *nœud d'*ASCHOFF-TAWARA et le *faisceau de* HIS sont généralement vascularisés par des rameaux septaux de l'artère coronaire droite (de l'artère coronaire gauche, dans le type gauche).

La coronaire gauche envoie des rameaux aux branches antérieures droite et gauche du faisceau de HIS, la coronaire droite, à sa branche postérieure.

Variations des artères coronaires (fig. 100)

Les variations des artères coronaires peuvent concerner l'étendue de la zone de vascularisation (p. 170), l'origine, le trajet, le nombre de branches et le calibre de ces vaisseaux. Le calibre et le nombre de branches dépendent du territoire de vascularisation. Le plus souvent, les anomalies de trajet s'observent avec les variantes de l'origine des artères coronaires.

Les *variations touchant l'origine* concernent une coronaire (fig. B à J), les deux coronaires (fig. K), une de leurs branches ou plusieurs (fig. L, M, N). Une coronaire peut naître en face du sinus de Valsalva qui est normalement à son origine (fig. B, C, D), de sorte que les deux artères se détachent du même sinus. Une coronaire peut être une branche initiale (fig. E et F) ou terminale (G et H) de l'autre coronaire. L'artère interventriculaire antérieure, ainsi que l'artère auriculoventriculaire gauche peuvent être des branches de l'artère coronaire droite (fig. M). Si l'une de ces deux branches prend directement naissance dans le sinus de Valsalva, le nombre des orifices augmente (fig. L). L'artère infundibulaire, les

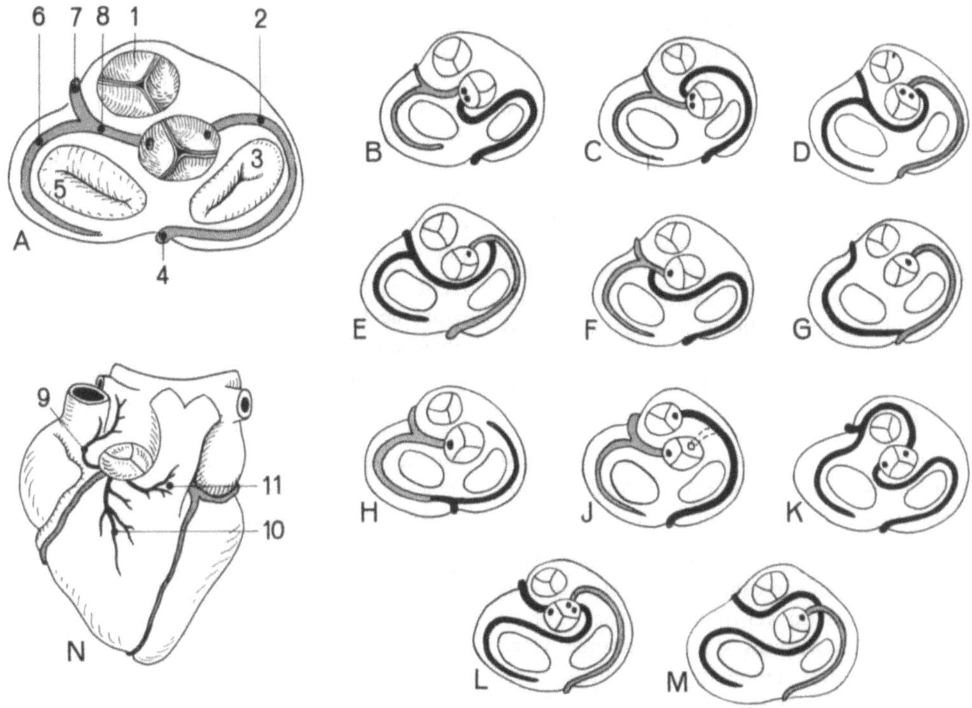

Variations des artères coronaires. Explication dans le texte
(d'après Edwards - Luisada - Hollinshead - Klein)

100

A Origine et trajet normaux
B-N Variations
Gris: vaisseau normal
Noir: variation

1 Orifice pulmonaire
2 Artère coronaire droite
3 Orifice tricuspide
4 Artère interventriculaire postérieure
5 Orifice mitral
6 Artère auriculoventriculaire gauche
7 Artère interventriculaire antérieure
8 Artère coronaire gauche
9 Artère du cardio-necteur
10 Artère infundibulaire droite
11 Rameau adipeux

rameaux adipeux, une artère de l'atrionecteur peuvent provenir directement de l'aorte (fig. N). L'origine croisée des coronaires (fig. K) s'observe le plus souvent lors de transposition des gros vaisseaux.

Si une coronaire a deux origines, l'une est aortique, l'autre, pulmonaire (fig. J). Les variations dans l'origine des coronaires vont souvent de pair avec des anomalies du trajet de ces vaisseaux. Ces derniers peuvent gagner le sillon auriculoventriculaire en passant derrière l'aorte (fig. F), entre l'aorte et le tronc pulmonaire (fig. M), plus rarement, devant le tronc pulmonaire (fig. K).

Veines. Satellites des artères, les principales veines du cœur drainent le sang des territoires artériels correspondants. Elles s'ouvrent dans l'oreillette droite par un tronc commun, le sinus coronaire.

La *grande veine coronaire* (fig. 99a-b) débute à la pointe du cœur, suit le sillon interventriculaire antérieur (veine interventriculaire antérieure), s'infléchit à gauche dans le sillon auriculoventriculaire et gagne la face postérieure du cœur où elle se jette dans le sinus coronaire. Elle collecte le sang du territoire de l'artère coronaire gauche et le déverse dans l'oreillette droite.

La *veine marginale gauche* court le long du bord mousse du cœur. C'est la branche la plus volumineuse des principales veines du cœur.

La *veine postérieure du ventricule gauche* chemine à la limite des faces postérieure et diaphragmatique du ventricule gauche pour se jeter le plus souvent dans la grande veine coronaire, plus rarement, directement dans le sinus coronaire (fig. 99e).

La *veine interventriculaire postérieure* parcourt le sillon interventriculaire postérieur. Elle en draine le sang avoisinant et se jette dans la partie terminale du sinus coronaire (fig. 99c et e).

La *petite veine coronaire,* satellite de l'artère coronaire droite dans le sillon auriculoventriculaire, chemine d'avant en arrière et aboutit au sinus coronaire. Elle recueille le sang provenant de la paroi de l'oreillette droite et du ventricule droit (fig. 99e).

La *veine du bord droit du cœur* peut être assimilée à la portion initiale de la petite veine coronaire.

Les *veines antérieures du cœur* naissent sur l'infundibulum pulmonaire, croisent le plus souvent le sinus coronaire et aboutissent directement à l'oreillette droite.

Le *sinus coronaire* (fig. 99c et e), situé à la face inférieure du cœur, dans le sillon auriculoventriculaire, représente la partie terminale de la grande veine coronaire. Point de confluence de toutes les veines cardiaques, à l'exception des veines antérieures du cœur et des petites veines du cœur, il débouche dans l'oreillette droite, entre la cloison interauriculaire et la veine cave inférieure, à droite de la valvule de THEBESIUS. La limite entre la grande veine coronaire et le sinus coronaire est indiquée par la valvule de VIEUSSENS et par la *veine oblique de l'oreillette gauche* (MARSHALL) ou par son pli épicardique (pli vestigial) (fig. 99c).

Cette veine rudimentaire est le vestige du canal de CUVIER gauche qui, à une certaine phase du développement embryonnaire, reçoit le sang des veines cardinales. Sa persistance avec la veine cardinale supérieure gauche donne une seconde veine cave supérieure, gauche, qui aboutit au sinus coronaire. Les *veines de* THEBESIUS sont de très petites veines provenant du myocarde et s'ouvrant directement dans les oreillettes et les ventricules. Particulièrement abondantes au niveau de l'oreillette droite et du ventricule gauche, elles communiquent largement entre elles par des anastomoses, comme les autres veines du cœur.

Vaisseaux lymphatiques du cœur

En fonction des trois couches de la paroi du cœur, on distingue trois réseaux lymphatiques, sous-endocardique, myocardique et sous-épicardique, reliés par des anastomoses. Les vaisseaux efférents proviennent du plexus sous-épicardique et sont satellites des artères.

Au niveau des ventricules, il existe deux territoires lymphatiques. Le *territoire gauche* comprend le ventricule gauche et une zone ventriculaire droite attenant à la paroi interventriculaire. De ce territoire partent 3 troncs lymphatiques. Deux passent dans le sillon interventriculaire antérieur vers la base du cœur, le 3e parcourt le sillon interventriculaire postérieur, gagne le sillon auriculoventriculaire en direction antérieure et s'unit aux deux autres troncs pour donner le *tronc principal gauche.*

Le tronc principal gauche suit l'artère pulmonaire et se jette dans les ganglions lymphatiques de la bifurcation, rarement dans la chaîne des ganglions trachéobronchiques ou des ganglions médiastinaux antérieurs.

Le *territoire droit*, qui correspond à la majeure partie du ventricule droit, est drainé par le *tronc principal droit* qui gagne l'aorte en passant par le sillon auriculoventriculaire et suit ce vaisseau jusqu'aux ganglions lymphatiques médiastinaux antérieurs gauches. Chez l'enfant, on peut trouver des ganglions le long du trajet des troncs principaux.
La lymphe des territoires auriculaires voisins du sillon auriculoventriculaire s'écoule dans le tronc principal droit et dans le tronc collecteur postérieur du territoire antérieur. La lymphe des autres zones auriculaires est directement drainée vers les ganglions lymphatiques de la bifurcation, du hile du poumon et vers les ganglions juxtaphréniques.

Innervation du cœur

Si le nœud sinusal et le système de conduction de l'excitation pourvoient aux contractions périodiques du cœur, l'augmentation du pouvoir d'adaptation de cet organe et l'ajustement de son activité aux besoins de l'organisme restent sous la dépendance de l'innervation extracardiaque. Les nerfs cardiaques sympathiques et parasympathiques, provenant de la chaîne sympathique et du nerf pneumogastrique, forment sur la convexité de la crosse de l'aorte un réseau (plexus cardiaque). Les nerfs cardiaques influencent non seulement la fréquence cardiaque, mais aussi la force de la contraction systolique, la vitesse de la conduction de l'excitation et l'excitabilité du myocarde. La stimulation du pneumogastrique abaisse la fréquence, l'excitabilité et la force de la contraction, elle rend plus difficile la conduction. Bien que la stimulation du sympathique entraîne des effets contraires, on ne peut pas faire du sympathique et du parasympathique de simples antagonistes. L'action prolongée du nerf pneumogastrique ménage le cœur, le sympathique intervient en cas d'urgence.

Branches du pneumogastrique. Le nerf pneumogastrique donne des branches cervicales thoraciques destinées au plexus cardiaque. Les *rameaux cardiaques cervicaux supérieurs* naissent au-dessous du ganglion plexiforme, soit du pneumogastrique, soit du nerf laryngé supérieur.
Les *rameaux cardiaques cervicaux inférieurs* se détachent soit du nerf pneumogastrique immédiatement au-dessous de l'artère sous-clavière, soit du nerf récurrent. Ils cheminent le long de la carotide primitive, pénètrent le plus souvent dans la cage thoracique, en arrière de l'artère sous-clavière, et accompagnent, à droite, le tronc brachiocéphalique artériel, à gauche, la carotide primitive gauche. En descendant en avant et en arrière de la crosse de l'aorte, ces rameaux parviennent au plexus cardiaque. Les *rameaux cardiaques thoraciques,* plus volumineux à droite, sont des branches du pneumogastrique, ceux de gauche, qui proviennent du nerf récurrent, sont plus grêles. Ils sont en général courts et souvent impossibles à distinguer des branches bronchopulmonaires. Les rameaux du pneumogastrique contiennent tous principalement des fibres parasympathiques préganglionnaires qui font synapse dans les ganglions du plexus cardiaque.
Branches du sympathique. Les *nerfs cardiaques cervicaux supérieurs, moyens et inférieurs,* qui naissent des ganglions cervicaux supérieur, moyen et inférieur, gagnent le plexus cardiaque en empruntant le même trajet que les branches du pneumogastrique. Leur nombre et leur diamètre varient considérablement. D'ordinaire, le rameau moyen est le plus volumineux (grand nerf cardiaque de Scarpa), le rameau inférieur, le plus grêle (N. cardiacus parvus). Si les nerfs du cœur varient tellement, c'est que les rameaux du sympathique fusionnent entre eux et avec les rameaux du pneumogastrique. Aussi leur nombre et la nature de leurs fibres sont-ils inconstants. Comme le nerf pneumogastrique, la chaîne sympathique envoie des rameaux thoraciques au plexus cardiaque. Ces *nerfs cardiaques thoraciques* sont très fins et difficiles à isoler. Ils naissent des ganglions sympathiques 1 à 4/5. Les fibres des nerfs cardiaques proviennent des segments 3 et 4 de la moelle dorsale, atteignent la chaîne sympathique par les rameaux communicants et suivent un trajet essentiellement ascendant. La synapse siège dans les ganglions cervicaux et dans les ganglions thoraciques 1 à 5. Il s'ensuit que les nerfs cardiaques contiennent des fibres post-ganglionnaires destinées au plexus cardiaque.

Plexus cardiaque. Tous les nerfs du cœur convergent sur les gros vaisseaux sus-cardiaques à la surface desquels ils forment le plexus cardiaque. Comme dans d'autres plexus prévertébraux (plexus cœliaque, p. ex.), les fibres sympathiques et parasympathiques se mêlent si intimement que leur dissociation devient hasardeuse à la périphérie.
On distingue un *plexus cardiaque antérieur,* grêle, en avant de la crosse de l'aorte, et un *plexus cardiaque postérieur,* plus riche, entre la crosse de l'aorte et la bifurcation de la trachée. Ces deux plexus, s'unissant sur la convexité de la crosse de l'aorte, contiennent des ganglions, de taille et de nombre variable, qui, de type dispersé dans leur ensemble, sont désignés sous le nom de plexus ganglionnaire de WRISBERG.
De plus, il existe un type disséminé dont les ganglions ne sont perceptibles qu'au microscope. Dans le type compact, on trouve un gros ganglion siégeant entre la crosse de l'aorte, le ligament artériel et la bifurcation du tronc pulmonaire (ganglion cardiaque de WRISBERG).
On admet en général que les rameaux cervicaux du pneumogastrique gauche et le rameau supérieur du sympathique gauche s'achèvent dans le plexus cardiaque antérieur et tous les autres nerfs cardiaques, dans le plexus profond. Mais il est impossible de formuler une règle générale sur la terminaison des divers nerfs cardiaques, éléments constituant les plexus, autrement dit.
Des deux plexus se détachent des fibres qui suivent les gros vaisseaux à la périphérie et les vaisseaux coronaires (plexus coronaire droit et gauche) à destination du cœur, où elles s'épanouissent sous l'épicarde et sous l'endocarde. La plupart des fibres du plexus sous-épicardique se terminent au niveau du nœud sinusal et du nœud d'ASCHOFF-TAWARA, certaines, dans la paroi des vaisseaux coronaires, quelques-unes seulement dans le myocarde même. Le plexus sous-endocardique est de nature afférente, semble-t-il.
Selon PERMAN et FRANCILLON, il existe encore à la face postérieure des oreillettes un plexus avec des microganglions intramuraux et disséminés sous l'épicarde *(centre ganglionnaire,* PERMAN).
Innervation sensible. Qu'ils soient sympathiques ou parasympathiques, les nerfs cardiaques contiennent des fibres sensibles dont le nombre varie suivant les rameaux. Les fibres afférentes qui interviennent dans les réflexes cardiovasculaires et respiratoires et celles provenant des chimiorécepteurs, cheminent surtout avec le nerf pneumogastrique, les fibres de la sensibilité douloureuse, en revanche, avec le sympathique. Par des nerfs cardiaques thoraciques et le nerf cardiaque cervical inférieur, les fibres de la sensibilité douloureuse gagnent le ganglion étoilé et les 5 premiers ganglions thoraciques de la chaîne sympathique, parviennent aux nerfs rachidiens par les rameaux communicants blancs et pénètrent dans la moelle par la racine postérieure des nerfs rachidiens D1 à D5 (zones de HEAD, cf. p. 221).

MÉDIASTIN POSTÉRIEUR

Espace conjonctif lâche, le médiastin postérieur contient l'œsophage, l'aorte thoracique, le canal thoracique, la veine azygos, la veine hémi-azygos, le grand sympathique thoracique et des ganglions lymphatiques. Il est limité en arrière par la colonne vertébrale et la tête des côtes, par la plèvre médiastine, latéralement. La frontière entre le médiastin antérieur et le médiastin postérieur passe par la paroi postérieure du péricarde et la trachée. Les piliers du diaphragme forment la base du médiastin postérieur. Entre eux passent l'aorte, l'œsophage, le nerf pneumogastrique, les nerfs splanchniques et la chaîne sympathique pour gagner l'abdomen, les veines azygos, hémi-azygos et le canal thoracique, pour parvenir dans le thorax. A son sommet, le médiastin postérieur se prolonge insensiblement par l'espace rétroviscéral du cou, de sorte qu'il existe un espace conjonctif continu qui va de la base du crâne au diaphragme (cf. p. 122).

C'est par la cavité pleurale que l'on aborde le plus facilement les organes du médiastin postérieur en rabattant en avant les poumons, hors de la cage thoracique. La plèvre droite engaine l'œsophage d'un repli antérieur et postérieur qui s'étend parfois jusqu'à l'aorte, contractant ainsi des rapports avec la plèvre gauche qui, de son côté, émet un prolongement vers la droite, derrière l'aorte. Cette formation interpleurale prévertébrale *(ligament interpleural* de MOROSOW) rend délicat l'abord postérieur du médiastin.

NERF PNEUMOGASTRIQUE

Le pneumogastrique est le nerf du 4e arc branchial et des arcs suivants. Il possède une branche viscérale volumineuse et renferme surtout, après avoir fourni le rameau du dernier arc branchial (nerf récurrent), des fibres parasympathiques et viscérosensibles qui s'épanouissent en réseaux, contrairement aux nerfs des arcs branchiaux. Son territoire s'étend des organes de la tête et du cou aux viscères thoraciques et à la plupart des viscères abdominaux (rate, foie, pancréas, rein, surrénale, tube digestif jusqu'à l'angle splénique du côlon). On l'appelle aussi nerf vague ou nerf broncho-intestinal.

En fonction de son trajet, le pneumogastrique se divise en quatre parties: céphalique, cervicale, thoracique et abdominale.

Les parties céphalique et cervicale sont décrites dans le tome II, la partie abdominale dans le tome IV.

Partie thoracique du nerf pneumogastrique. Plexus oesophagien

Venant du cou, le nerf pneumogastrique pénètre avec le nerf phrénique dans la cavité thoracique, entre l'artère sous-clavière et la veine sous-clavière, se dirige vers le médiastin postérieur, alors que le nerf phrénique conserve un trajet antérieur (fig. 75).

Le *nerf pneumogastrique droit* descend dans le médiastin postérieur, à côté du tronc brachiocéphalique artériel et sur le flanc droit de la trachée, chemine derrière la crosse de l'azygos et le pédicule pulmonaire droit, passe sur le côté droit puis sur la face postérieure de l'œsophage (fig. 74).

Le *nerf pneumogastrique gauche* pénètre dans le thorax entre la carotide primitive et l'artère sous-clavière, passe sur la face antérieure de la crosse de l'aorte, chemine derrière le hile du poumon gauche et gagne le bord gauche, puis la face antérieure de l'œsophage (fig. 98). Au niveau de l'œsophage, les deux pneumogastriques forment un riche réseau anastomotique de fibres à trajet vertical et horizontal, formant ainsi le *plexus œsophagien antérieur* et le *plexus œsophagien postérieur*. Au-dessus de l'orifice œsophagien du diaphragme se détachent des plexus le plus souvent deux troncs, le *nerf pneumogastrique antérieur* et le *nerf pneumogastrique postérieur* qui contiennent des fibres des nerfs pneumogastriques droit et gauche (fig. 101).

La configuration du plexus œsophagien est très variable. Dans la plupart des cas, on peut suivre les troncs du pneumogastrique tout le long de l'œsophage. Ils ne sont unis l'un à l'autre que par quelques rameaux pré- et rétro-œsophagiens (fig. 56 et 104). Le plexus antérieur reçoit la majorité de ses fibres du pneumogastrique gauche, le postérieur, du pneumogastrique droit. L'absence complète de rameaux anastomotiques (fig. 69) est rare, tout comme celle des troncs pneumogastriques dans leur trajet thoracique inférieur (fig. 46).

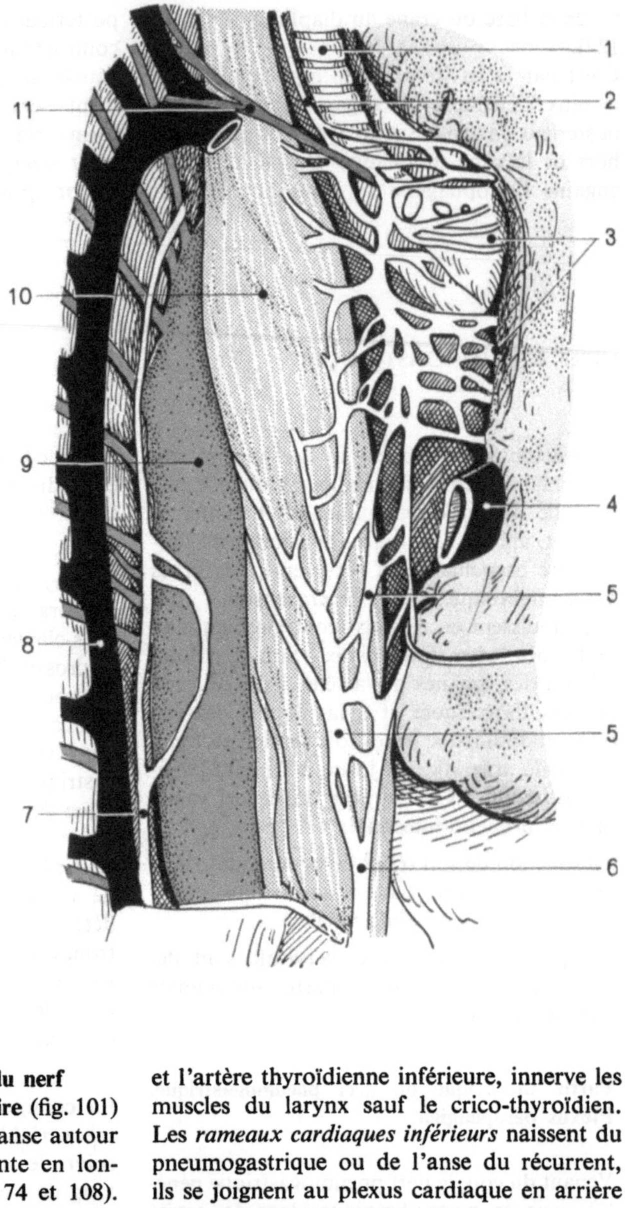

101a

1 Trachée
2 Nerf pneumogastrique droit
3 Plexus pulmonaire droit
4 Veine pulmonaire inférieure droite
5 Plexus œsophagien
6 Nerf pneumogastrique postérieur
7 Canal thoracique
8 Veine azygos
9 Aorte thoracique descendante
10 Œsophage
11 Artère bronchique droite

Branches de la partie thoracique du nerf pneumogastrique. Plexus pulmonaire (fig. 101) Le *nerf récurrent droit* décrit une anse autour de l'artère sous-clavière et remonte en longeant le bord de la trachée (fig. 74 et 108). Le *nerf récurrent gauche* contourne la partie horizontale de la crosse de l'aorte, en dehors du ligament artériel, pour remonter vers le larynx (fig. 92). Ces deux nerfs cheminent au cours de leur trajet ascendant dans la gouttière trachéo-œsophagienne et donnent des rameaux destinés à la trachée et à l'œsophage. Leur branche terminale, le *nerf laryngé inférieur,* qui aborde le larynx derrière la thyroïde et l'artère thyroïdienne inférieure, innerve les muscles du larynx sauf le crico-thyroïdien. Les *rameaux cardiaques inférieurs* naissent du pneumogastrique ou de l'anse du récurrent, ils se joignent au plexus cardiaque en arrière de la crosse de l'aorte. La plupart des *rameaux bronchiques ou pulmonaires* se détachent du pneumogastrique en arrière du pédicule pulmonaire. Quelques branches naissent plus haut ou proviennent du nerf récurrent. Ces rameaux forment avec les rameaux bronchiques du sympathique (fig. 120) le *plexus pulmonaire antérieur* et le *plexus pulmonaire postérieur*. Relativement grêle, le plexus pul-

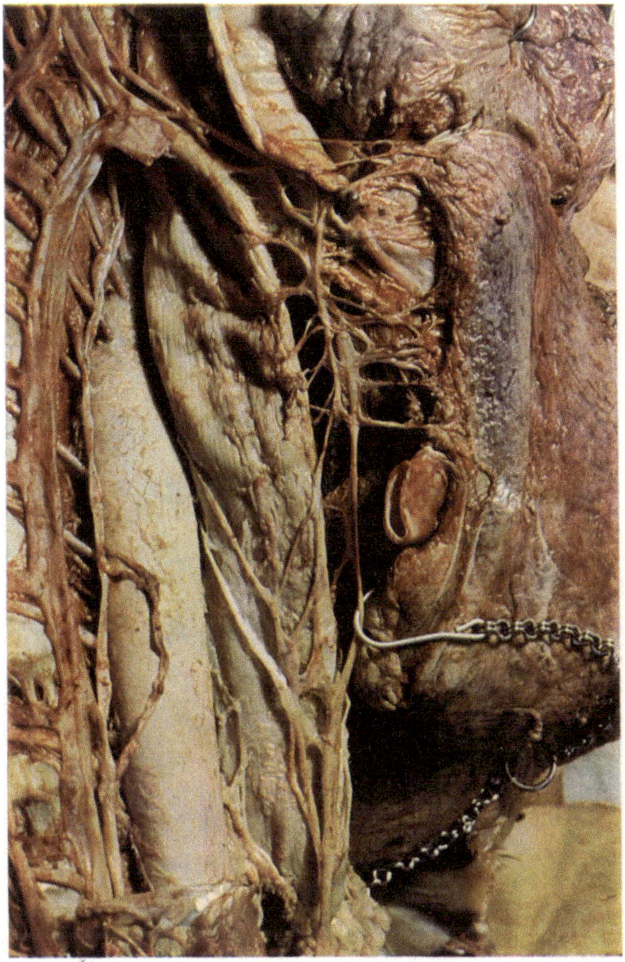

101b

Plexus pulmonaire droit et plexus œsophagien (poumon droit rabattu en avant, œsophage tourné vers la gauche)

monaire antérieur siège entre la bifurcation de la trachée et les artères pulmonaires, il s'anastomose avec le plexus cardiaque postérieur. Relativement dense, le plexus postérieur suit la face postérieure des bronches souches (fig. 101). C'est le long des bronches que la plupart des rameaux pénètrent dans les poumons. Seuls quelques filets nerveux suivent les artères et plus rarement les veines. Au sein du parenchyme pulmonaire, le plexus pulmonaire fait place à un plexus péribronchique et à un plexus périvasculaire. La stimulation de leurs fibres parasympathiques entraîne une constriction bronchiolaire, celle de leurs fibres sympathiques, une dilatation bronchiolaire, Les fibres viscérosensibles cheminent avec le nerf pneumogastrique et proviennent des pressorécepteurs de la plèvre, des bronchioles et des veines. Étant donné l'hyperesthésie de certains territoires cutanés lors d'affections pulmonaires, il faut admettre aussi l'existence de fibres efférentes dans les rameaux sympathiques (cf. p. 220).

Malgré la richesse de leurs plexus, les poumons ont une innervation à prédominance unilatérale.

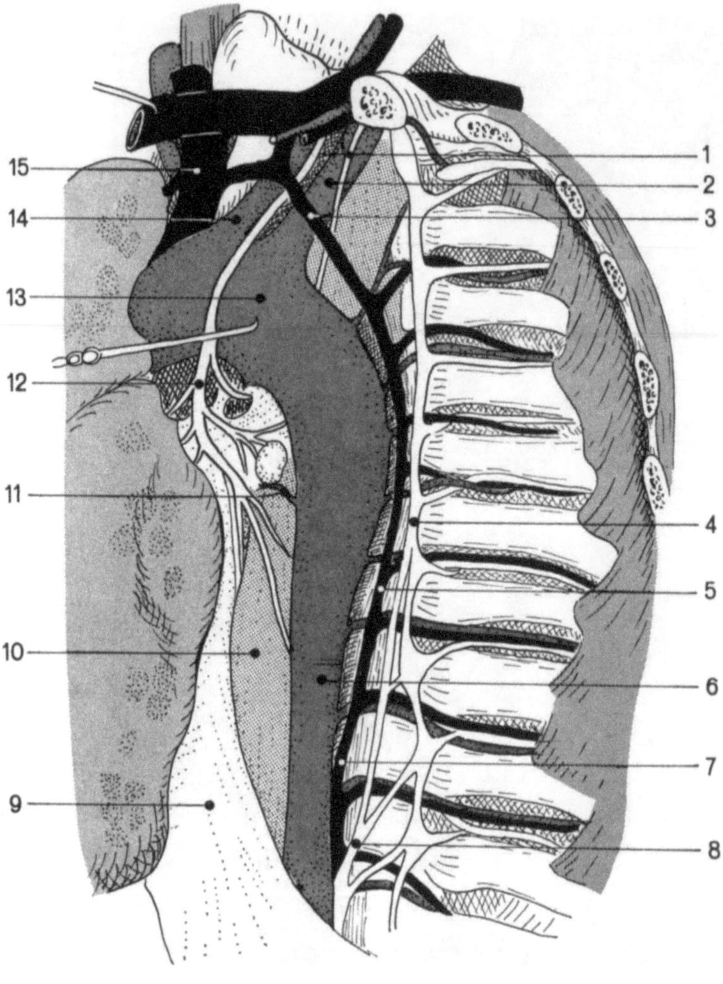

102a

1 Rameau cardiaque
2 Artère sous-clavière gauche
3 Veine intercostale supérieure gauche
4 Chaîne sympathique
5 Veine hémi-azygos accessoire
6 Aorte thoracique descendante
7 Veine hémi-azygos
8 Nerf splanchnique
9 Ligament pulmonaire
10 Œsophage
11 Artère bronchique gauche
12 Nerf pneumogastrique gauche
13 Crosse de l'aorte
14 Carotide primitive gauche
15 Tronc veineux brachio-céphalique

Aorte thoracique. Si l'on rabat le poumon gauche et que l'on excise la plèvre médiastine, l'*aorte thoracique,* formation la plus volumineuse et la plus profonde du médiastin postérieur, devient visible (fig. 102). Elle fait suite à la crosse de l'aorte, s'étend de la 3e ou 4e vertèbre dorsale à l'orifice aortique situé à la hauteur de la 10e vertèbre dorsale. Son trajet oblique, de haut en bas et de gauche vers la ligne médiane, épouse la cyphose dorsale.

Entre la 4e et la 7e vertèbre dorsale, l'aorte est en rapport avec le flanc gauche des corps vertébraux, en avant de la tête des côtes, de la veine hemi-azygos accessoire et de la chaîne sympathique. De la 7e vertèbre dorsale àl'orifice œsophagien, elle se place entre la colonne vertébrale et l'œsophage qui, dans la partie supérieure de son trajet thoracique, descend sur la droite de l'artère. L'aorte thoracique est séparée de la face médiastinale du poumon gauche par la plèvre médiastine (fig. 114) qui peut revêtir le bas de l'œsophage thoracique et s'insinuer entre les deux formations (cul-de-sac interaortico-œsophagien). Le canal thoracique longe l'aorte à droite.

L'aorte thoracique est située derrière la bronche souche, les veines pulmonaires gauches, la face postérieure du péricarde et l'œsophage, juste avant son passage transdiaphragmati-

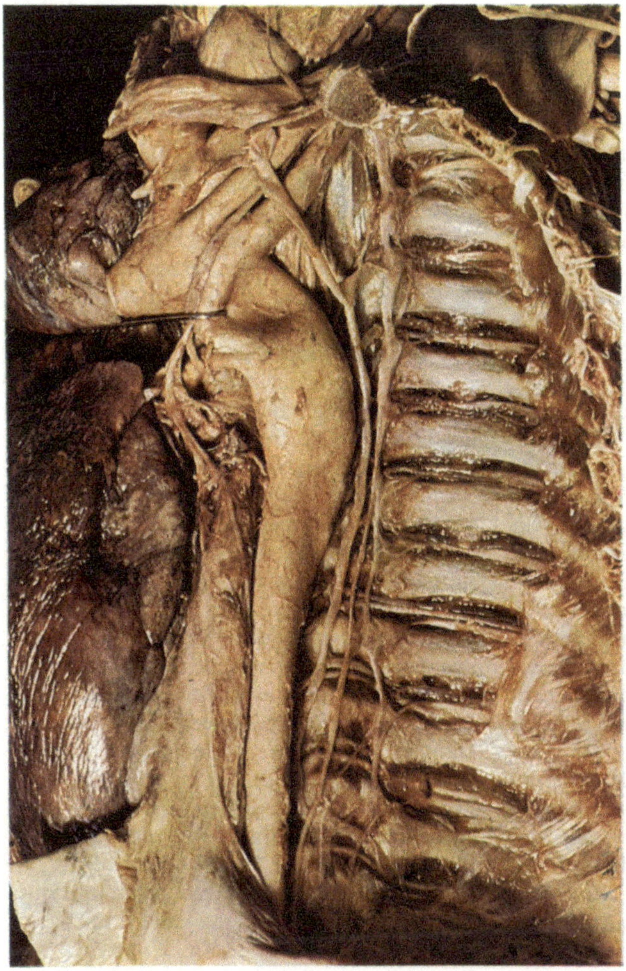

102b

Aorte thoracique descendante. Veine hémi-azygos. Chaîne sympathique

que. Le nerf pneumogastrique gauche passe entre le pédicule pulmonaire et l'aorte (fig. 98).

Branches de l'aorte thoracique descendante. Les rameaux *viscéraux* (artères œsophagiennes moyennes, bronchiques, médiastines postérieures) naissent de la face antérieure du vaisseau. Les 5, 6 ou 7 *artères œsophagiennes moyennes* irriguent la portion thoracique de l'œsophage. Elles s'anastomosent avec les artères œsophagiennes supérieures (branches de l'artère thyroïdienne inférieure), l'artère œsophagienne inférieure (provenant de l'artère diaphragmatique inférieure) et les artères de l'estomac. Les *artères médiastines postérieures* sont de fins rameaux, de nombre variable, destinés à la plèvre, au péricarde, aux ganglions lymphatiques médiastinaux postérieurs et aux piliers internes du diaphragme. (Pour les *artères bronchiques,* cf. p. 100).

Les rameaux *pariétaux* (artères intercostales) se détachent de la face postérieure de l'aorte (cf. p. 40).

Tout au long de son trajet thoracique, l'aorte descendante est entourée par un lacis de fibres nerveuses végétatives (plexus aortique) qui forment également plus bas le plexus aortico-abdominal.

ŒSOPHAGE

L'œsophage fait suite au pharynx et se termine à l'estomac. La jonction du pharynx à l'œsophage se situe au niveau du bord inférieur du cartilage cricoïde, à la hauteur de la 6ᵉ ou de la 7ᵉ vertèbre cervicale. Dans la flexion ou l'extension de la tête, cette limite supérieure se déplace d'un corps vertébral vers le haut ou vers le bas. La jonction de l'œsophage avec le cardia se projette sur la 10ᵉ et la 11ᵉ vertèbre dorsale et sur l'extrémité sternale du 7ᵉ cartilage costal gauche. Chez l'adulte, l'œsophage est long de 22-25 cm. Comme la bouche œsophagienne est à 15 cm de l'arcade dentaire antérieure, le cardia en est éloigné de 37-40 cm. Cette dernière distance peut grosso modo s'apprécier par la mesure de la distance entre l'apophyse épineuse de la 9ᵉ vertèbre et dorsale à la 7ᵉ vertèbre cervicale et à la bouche, en contournant l'épaule. L'oesophage est fortement aplati dans le sens antéropostérieur. Sa lumière est normalement virtuelle sauf dans sa portion thoracique où elle est réelle mais très mince par suite de la « succion » réalisée par le vide pleural. L'image de contraste aux RX permet de mettre en évidence *trois rétrécissements œsophagiens,* zone de prédilection des ulcères, très souvent altérée également par les corrosifs. Le rétrécissement supérieur siège au niveau du cartilage cricoïde (rétrécissement cricoïdien). A cet endroit, un coussinet veineux pariétal forme un bourrelet qui fait saillir la muqueuse de la face postérieure dans la lumière de l'œsophage (bouche œsophagienne). La bouche œsophagienne est l'endroit le plus resserré de l'œsophage (14 mm). Entre le bord inférieur du constricteur inférieur du pharynx et la musculature annulaire (jonction pharyngo-œsophagienne), la couche musculaire de la paroi œsophagienne postérieure présente un point faible au niveau duquel la muqueuse peut former une sorte de hernie. Les résidus alimentaires peuvent s'accumuler dans ce *diverticule de pulsion.* On peut observer le même phénomène dans le tiers inférieur de la portion thoracique. Le diverticule de pulsion de la jonction pharyngo-œsophagienne siège le plus souvent à gauche et fait saillie dans la cavité pleurale droite. Le rétrécissement moyen correspond à la crosse de l'aorte et à la bronche souche gauche (rétrécissement aorticobronchique) (fig. 103). La dilatation ou le dédoublement de la crosse de l'aorte, la présence d'une artère sous-clavière à trajet rétro-œsophagien (cf. p. 134) peuvent comprimer l'œsophage à ce niveau. En revanche, la cicatrisation d'un ganglion lymphatique de la bifurcation peut provoquer un diverticule de traction. Le rétrécissement inférieur (rétrécissement diaphragmatique), 3 cm en amont de l'abouchement de l'œsophage dans l'estomac, est dû à la contraction de la musculature circulaire de la paroi de l'organe, vraisemblablement renforcée par celle du diaphragme. Les examens aux RX font apparaître au-dessus de ce rétrécissement une portion œsophagienne dilatée dans laquelle les aliments marquent un bref temps d'arrêt avant de pénétrer dans l'estomac. Dans les conditions physiologiques, le rétrécissement inférieur se relâche en fonction de l'onde péristaltique œsophagienne. Si cette coordination fait défaut, on parle d'achalasie ou de cardiospasme.

Dans son *trajet,* l'œsophage décrit quelques sinuosités frontales et sagittales caractéristiques:

De médian qu'il était à son origine, l'œsophage se porte à gauche dans la région du cou. De la 1ère à la 4ᵉ vertèbre dorsale, il redevient médian puis il s'infléchit à droite pour repasser sur la gauche à partir de la 7ᵉ vertèbre dorsale. Ces trois sinuosités frontales sont peu accusées et ne dépassent pas le bord de la colonne vertébrale. La courbure sagittale se situe au niveau de la partie distale de l'œsophage thoracique. Dès la 3ᵉ ou la 4ᵉ vertèbre dorsale, l'œsophage s'éloigne peu à peu de la colonne vertébrale, de sorte qu'il en est distant de 2 cm au moment où il franchit l'orifice œsophagien du diaphragme (fig. 103).

Fixité. De toute part ou presque, l'œsophage baigne dans une atmosphère conjonctive lâche,

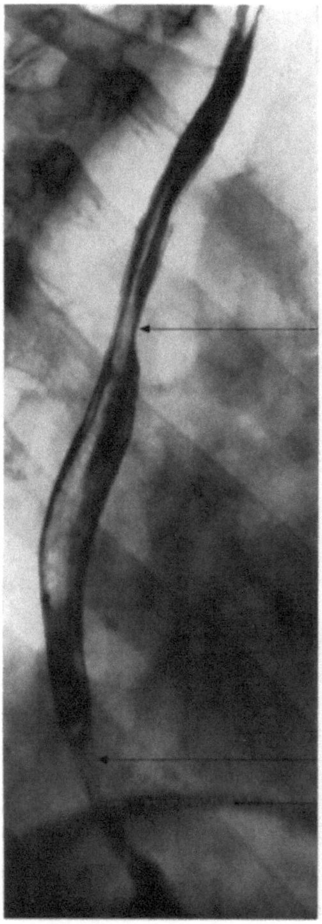

103

Œsophage vu de profil aux RX

1 Rétrécissement aortique
2 Rétrécissement diaphragmatique
3 Diaphragme

aussi est-il mobile dans le plan vertical, frontal et sagittal. Par l'intermédiaire de faisceaux musculaires lisses et de fibres élastiques, sa paroi est en outre en rapport avec la trachée, la bronche souche gauche, l'aorte, le péricarde, la plèvre et le diaphragme. De la sorte, en toute position, l'œsophage est soumis à une tension égale. L'organe n'est vraiment assujetti qu'à ses deux extrémités: la bouche œsophagienne est fixée au larynx par la musculature pharyngée, sa terminaison est solidaire de l'appareil de fixation de l'estomac au diaphragme et au foie.
L'œsophage offre à considérer 4 portions: cervicale, thoracique, diaphragmatique et abdominale.

Portion cervicale (cf. tome II)

Longue d'environ 5 cm, la *portion cervicale de l'œsophage* chemine dans la profondeur de la région sous-hyoïdienne, de la 6e vertèbre cervicale à la 2e/3e vertèbre dorsale. Elle est en rapport avec la partie membraneuse de la trachée, en avant, avec le nerf récurrent et le paquet vasculo-nerveux du cou, sur les côtés (fig. 109). Œsophage, trachée et thyroïde sont entourés par une gaine conjonctive commune. Cette gaine viscéro-cervicale s'unit des deux côtés de l'œsophage à l'aponévrose cervicale profonde par une lame sagittale (cloison sagittale) (cf. p. 123).

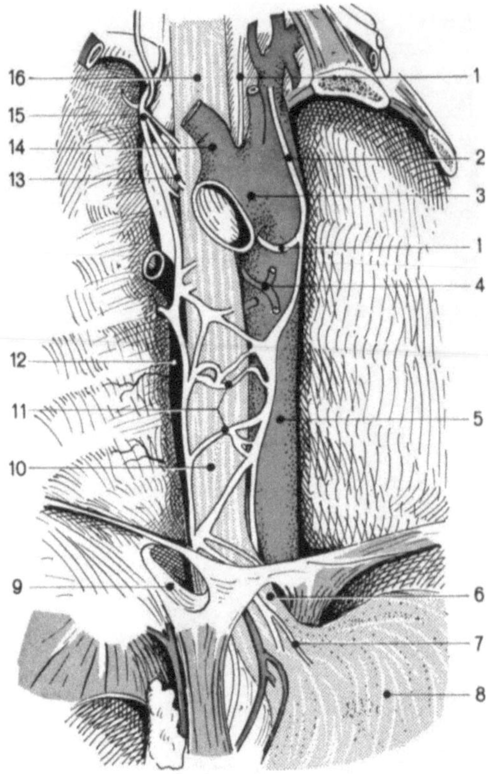

104a

1 Nerf récurrent gauche
2 Nerf pneumogastrique gauche
3 Crosse de l'aorte
4 Artère bronchique
5 Aorte thoracique descendante
6 Orifice œsophagien
7 Rameaux gastriques
8 Estomac
9 Orifice de la veine cave inférieure
10 Œsophage (portion interazygo-aortique)
11 Plexus œsophagien
12 Veine azygos
13 Rameaux œsophagiens (du pneumogastrique)
14 Tronc brachiocéphalique artériel
15 Nerf pneumogastrique droit
16 Œsophage (portion sus-aortique)

Portion thoracique

Longue de 16-20 cm, la portion thoracique de l'œsophage (fig. 104) est la formation la plus profonde du médiastin postérieur. Elle va de la 2e/3e à la 8e/9e vertèbre dorsale. La crosse de l'aorte la partage en une portion sus-aortique et une portion rétropéricardique.

La *portion sus-aortique ou rétrotrachéale* se trouve en arrière et légèrement à gauche de la trachée (fig. 46). Revêtue de la plèvre médiastine, elle longe à gauche le nerf récurrent, la carotide primitive et l'artère sous-clavière, la chaîne ganglionnaire lymphatique trachéobronchique et le nerf pneumogastrique du même côté. Au niveau du triangle sus-aortique (entre la crosse de l'aorte, l'artère sous-clavière gauche et la colonne vertébrale), sa face latérale gauche est recouverte par la plèvre médiastine (fig. 75). La trachée, située à droite et en avant de l'œsophage, sépare le côté droit de cet organe de la plèvre médiastine droite et des autres organes du médiastin (fig. 74). Au-dessus de la 5e vertèbre dorsale, le canal thoracique se déplace de la droite vers la gauche, en arrière de la portion sus-aortique (fig. 108). A la hauteur de la bifurcation trachéale, l'œsophage passe derrière la bronche souche gauche, il est en rapport avec la crosse de l'aorte et les ganglions trachéobronchiques gauches (fig. 70). Des processus pathologiques et des anomalies de ces organes voisins peuvent provoquer des compressions, des fistules trachéobronchiques ou des diverticules de traction de l'œsophage (cf. p. 180).

Au-dessous de la bifurcation trachéale, l'œsophage chemine entre l'aorte et la veine azygos (fig. 104). Il répond en avant à la face postérieure du péricarde, à l'oreillette gauche et au

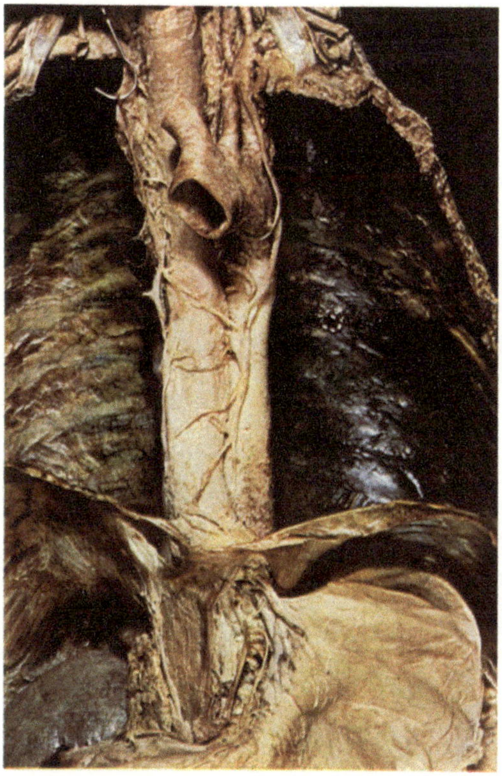

104b

Portion thoracique de l'œsophage (après excision des poumons, du cœur et des troncs veineux)

ventricule gauche, par conséquent (fig. 93). Vu son emplacement, cette partie de l'œsophage s'appelle aussi *portion interazygo-aortique, rétropéricardique* ou *rétrocardiaque*. Au niveau de la 4ᵉ et de la 5ᵉ vertèbre dorsale, l'aorte repousse l'œsophage sur la droite. Plus bas, ce dernier s'écarte de la colonne vertébrale et l'aorte se place sur la ligne médiane, à la face postérieure de l'œsophage. C'est à la hauteur de la 9ᵉ vertèbre dorsale, à gauche de la ligne médiane, que l'œsophage franchit le diaphragme. Les épanchements péricardiques et la dilatation du cœur gauche peuvent comprimer l'œsophage. Au-dessous de la bifurcation trachéale, les nerfs pneumogastriques s'appliquent sur l'œsophage. Par suite de la rotation de l'estomac au cours du développement fœtal, le pneumogastrique gauche devient antérieur et le pneumogastrique droit, postérieur. De l'« éclatement » des pneumogastriques et de leurs anastomoses multiples naît le plexus œsophagien à partir duquel s'individualisent les pneumogastriques antérieur et postérieur à proximité de l'orifice du diaphragme.

Entre la colonne vertébrale et le ligament pulmonaire, la plèvre médiastine gauche et droite forme une collerette lâche autour de l'œsophage. Les deux plèvres peuvent être voisines, voire contiguës au niveau des culs-de-sac interazygo-œsophagien et interaortico-œsophagien ou même, plus rarement reliées par une lame fibreuse (ligament interpleural de Morosow).

Chez le nouveau-né et l'enfant, moins souvent chez l'adulte, on peut observer à droite de l'œsophage une poche péritonéale aplatie (bourse infracardiaque), détachée de la cavité abdominale au moment de la formation du diaphragme.

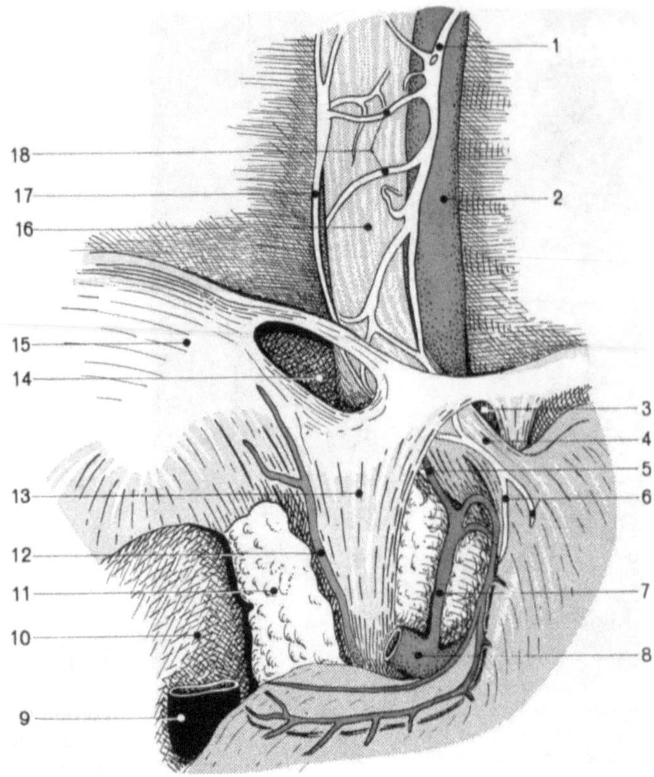

105a

1 Nerf pneumogastrique gauche
2 Aorte thoracique descendante
3 Orifice œsophagien
4 Portion diaphragmatique de l'oesophage
5 Rameau œsophagien et diaphragmatique supérieur
6 Rameaux gastriques
7 Artère coronaire stomachique
8 Tronc cœliaque
9 Veine cave inférieure
10 Rein droit
11 Surrénale droite
12 Artère diaphragmatique inférieure
13 Pilier interne du diaphragme
14 Orifice de la veine cave inférieure
15 Centre phrénique
16 Œsophage
17 Nerf pneumogastrique droit
18 Plexus œsophagien

Portion diaphragmatique et portion abdominale (fig. 105)

Dans l'orifice œsophagien du diaphragme, la *portion diaphragmatique* de l'œsophage répond à la 9e vertèbre dorsale, légèrement à gauche de la ligne médiane. Dans 80 % des cas, les nerfs pneumogastriques se réunissent en un tronc commun ou forment deux troncs très proches. Dans 20 % des cas, les troncs sont nettement distants l'un de l'autre ou bien le plexus œsophagien subsiste. Au moment où ils franchissent l'orifice œsophagien, l'emplacement des pneumogastriques est variable. WALTERS indique les pourcentages suivants. Le tronc antérieur qui provient du pneumogastrique gauche est soit devant (62 % des cas), soit à gauche (20 %), soit derrière l'œsophage (18 %), le tronc postérieur, issu surtout du pneumogastrique droit, passe soit en arrière (44 %), soit à droite (24 %), soit en avant (32 %) de l'œsophage.

L'orifice œsophagien est d'ordinaire enserré par des faisceaux musculaires du pilier interne droit du diaphragme (cf. p. 46). C'est un canal dont la paroi postérieure (1-2 cm) est plus longue que la paroi antérieure (0,5-1 cm). La fente qui existe entre l'œsophage et le diaphragme est comblée par des ponts fibromusculaires entre l'adventice œsophagienne et la coalescence des aponévroses supérieure

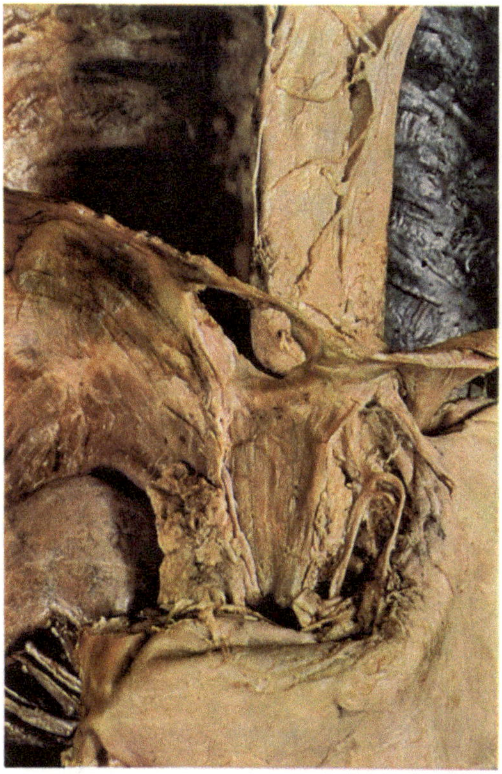

105b

Portion diaphragmatique et portion abdominale de l'œsophage (après excision du cœur, des poumons, de la veine cave inférieure, du foie et de la partie antérieure du diaphragme)

et inférieure du diaphragme (fascia de LEIMER-BERTELLI) au niveau du bord supérieur et du bord inférieur de l'orifice. Cette fente permet une certaine mobilité de l'œsophage. La *portion abdominale de l'œsophage* mesure 2 à 5 cm. Sa longueur dépend de l'état de réplétion et de contraction de l'estomac, de la position du corps et de la hauteur de la coupole diaphragmatique gauche. La face antérieure de la portion abdominale est fixée dans le sillon longitudinal gauche du foie par le petit épiploon (ligament hépato-œsophagien). Elle forme la paroi postérieure du prolongement du vestibule de l'arrière-cavité des épiploons entre le lobe de Spiegel et le diaphragme (Recessus superior bursae omentalis) La paroi postérieure de la portion abdominale n'est pas revêtue de péritoine. Les pneumogastriques conservent le long de cette portion la même disposition qu'au niveau de l'orifice œsophagien. Le nerf pneumogastrique antérieur se divise sur la face antérieure de l'estomac (rameaux gastriques); quelques branches parviennent à la veine porte en traversant le petit épiploon (rameaux hépatiques). Le nerf pneumogastrique postérieur fournit des branches destinées à la paroi postérieure de l'estomac (rameaux gastriques) et au ganglion cœliaque (rameaux cœliaques) à qui il cède des fibres parasympathiques.

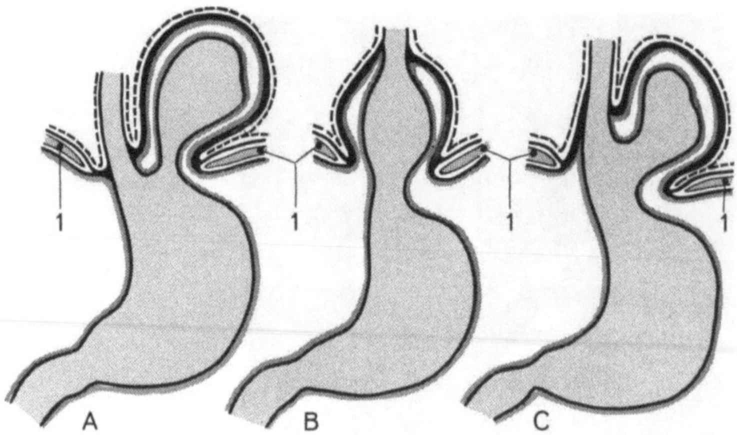

106

Schéma des hernies hiatales
(d'après Töndury et Schlegel)

Trait noir continu: Aponévrose diaphragmatique supérieure et inférieure
Ligne interrompue: Plèvre
En gris: Péritoine

A Hernie para-œsophagienne
B Hernie adhérente avec glissement
C Hernie mixte

1 Diaphragme

Hernies hiatales (fig. 106)

Les *hernies hiatales* sont les plus fréquentes des hernies diaphragmatiques (98 %). La forme la plus simple et la plus commune est la *hernie adhérente avec glissement* dans laquelle la portion abdominale de l'œsophage passe dans le médiastin postérieur avec le cardia et une petite zone stomacale juxtacardiaque. L'angle de His s'efface souvent en l'occurrence d'où régurgitation du contenu de l'estomac surtout en position couchée. Le trajet d'un œsophage de longueur normale est incurvé en présence d'une hernie adhérente avec glissement. Mais la hernie est fréquemment le résultat d'un raccourcissement de l'oesophage à la suite de contractions toniques ou d'adhérences cicatricielles. La brièveté de l'œsophage peut être également congénitale (brachy-œsophage). Dans les *hernies para-œsophagiennes,* l'œsophage, le cardia, la petite courbure et le pylore restent en place. Ne fait irruption dans la cavité thoracique qu'une partie de la grosse tubérosité accompagnée parfois par d'autres viscères abdominaux (intestin grêle, côlon). L'angle de His persiste. Lors de hernie para-œsophagienne, l'orifice œsophagien est très élargi, lors de hernie adhérente avec glissement, il l'est à peine. Lors de hernie para-œsophagienne, le sac herniaire est volumineux, mince, formant une boursouflure en direction de la cavité pleurale droite ou gauche. Lors de hernie adhérente avec glissement, le sac herniaire est vide le plus souvent, il siège en avant ou à gauche de l'œsophage, jamais à droite. L'association de la hernie adhérente avec glissement et de la hernie para-oesophagienne donne une *hernie mixte.*

Vaisseaux sanguins, vaisseaux lymphatiques et innervation de l'œsophage

Artères. La portion cervicale de l'œsophage est irriguée par les artères œsophagiennes supérieures, branches de l'artère thyroïdienne inférieure, la portion thoracique, par les artères œsophagiennes moyennes qui proviennent des artères bronchiques, des artères intercostales et de l'aorte thoracique descendante, la portion abdominale, par les artères œsophagiennes inférieures qui se détachent de l'artère coronaire stomachique et de l'artère diaphragmatique inférieure. De plus, la portion thoracique peut recevoir des branches de l'artère sous-clavière, du tronc cervico-intercostal et de l'artère mammaire interne, la portion abdominale, des branches de l'artère hépatique, de l'artère splénique et du tronc cœliaque.
De disposition *segmentaire*, les artères se scindent en forme de T et s'anastomosent dans la musculeuse et la sous-muqueuse. A la hauteur de la bifurcation trachéale, le réseau vasculaire intramural de l'œsophage est particulièrement dense, par opposition à la zone sus-jacente et à la zone située juste au-dessus de l'orifice œsophagien, toutes deux pauvres en vaisseaux. L'irrigation d'un segment oesophagien dépend de la richesse variable d'un sujet à l'autre du réseau intrapariétal et de l'état normal ou pathologique (cicatrisation) des divers plans de l'œsophage.

Veines. Le sang du réseau capillaire est d'abord collecté par le plexus sous-muqueux qui le dirige sur le plexus péri-œsophagien duquel naissent les veines œsophagiennes. Celles-ci se jettent au niveau du cou dans la veine thyroïdienne inférieure, dans la veine vertébrale, rarement dans d'autres veines voisines. Celles de la portion thoracique aboutissent aux veines bronchiques, péricardique, diaphragmatique supérieure ou directement dans les veines azygos et hémi-azygos (fig. 113). Quant aux veines oesophagiennes de la portion abdominale, elles sont des affluents de la veine coronaire stomachique. Les réseaux veineux sous-muqueux de l'œsophage communiquent avec ceux de l'estomac. Lors de stase dans le système porte, cette anastomose devient fonctionnelle et sert de voie d'écoulement du sang porte vers la veine azygos (fig. 116). La rupture des veines sous-muqueuses fortement ectasiées en l'occurrence (varices œsophagiennes) peut provoquer des hémorragies mortelles.

Vaisseaux lymphatiques. La lymphe des réseaux lymphatiques sous-muqueux et intramusculaire de la portion cervicale de l'œsophage s'écoule vers les ganglions lymphatiques paratrachéaux et cervicaux profonds. Les vaisseaux efférents de la portion thoracique proximale se dirigent vers les deux chaînes ganglionnaires trachéobronchiques, ceux de la portion thoracique distale, vers les ganglions médiastinaux postérieurs disposés autour de l'œsophage, vers les ganglions lymphatiques de la bifurcation et du ligament pulmonaire. Les ganglions lymphatiques gastriques supérieurs reçoivent la lymphe de la portion abdominale mais aussi de la portion thoracique inférieure. La lymphe d'un segment oesophagien n'est pas seulement drainée par les ganglions lymphatiques correspondants, elle peut gagner les ganglions régionaux d'un segment supérieur ou inférieur par des anastomoses ascendantes ou descendantes.

Innervation. La musculature striée de la portion cervicale et du haut de la portion thoracique est innervée par le nerf récurrent, la musculature lisse de la portion thoracique et de la portion abdominale, par le nerf pneumogastrique et la chaîne sympathique. Les fibres sympathiques préganglionnaires proviennent du 4e, 5e et 6e segment médullaire et traversent les ganglions sympathiques cervicaux et thoraciques. Les fibres sympathiques postganglionnaires destinées à la moitié supérieure de l'œsophage se détachent des rameaux cardiaques et des rameaux bronchiques, celles qui vont à la moitié inférieure de l'œsophage naissent du 6e au 10e ganglion thoracique de la chaîne sympathique (fig. 113) et des nerfs splanchniques. La portion abdominale peut recevoir aussi des fibres du plexus coeliaque. Le nerf pneumogastrique augmente le tonus et la motilité de l'oesophage. Le sympathique agit ă l'inverse. Pour l'innervation sensible et les zones de Head, cf. p. 222.

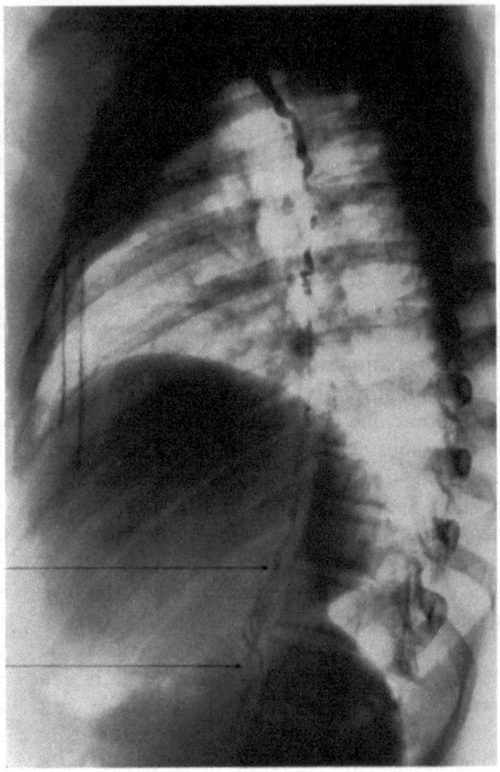

107a

Lymphogramme du canal thoracique

(Cliché de profil, Dr W. Wirth, Clinique de Radiologie de l'Université de Zurich)

1 Formation en réseau dans la région thoracique inférieure
2 Troncs lombaires

CANAL THORACIQUE

Le *canal thoracique* est le principal tronc lymphatique. Il résume la circulation lymphatique de la moitié sus-diaphragmatique du corps, des plans profonds du dos, des zones paravertébrales de la plèvre pariétale et du médiastin postérieur. Lorsque le tronc jugulaire gauche, le tronc sous-clavier gauche et le tronc broncho-médiastinal gauche se jettent dans sa portion terminale à la base du cou, son territoire s'étend encore au quart supérieur gauche de l'organisme.

Le canal thoracique naît de l'union des deux troncs lombaires et du tronc intestinal, soit à la hauteur des deux premières vertèbres lombaires (origine abdominale) ou derrière les piliers du diaphragme, au niveau des deux dernières vertèbres dorsales (origine thoracique). Quand son *origine* est *abdominale,* le tronc intestinal se joint d'abord le plus souvent au tronc lombaire gauche et sa portion initiale dilatée est fusiforme. Ampoule courte et trapue, la *citerne de Pecquet* n'existe que si le tronc intestinal se jette légèrement au-dessus de la jonction des deux troncs lombaires. En cas d'*origine thoracique,* le canal thoracique ne présente pas d'ampoule initiale, la portion terminale des troncs lombaires est tout au plus un peu dilatée. Mais assez fréquemment les troncs lymphatiques se scindent et forment des réseaux (35 %) (fig. 107), qui peuvent contenir des ganglions nommés par Bartels ganglions lymphatiques propres du canal thoracique.

A son début, le canal thoracique se trouve toujours sur la face antérieure de la colonne vertébrale, derrière l'aorte, recouvert par le pilier interne droit du diaphragme. Exceptionnellement, lorsque la veine azygos et le nerf splanchnique passent par l'orifice aortique, il peut cheminer derrière ces formations.

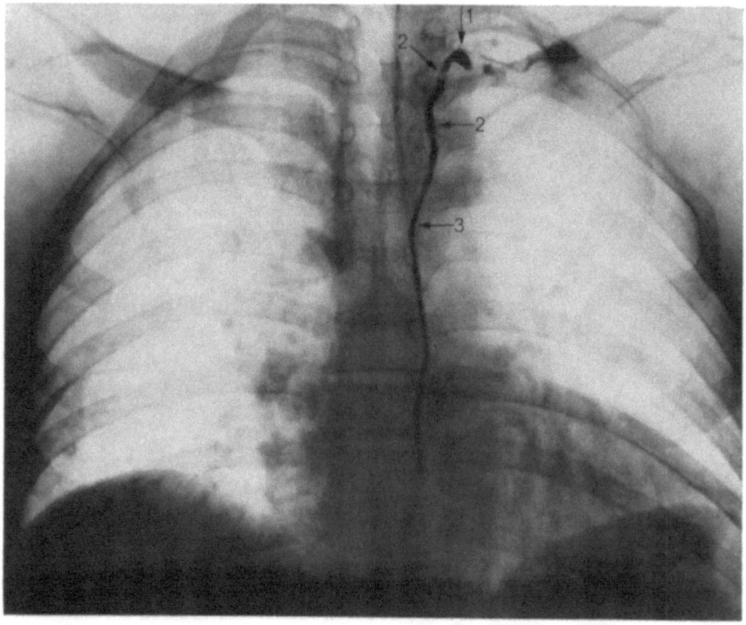

107b

Lymphogramme du canal thoracique
(Cliché de face, Dr W. Wirth, Clinique de Radiologie de l'Université de Zurich)
1 Dilatation ampullaire de l'abouchement du canal thoracique
2 Valvules
3 Portion thoracique du canal thoracique

Le canal thoracique se dirige vers le cou et se jette d'ordinaire dans le confluent des veines jugulaire interne et sous-clavière gauches (angle veineux). Des rapports topographiques décrits plus haut, il ressort que les pulsations de l'aorte et l'aspiration thoracique sont les facteurs principaux qui contribuent activement à l'écoulement de la lymphe. Les pulsations de l'aorte agissent sur la portion thoracique inférieure du canal thoracique, l'aspiration thoracique intervient par pression négative inspiratoire au niveau de l'angle veineux.
De paroi mince, le canal thoracique ressemble aux veines par sa structure, notamment par ses valvules qui existent surtout dans sa partie terminale (fig. 107).
Vu son trajet, le canal thoracique présente une portion thoracique et une portion cervicale.

Portion thoracique du canal thoracique

Le segment inférieur de la portion thoracique monte jusqu'à la 5e vertèbre dorsale entre l'aorte et la veine azygos d'où le nom qu'on lui donne parfois: segment interazygo-aortique (fig. 108). Il passe devant les artères intercostales droites et la veine interazygos. Seules la 12e artère intercostale et la 1ère artère lombaire cheminent le plus souvent à sa face antérieure. Il est en rapport avec la face postérieure de l'œsophage. A partir de la 5e vertèbre dorsale, le canal thoracique se place peu à peu derrière l'aorte, à gauche de la ligne médiane. Son segment sus-aortique est situé à gauche entre l'œsophage et la colonne vertébrale (fig. 75).
La portion thoracique du canal thoracique draine la lymphe des vaisseaux efférents des

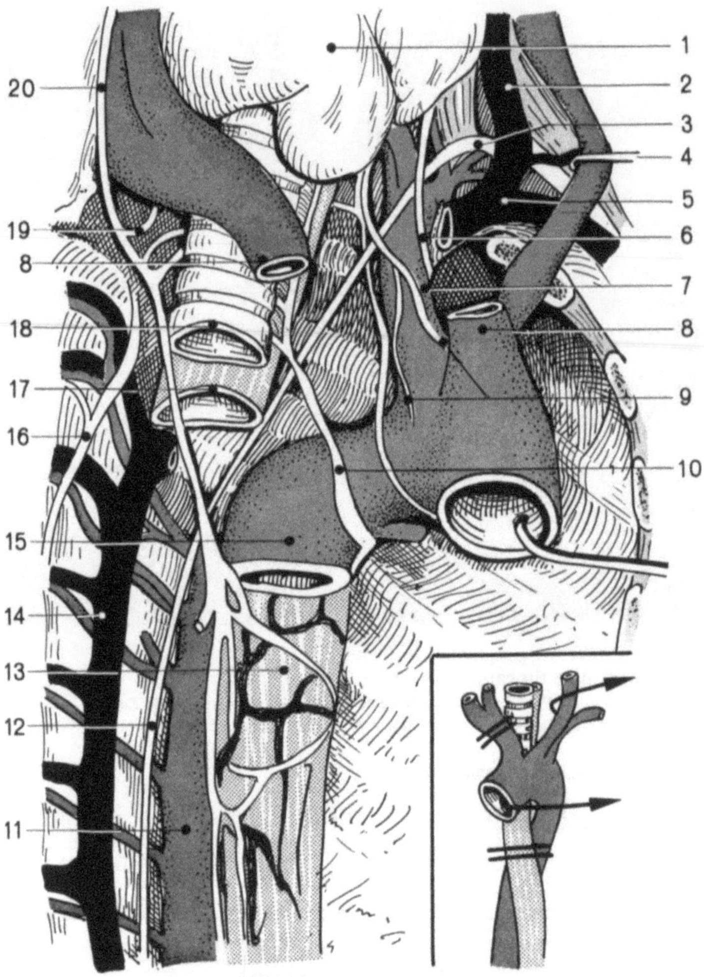

108a

1 Thyroïde
2 Jugulaire interne gauche
3 Portion cervicale du canal thoracique
4 Carotide primitive gauche
5 Angle veineux gauche
6 Nerf pneumogastrique gauche
7 Artère sous-clavière gauche
8 Tronc brachiocéphalique artériel
9 Rameaux cardiaques du sympathique
10 Nerf récurrent gauche
11 Aorte thoracique descendante
12 Portion thoracique du canal thoracique
13 Œsophage avec plexus œsophagien et réseaux veineux
14 Veine azygos
15 Crosse de l'aorte
16 Chaîne sympathique
17 Œsophage
18 Trachée
19 Nerf récurrent droit
20 Nerf pneumogastrique droit

ganglions intercostaux, juxtavertébraux et éventuellement des ganglions œsophagiens (fig. 32a). Les *ganglions lymphatiques intercostaux* siègent dans la région paravertébrale des espaces intercostaux, le long des vaisseaux intercostaux, entre la membrane intercostale interne et le fascia endothoracique. Ils collectent la lymphe de la plèvre pariétale, des muscles intercostaux, des plans profonds de la musculature dorsale et de la colonne vertébrale. Les vaisseaux efférents des ganglions du 1er et du 2e espace intercostal, par un trajet ascendant, aboutissent à l'angle veineux ou s'anastomosent avec ceux d'un ganglion cervical profond (fig. 32a). Du 3e au 5e espace intercostal, les vaisseaux efférents ont un trajet horizontal et se jettent dans le canal thoracique soit directement, soit par

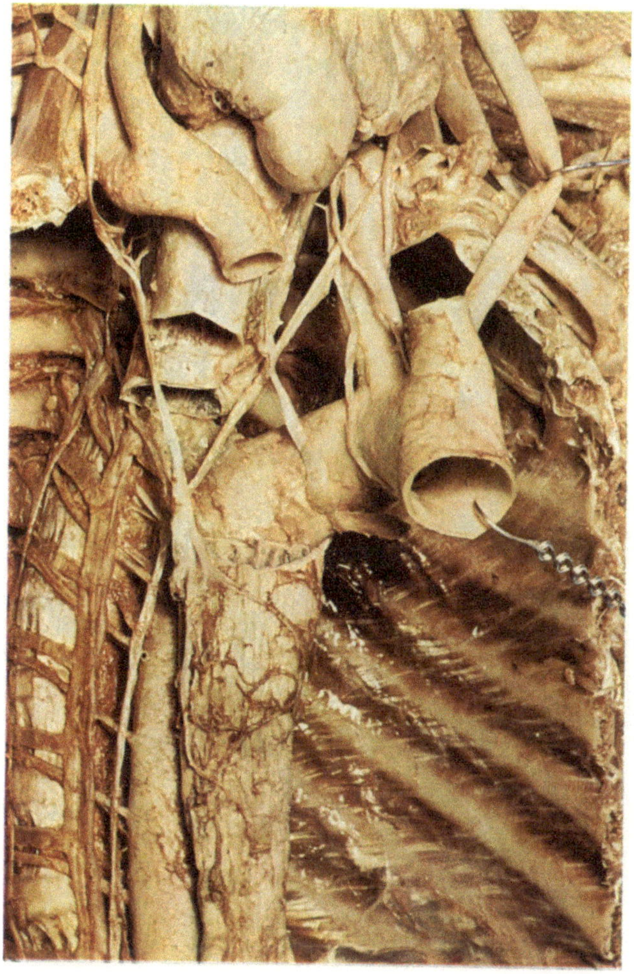

108b

Portion thoracique et portion cervicale du canal thoracique (crosse de l'aorte érignée sur la gauche après section du tronc brachiocéphalique artériel. Excision de la bifurcation trachéale et d'une partie de l'œsophage)

l'intermédiaire d'un tronc commun. La lymphe du 5e et du 6e espace intercostal est collectée par un seul tronc à trajet descendant qui forme une anse en U à la hauteur de la 11e vertèbre dorsale et s'ouvre dans le canal thoracique (fig. 32a). Les ganglions lymphatiques intercostaux et leurs vaisseaux efférents s'anastomosent entre eux et avec les ganglions et vaisseaux homologues controlatéraux, d'où la présence d'un réseau prévertébral auquel participent aussi les ganglions lymphatiques juxtavertébraux et prévertébraux. Ce plexus lymphatique s'étend en général au niveau de l'extrémité paravertébrale des 4-5 derniers espaces intercostaux. Il peut être rempli à contre-courant par la lymphe du canal thoracique (cf. lymphogramme, fig. 111b).

109a

1 Branche supérieure de l'anse cervicale
2 Plexus cervical
3 Portion cervicale de la chaîne sympathique
4 Scalène antérieur
5 Jugulaire interne gauche
6 Artère cervicale ascendante
7 Plexus brachial
8 Artère cervicale superficielle et artère cervicale transverse profonde
9 Ganglion cervical moyen
10 Tronc thyréo-cervical
11 Canal thoracique
12 Angle veineux gauche
13 Tronc veineux brachiocéphalique gauche
14 Artère sous-clavière gauche
15 Tronc brachiocéphalique artériel
16 Rameaux cardiaques
17 Nerf récurrent gauche
18 Nerf pneumogastrique gauche
19 Artère thyroïdienne inférieure
20 Thyroïde
21 Carotide primitive gauche

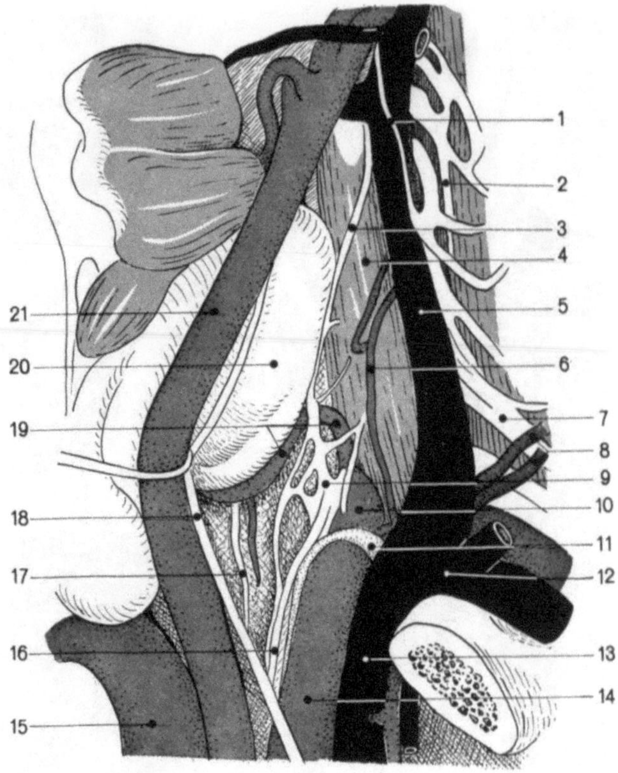

Portion cervicale du canal thoracique (fig. 109)

Par l'orifice thoracique supérieur et en longeant la face interne du dôme pleural gauche, le canal thoracique parvient à la base du cou. A ce niveau, il s'incurve en avant en formant une crosse pour se jeter dans l'angle veineux gauche. Si l'orifice thoracique est étroit, la crosse est plus élevée et son rayon de courbure est moindre. Si cet orifice est large, le rayon de courbure de la crosse augmente. Le canal thoracique est situé entre la trachée, l'œsophage et le scalène antérieur dans la fosse scaléno-trachéale. Sa crosse passe entre la carotide primitive et l'artère sous-clavière (fig. 109), derrière la jugulaire interne puis sur la face externe de ce vaisseau et se jette dans l'*angle veineux gauche (Porta lymphathica)*. Dans la plupart des cas, seul le tronc broncho-médiastinal gauche se termine dans cette portion du canal thoracique. Les autres troncs lymphatiques gauches (troncs sous-clavier, jugulaire, mammaire interne) aboutissent séparément à l'angle veineux ou à l'une des grosses veines du cou, ce qui rend ardue l'identification du canal thoracique au niveau de cet angle. De plus, au lieu de s'ouvrir dans l'angle veineux gauche, le canal thoracique peut se jeter dans la sous-clavière gauche, la jugulaire interne gauche, le tronc veineux brachiocéphalique gauche ou une autre veine voisine. Comme sa terminaison, entre l'em-

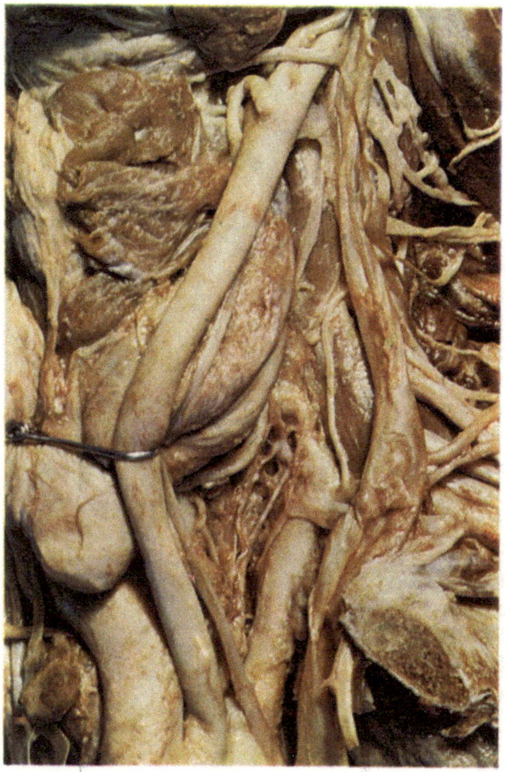

109b

Portion cervicale du canal thoracique (carotide primitive et jugulaire interne gauches écartées l'une de l'autre)

bouchure et la dernière valvule, contient le plus souvent du sang, il n'est pas toujours facile de distinguer le canal thoracique des nombreuses veines (jugulaire superficielle, sous-scapulaire, cervicale superficielle, scapulaire postérieure, etc.) qui s'ouvrent dans la veine sous-clavière ou la jugulaire interne. Si le canal thoracique reçoit en plus du tronc bronchomédiastinal gauche les troncs jugulaire, sous-clavier et mammaire interne gauches, sa terminaison est ampullaire (fig. 107). Quelques ganglions lymphatiques cervicaux profonds peuvent siéger sur la convexité et la concavité de la crosse du canal thoracique (fig. 111b). Étant donné leur proximité, le canal thoracique peut être lésé lors de l'ablation des ganglions cervicaux. Ce canal est également très proche du ganglion ètoile et des rameaux cardiaques du sympathique (fig. 109).

Variations du canal thoracique (fig. 110)

Les variations du canal thoracique se déduisent de son développement. Le canal thoracique est primitivement pair, les deux troncs étant unis par de nombreuses anastomoses (fig. A). Le canal thoracique définitif se compose de la partie inférieure du tronc droit, d'une anastomose transversale et de la partie supérieure du tronc gauche (fig. B). Si les deux troncs persistent sur toute leur longueur, on parle d'un *dédoublement total* (fig. A, hachuré). La persistance des deux moitiés supérieures et la régression normale de la moitié inférieure gauche donne un *dédoublement partiel.* Le canal thoracique prend une forme en V et s'ouvre dans les deux angles veineux (fig. Cα). Autre dédoublement partiel, la *formation en îlot,* concerne surtout la portion thoracique du canal thoracique (fig. 101). Elle se caractérise par des anastomoses transversales entre une partie du segment inférieur gauche et la portion droite (fig. Cβ). Si tout le trajet gauche persiste, il en résulte un canal thoracique gauche. La persistance de la partie droite après régression complète de la partie gauche donne un canal thoracique droit. La déviation à droite s'observe fréquemment en même temps que l'artère sous-clavière droite rétro-œsophagienne (Arteria lusoria) (cf. p. 134), la déviation à gauche, en même temps qu'un cœur couché. Lorsque le canal thoracique s'individualise dans le thorax, il n'est pas rare d'observer qu'il naît d'un réseau de fines branches multiples *(formation en plexus)* (cf. p. 188, fig. 107 et fig. Cγ). Par contre, il est rare que la portion cervicale se ramifie en une multitude de canalicules. En l'occurrence, seul un affluent s'abouche dans l'angle veineux, les autres se terminent dans les veines

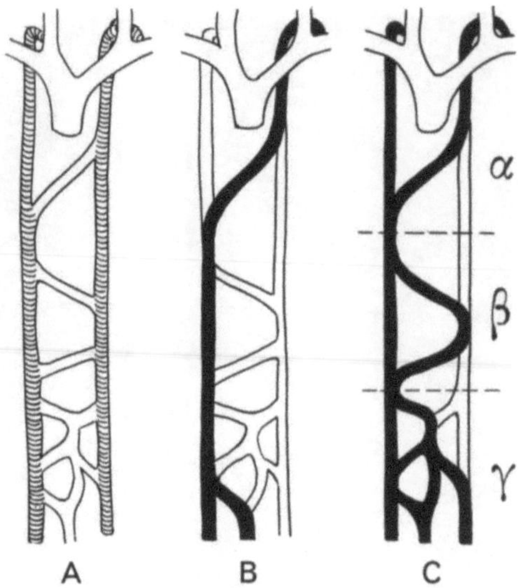

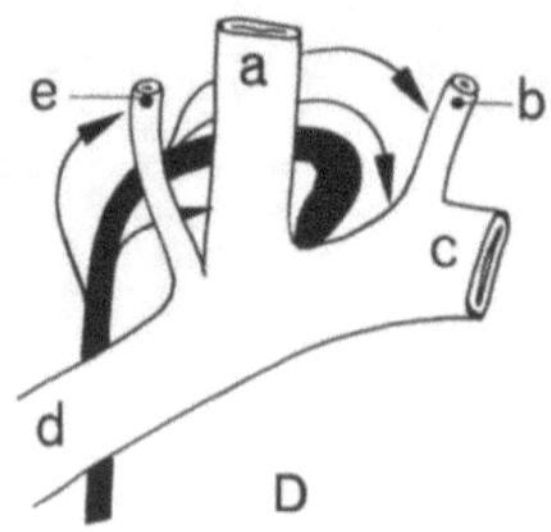

110A-E

a, b, c: Variations du canal thoracique. Explication dans le texte

d: Variations d'embouchure du canal thoracique

- A Veine jugulaire interne gauche
- B Veine scapulaire postérieure
- C Veine sous-clavière gauche
- D Tronc veineux brachiocéphalique gauche

E: Collatérales en cas d'obstruction du canal thoracique

1 Angle veineux droit
2 Ganglions lymphatiques médiastinaux antérieurs droits
3 Ganglions lymphatiques parasternaux
4 Ganglions lymphatiques prépéricardiques
5 Ganglions lymphatiques juxtapéricardiques
6 Ganglions lymphatiques médiastinaux postérieurs
7 Ganglions lymphatiques intercostaux
8 Ganglions lymphatiques trachéobronchiques inférieurs
9 Ganglions lymphatiques trachéobronchiques supérieurs
10 Ganglions lymphatiques sus-claviculaires

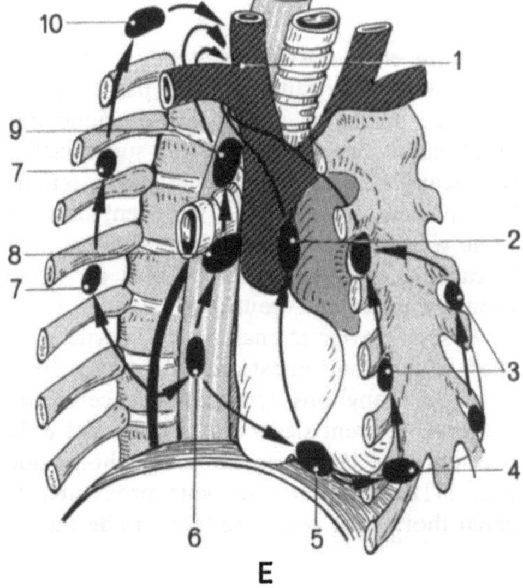

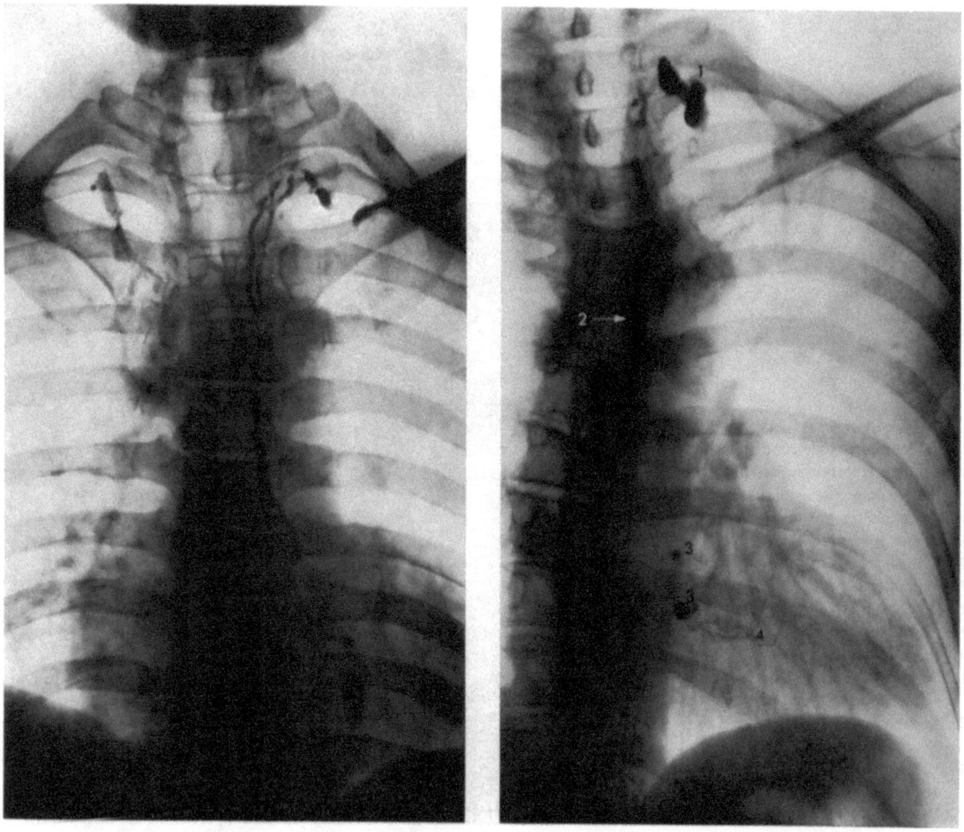

a b

111

Variations du canal thoracique

(Lymphogramme, Dr W. Wirth, Clinique de Radiologie, Université de Zurich)

a Trajet gauche, embouchure dans les deux angles veineux, dédoublement de la partie supérieure

b Canal thoracique gauche et association à des ganglions lymphatiques cervicaux

1 Ganglions lymphatiques sus-claviculaires
2 Canal thoracique à trajet gauche
3 Ganglions lymphatiques intercostaux
4 Réseau lymphatique pariétal

voisines (fig. 110D). Le nombre des branches latérales de la portion cervicale est également très variable (cf. p. 193/194).
Diverses variations peuvent être associées. Ainsi la fig. 111a montre un canal thoracique à trajet gauche, une bifurcation en Y de la partie supérieure avec ouverture dans les deux angles veineux et un dédoublement de la partie supérieure gauche du canal thoracique.

Collatérales. La plupart du temps, l'obstruction mécanique du canal thoracique n'entraîne pas de symptômes. Il faut en voir la cause, d'une part, dans le dédoublement fréquent de la portion thoracique supérieure et de la terminaison de ce canal. D'autre part, la lymphe reflue dans les ganglions intercostaux et médiastinaux postérieurs. Les possibilités d'écoulement qui en résultent sont schématiquement représentées dans la fig. 110E.

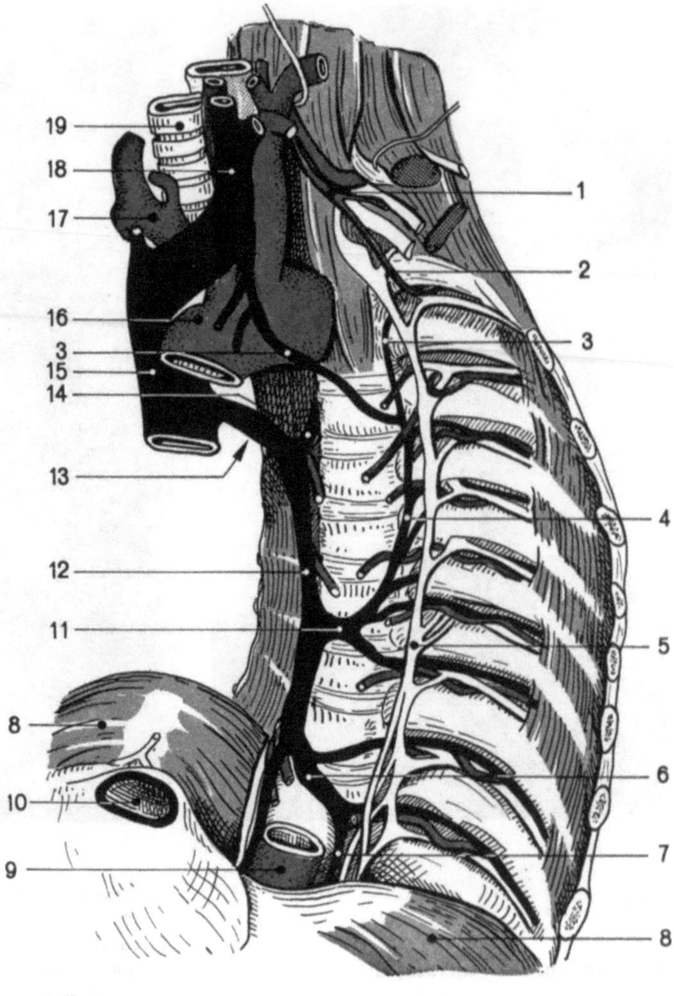

112a

1 Tronc cervico-intercostal
2 Artère intercostale supérieure
3 Veine intercostale supérieure gauche
4 Veine hémiazygos accessoire
5 Chaîne sympathique
6 Veine interazygos
7 Veine hémiazygos
8 Diaphragme
9 Aorte thoracique
10 Veine cave inférieure
11 Embouchure séparée de la veine hémiazygos accessoire
12 Veine azygos
13 Crosse de l'azygos
14 Veine intercostale supérieure droite
15 Veine cave supérieure
16 Crosse de l'aorte
17 Tronc brachiocéphalique artériel
18 Tronc veineux brachiocéphalique gauche
19 Trachée

VEINE AZYGOS ET VEINE HÉMIAZYGOS (fig. 112)

La veine azygos et la veine hémiazygos sont les veines correspondant à l'aorte thoracique qui collectent le sang des veines intercostales, médiastines et œsophagiennes. Elles sont situées à gauche et à droite de l'aorte, généralement unies l'une à l'autre, au niveau du corps des 8e/9e vertèbres dorsales par une anastomose oblique (veine interazygos). Il y a parfois plusieurs anastomoses transversales.

D'après les travaux de Seib, les deux veines naissent dans la majorité des cas (94 %) de la réunion de la veine lombaire ascendante et de la douzième veine intercostale (fig. 112c, côté droit), qui constituent la racine externe des veines azygos. Très rarement (6 % des cas), la 12e veine intercostale seule forme la racine externe (fig. 112c, côté gauche). La veine azygos comme la veine hémiazygos pénètrent dans le thorax entre les piliers interne et externe du diaphragme, accompagnées de la chaîne sympathique et des nerfs splanchniques. Elles passent parfois par l'orifice aortique.

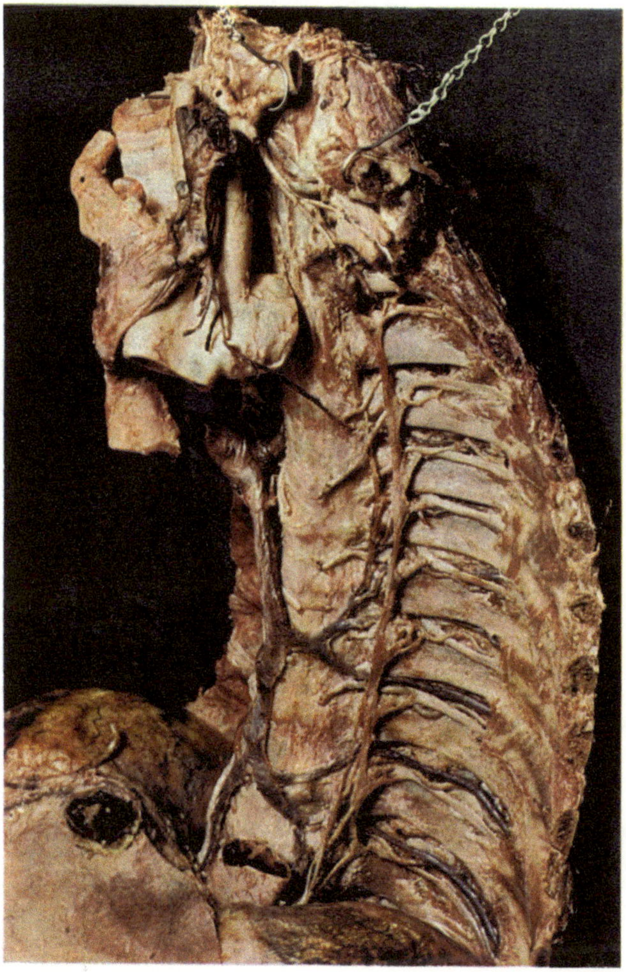

112b (ci-contre)

Veine azygos et veine hémiazygos (ablation des viscères thoraciques à l'exception des organes sus-cardiaques du médiastin)

112c (ci-dessous)

Racines des veines azygos

a Veine azygos
b Veine hémiazygos
c Douzième veine intercostale
d Veine lombaire ascendante
e Veine cave inférieure
f Veine rénale
g Racine intermédiaire
h Racine interne

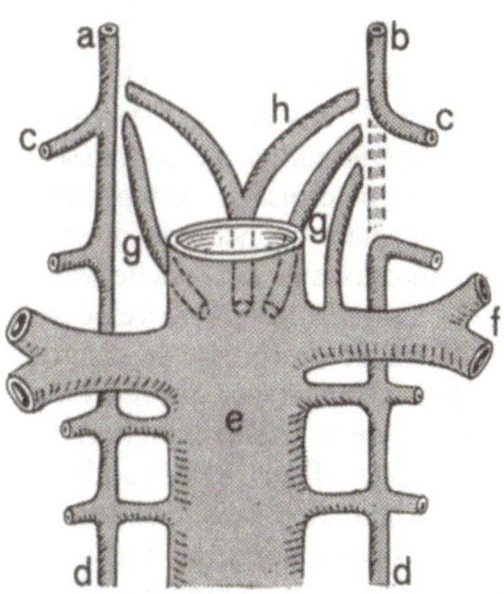

Inconstantes, les racines abdominales sont, l'une, intermédiaire, l'autre, interne. Dans 45 % des cas, c'est la veine azygos qui possède une racine intermédiaire (fig. 112c). Il s'agit d'une branche provenant de la face postérieure de la veine cave inférieure. Moins fréquente à l'origine de la veine hémiazygos (28 %), cette racine se détache de la veine cave inférieure ou de la veine rénale gauche. La racine interne commune aux deux veines (39 %) provient de la veine cave inférieure, de la veine rénale gauche ou de ces deux troncs. Elle traverse l'orifice aortique, se scinde en Y et se jette dans la veine azygos et la veine hémiazygos (fig. 112c).

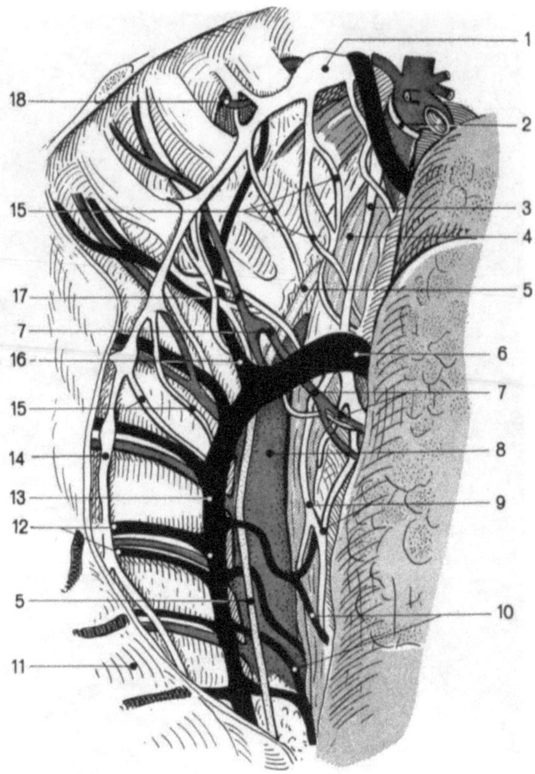

113a

1 Ganglion étoilé
2 Anse de Vieussens
3 Nerf pneumogastrique droit
4 Œsophage
5 Canal thoracique
6 Crosse de l'azygos
7 Artère bronchique (branche du tronc broncho-intercostal)
8 Aorte thoracique
9 Plexus œsophagien
10 Veines œsophagiennes
11 Plèvre pariétale
12 Veines intercostales
13 Veine azygos
14 Chaîne sympathique
15 Rameaux viscéraux
16 Veine intercostale supérieure droite
17 Artère intercostale (branche du tronc broncho-intercostal)
18 Artère intercostale supérieure

Veine azygos

La *veine azygos* (fig. 112 et 113) monte le plus souvent en avant de la colonne vertébrale dorsale, rarement sur le côté droit des corps vertébraux, bien visible derrière la plèvre médiastine (fig. 30). Elle croise en avant les artères intercostales. Entre elle et l'aorte thoracique passe le canal thoracique. Entre elle et l'œsophage situé sur sa face antérieure ou sur son côté gauche, la plèvre émet le cul-de-sac interazygo-œsophagien. A la hauteur de la 4e ou de la 5e vertèbre dorsale, la veine azygos s'incurve en avant (crosse de l'azygos) et s'abouche dans la veine cave supérieure à la limite des portions extrapéricardique et intrapéricardique de ce vaisseau. La crosse de l'azygos croise le nerf pneumogastrique droit, l'artère bronchique droite et forme un pont au-dessus de la bronche souche droite (fig. 113). La veine azygos, la veine cave supérieure et la trachée entourent le ganglion lymphatique de la veine azygos qui représente l'élément inférieur de la chaîne ganglionnaire paratrachéale droite. Dans des conditions pathologiques, ce ganglion peut adhérer à la paroi veineuse. D'ordinaire, la crosse de l'azygos ne laisse qu'une dépression super-

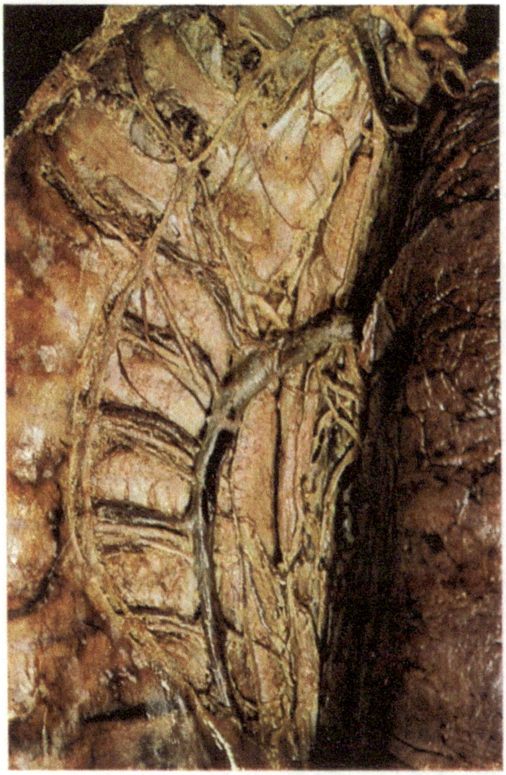

113b

Veine azygos (poumon droit rabattu en avant, plèvre pariétale excisée en partie)

ficielle sur la face médiastinale du poumon droit (empreinte de la crosse de l'azygos). Mais parfois la crosse de l'azygos, enfermée dans un repli pleural, s'enfonce plus profondément dans le parenchyme pulmonaire, de sorte qu'un lobe supplémentaire (lobe de la veine azygos) se détache du lobe supérieur.

Les branches pariétales de la veine azygos sont les veines intercostales droites.

Les 4e-11e veines intercostales s'ouvrent séparément dans la veine azygos. L'emplacement de l'embouchure des 3-5 premières veines intercostales est variable. Elles peuvent s'unir en un tronc commun (veine intercostale supérieure droite) qui va se jeter dans la crosse de la veine azygos (fig. 74) ou, par un trajet ascendant, dans le tronc brachiocéphalique droit (fig. 115E, fig. 38). Ce tronc commun peut se scinder en T et former une anastomose entre la veine azygos et le tronc brachiocéphalique (fig. 115D). Il peut aussi faire défaut; dans ce cas, les 3 premières veines intercostales aboutissent séparément dans les gros troncs veineux voisins (fig. 115B). Les branches viscérales de la veine azygos (veines œsophagiennes, bronchiques droites et médiastines postérieures) sont de petit calibre et de trajet très variable.

114a

1 Nerf pneumogastrique gauche
2 Artère sous-clavière gauche
3 Plèvre costale
4 Veine intercostale supérieure gauche
5 Crosse de l'aorte
6 Veine intercostale supérieure gauche
7 Tronc sympathique
8 Vaisseaux intercostaux et nerf intercostal
9 Veine de la paroi aortique
10 Veine hémiazygos accessoire
11 Aorte thoracique
12 Plèvre médiastine
13 Poumon
14 Nerf phrénique gauche
15 Ganglions lymphatiques trachéobronchiques inférieurs
16 Bronche gauche
17 Rameaux pulmonaires (nerf pneumogastrique)
18 Ganglions lymphatiques trachéobronchiques supérieurs
19 Nerf récurrent gauche

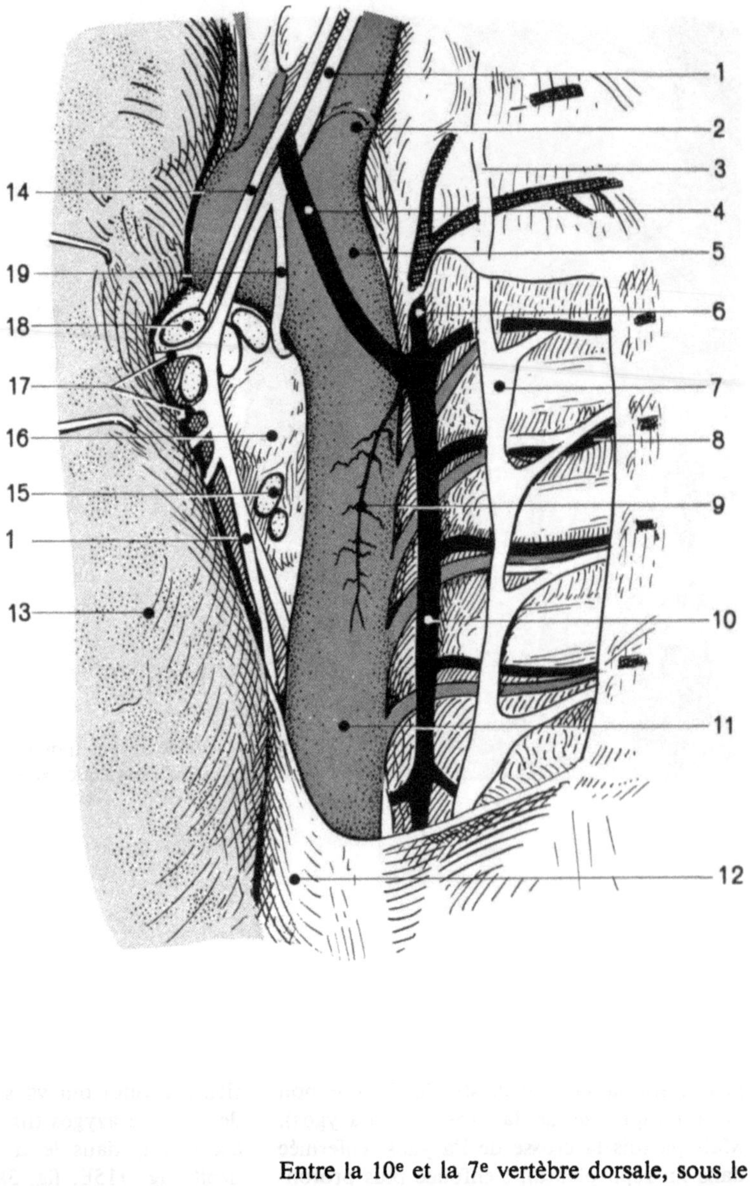

Veine hémiazygos

La *veine hémiazygos* (fig. 114 et 112) est le tronc collecteur des 4 ou 5 dernières veines intercostales gauches. Elle monte à gauche de l'aorte thoracique, en avant des artères intercostales gauches, passe le long du côté gauche des dernières vertèbres dorsales. La veine hémiazygos brille à travers la plèvre médiastine qui la recouvre. Sa longueur est variable car celle-ci dépend du nombre de veines intercostales collectées par ce tronc. Entre la 10e et la 7e vertèbre dorsale, sous le nom de *veine interazygos,* elle passe derrière l'aorte descendante, le canal thoracique et l'œsophage pour se jeter dans la veine azygos (fig. 112). Dans 12,5 % des cas, on peut observer plusieurs anastomoses prévertébrales à la base du thorax. Variation rare, la veine interazygos peut être pré-aortique. D'après SEIB, la veine hémiazygos manque dans 15 % des cas.

Le prolongement supérieur de la veine hémi-

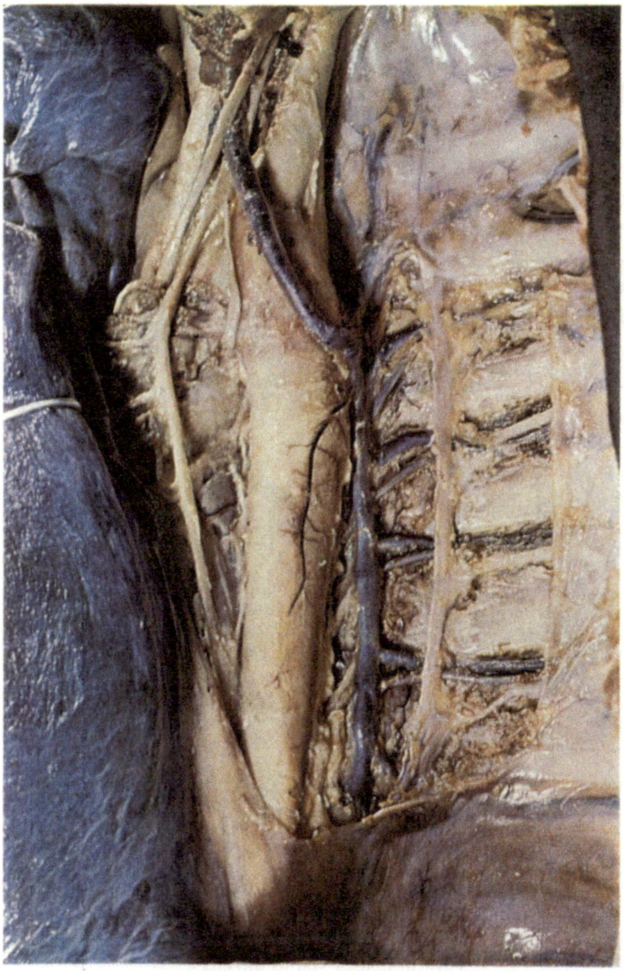

114b

Veine hémiazygos (poumon droit rabattu en avant, plèvre pariétale excisée en partie)

azygos forme la *veine hémiazygos accessoire* qui draine le sang de 3-4 veines intercostales de la région moyenne de la paroi thoracique (entre le 4e et le 9e espace intercostal). Dans 22,5 % des cas, ce vaisseau s'ouvre directement dans la veine azygos (fig. 112). Dans 31,5 % des cas, il se prolonge par la *veine intercostale supérieure gauche,* tronc collecteur des 4-5 premières veines intercostales (fig. 114). Le plus souvent, cette dernière veine croise la crosse de l'aorte et s'abouche dans le tronc veineux brachiocéphalique gauche (fig. 112). En l'occurrence, elle est indépendante de la veine hémiazygos accessoire ou simplement solidaire de ce vaisseau par une fine anastomose. Si les veines hémiazygos font défaut, les veines intercostales gauches croisent l'aorte pour aboutir à la veine azygos (fig. 115C). Branches viscérales, les veines œsophagiennes, bronchiques gauches et médiastines postérieures se jettent dans la veine hémiazygos ou la veine hémiazygos accessoire.

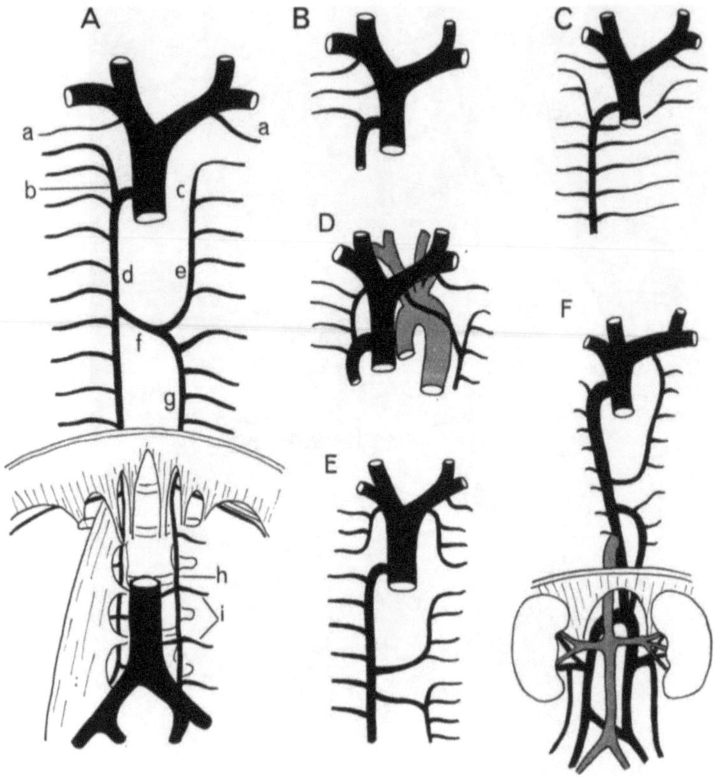

Variations et anomalies des veines azygos. Les différentes formes d'embouchure des veines hémiazygos, hémiazygos accessoire, intercostales supérieures, intercostale suprême et le trajet pré-aortique de la veine interazygos ont été signalés lors de la description de ces veines. Ces variations, résumées dans la fig. 115, sont pour la plupart sans répercussion notable. Seule est constante la composition du système azygos.

L'inversion des veines azygos s'observe en cas de situs inversus, de veine cave supérieure à trajet gauche ou de veine cave bilatérale symétrique.

Dans une anomalie rare, l'absence de la portion hépatique de la veine cave inférieure, le sang de la moitié inférieure du corps, y compris les reins, est drainé par le système azygos. Se terminant au niveau des veines rénales, la veine cave inférieure, parfois dédoublée, tra-

115

Variations des veines azygos

(d'après Seib et Hollinshead)

A Structure normale du système azygos
- a Veine intercostale suprême
- b Veine intercostale supérieure droite
- c Veine intercostale supérieure gauche
- d Veine azygos
- e Veine hémiazygos accessoire
- f Veine interazygos
- g Veine hémiazygos
- h Veine lombaire ascendante
- i Veines lombaires

B Embouchure distincte des premières veines intercostales (absence de la veine intercostale supérieure)

C Absence des veines hémiazygos

D Union de la veine intercostale supérieure avec le tronc veineux brachiocéphalique et avec la veine azygos ou hémiazygos

E Terminaison distincte de la veine intercostale supérieure (des deux côtés) et de la veine hémiazygos accessoire

F Ecoulement sanguin lors d'absence de la portion hépatique de la veine cave inférieure

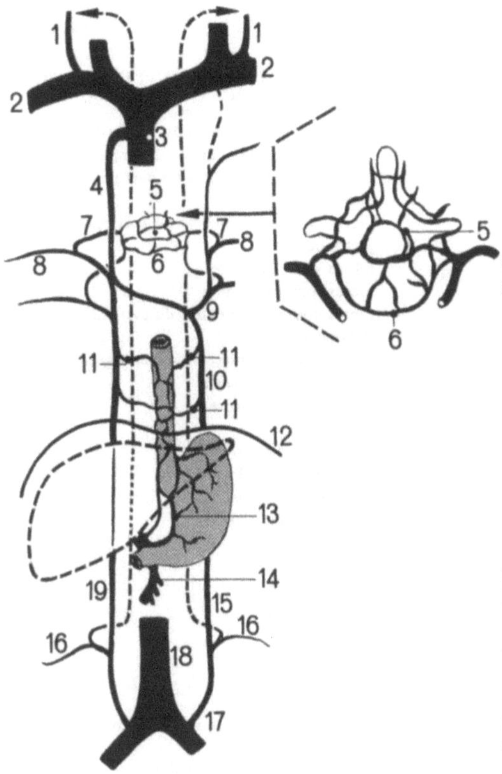

116

Schéma des collatérales en rapport avec les veines azygos et hémiazygos

1 Veine vertébrale
2 Veine sous-clavière
3 Veine cave supérieure
4 Veine azygos
5 Plexus veineux vertébral interne
6 Plexus veineux vertébral externe
7 Rameau dorsospinal
8 Veine intercostale
9 Veine hémiazygos accessoire
10 Veine hémiazygos
11 Veines œsophagiennes
12 Diaphragme
13 Veine coronaire stomachique
14 Veine porte
15 Veine lombaire ascendante gauche
16 Veine lombaire
17 Veine iliaque primitive
18 Veine cave inférieure
19 Veine lombaire ascendante droite

verse le diaphragme par l'orifice aortique pour se jeter dans la veine azygos ou la veine hémiazygos fortement dilatées (fig. 115F).

Collatérales. Les veines azygos ne sont pas seulement des troncs collecteurs des veines de la paroi thoracique et de quelques viscères thoraciques, elles forment en même temps une voie collatérale importante entre les deux veines caves et entre la veine cave supérieure et la veine porte (fig. 116).

Collatérales, elles le deviennent par leur calibre, anastomoses dites « Plain-canal anastomose » avec les veines lombaires ascendantes, d'une part, de l'autre, par leurs relations directes avec la veine cave inférieure et la veine rénale au moyen des racines internes et intermédiaires (cf. p. 196). Alors que l'anastomose avec la veine lombaire ascendante et la racine intermédiaire permet une circulation dans les deux sens, celle-ci n'est possible que des veines azygos vers la veine cave supérieure au niveau de la racine interne, étant donné la présence de valvules.

Par les veines intercostales, les veines azygos et hémiazygos sont en rapport avec les plexus veineux prévertébraux externe et interne (fig. 116). Elles forment par conséquent une anastomose supplémentaire entre les deux veines caves.

Une *anastomose portocave* est réalisée par l'intermédiaire des veines gastriques, des veines prépyloriques (veine coronaire stomachique) et des veines œsophagiennes. Le sang peut ainsi passer du système porte dans la veine cave inférieure (fig. 116). En cas de stase dans la circulation porte (cirrhose hépatique, p. ex.), les veines du plexus sous-muqueux de l'œsophage peuvent se dilater et donner des varices œsophagiennes.

Comme dans le système nerveux somatique, l'*arc réflexe* est l'élément fondamental du système nerveux autonome. La voie afférente, centripète, sensible, est formée dans les deux systèmes par les prolongements des cellules ganglionnaires spinales pseudo-unipolaires. En revanche, l'architecture de la voie efférente, centrifuge, motrice, présente une différence caractéristique. Dans le système nerveux somatique, la liaison entre le centre et l'organe effecteur (musculature striée) se fait par un seul neurone, la cellule motrice de la corne antérieure de la moelle et son axone. Le système neuro-végétatif fait intervenir au moins deux neurones dont la synapse intercalaire se situe au niveau d'un ganglion périphérique. Le neurone siégeant entre le centre et le ganglion périphérique s'appelle neurone préganglionnaire, le neurone qui relie le ganglion périphérique à l'organe effecteur se nomme neurone postganglionnaire. En fonction de leur emplacement, les ganglions périphériques se divisent en ganglions paravertébraux, prévertébraux et intramuraux. Les ganglions paravertébraux, fusiformes, du système sympathique sont reliés par des rameaux interganglionnaires, d'où une *chaîne* un *tronc,* un *cordon sympathique.* Il s'étend, de chaque côté de la colonne vertébrale, de la base du crâne au coccyx et comprend plusieurs portions: cervicale, thoracique, lombaire et sacrée.

Le centre médullaire du sympathique est un noyau allongé, le Nucleus intermediolateralis, allant des segments C8 à L1/2, qui, sur une coupe transversale, forme une saillie latérale de la substance grise (corne latérale) (fig. 117). Les axones des cellules sympathiques latérales gagnent, par l'intermédiaire des racines antérieures, les nerfs intercostaux et atteignent par le *rameau communicant blanc* le ganglion sympathique correspondant. Comme elles possèdent une gaine de myéline, ces fibres préganglionnaires sont blanches. Les rameaux communicants blancs n'existent que dans les nerfs rachidiens des segments en rapport avec le Nucleus intermediolateralis, c'est-à-dire entre C8 et L1/2. Comme le fait ressortir le schéma du trajet des fibres (fig. 117), ces rameaux se terminent non seulement dans le ganglion de leur segment mais dans les ganglions sus-jacent et sous-jacent. De la sorte, les rameaux interganglionnaires contiennent des rameaux communicants blancs. D'ordinaire, les fibres issues de C8 à D6 ont un trajet ascendant et, en tant que fibres préganglionnaires des ganglions cervicaux (ganglion cervical moyen et ganglion cervical supérieur), forment la portion cervicale du tronc sympathique. Les axones provenant de D7 à D10 sont ascendants et descendants, ceux provenant de D11 à L1-2, descendants seulement. Ils fournissent la portion lombo-sacrée du cordon sympathique et les fibres préganglionnaires des ganglions lombaires et des ganglions sacrés. Les neurones des *ganglions paravertébraux* forment par leurs cylindraxes les rameaux communicants gris ou pariétaux, les rameaux viscéraux et les rameaux vasculaires.

117

Schéma du trajet des fibres dans le tronc sympathique et ses branches

——— Fibres préganglionnaires du sympathique
– – – Fibres postganglionnaires du sympathique
——— Fibres préganglionnaires du nerf pneumogastrique
– – – Fibres postganglionnaires du nerf pneumogastrique
——— Fibres viscérosensibles
– – – Fibres somatosensibles
——— Fibres postganglionnaires du système intramural

1 Corne latérale (Nucleus intermediolateralis)
2 Racine rachidienne postérieure
3 Racine rachidienne antérieure
4 Ganglion rachidien
5 Rameau postérieur du nerf rachidien
6 Rameau antérieur du nerf rachidien
7 Rameau communicant gris
8 Rameau communicant blanc
9 Rameau interganglionnaire
10 Ganglion paravertébral
11 Rameau splanchnique
12 Ganglion prévertébral
13 Nerf pneumogastrique
14 Plexus périvasculaire
15 Ganglion intramural
16 Rameau vasculaire
17 Plexus vasculaire autour de la veine azygos
18 Plexus aortique
19 Portion lombaire du tronc sympathique
20 Ganglion sympathique lombaire
21 Portion cervicale du tronc sympathique
22 Ganglion cervical

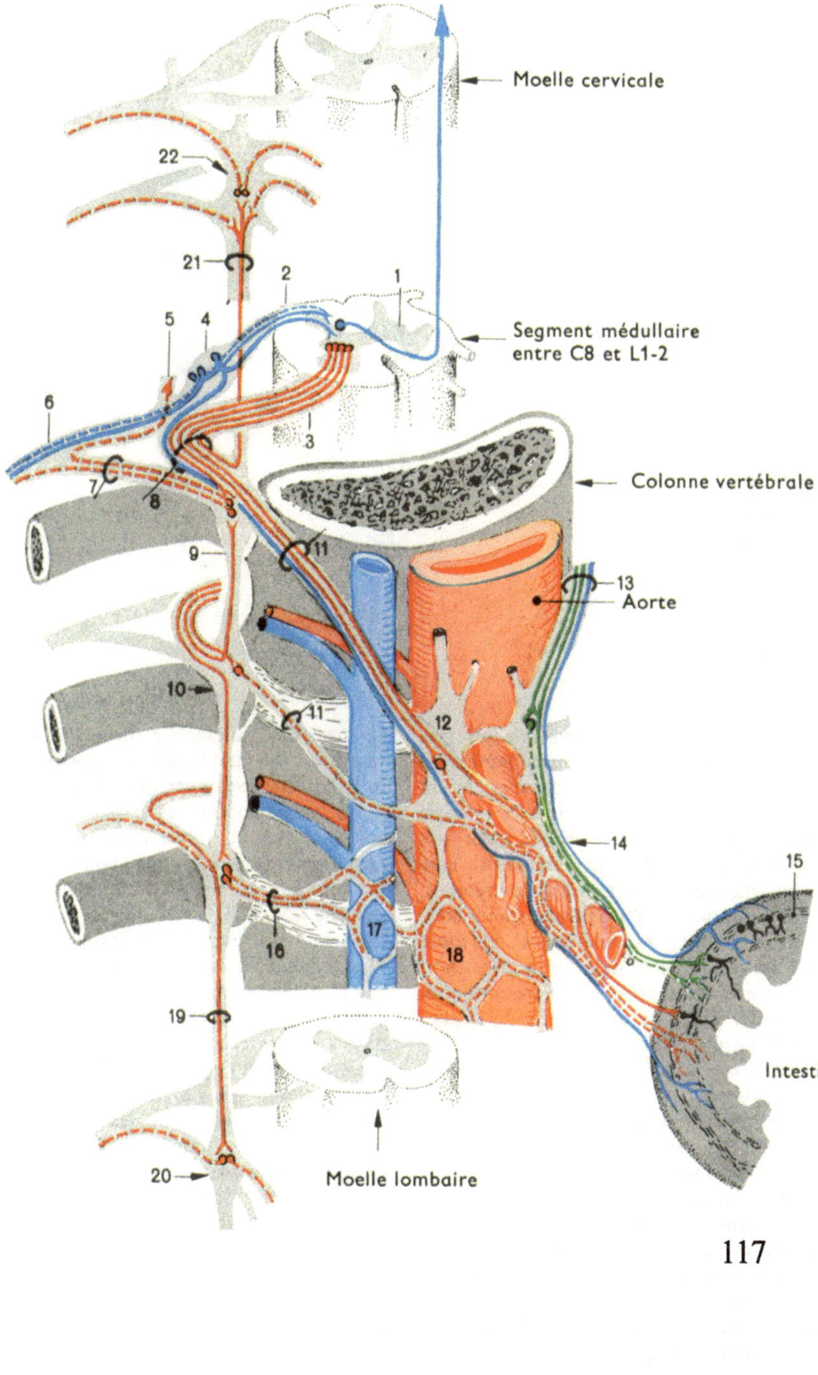
Moelle cervicale
22
21
2
1
5
4
Segment médullaire
entre C8 et L1-2
6
3
7
8
Colonne vertébrale
9
11
13
Aorte
10
11
12
14
15
17
16
18
19
Intestin
20
Moelle lombaire

117

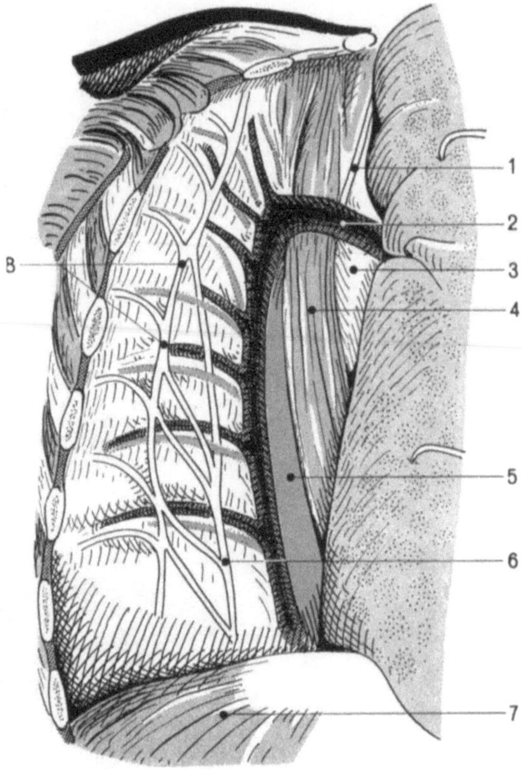

118a

1 Nerf pneumogastrique droit
2 Crosse de la veine azygos
3 Pédicule pulmonaire
4 Œsophage
5 Aorte thoracique
6 Grand splanchnique
7 Diaphragme
8 Tronc sympathique

De trajet bref, les *rameaux communicants gris* (appelés aussi *rameaux communicants pariétaux*) (fig. 117) unissent les ganglions paravertébraux aux nerfs rachidiens correspondants avec lesquels ils gagnent la périphérie pour se distribuer aux vaisseaux, aux glandes et à la musculature lisse (muscles pilo-moteurs) du tronc et des extrémités. Ils sont gris parce que les fibres postganglionnaires sont pauvres en myéline ou amyéliniques. De toute façon, il n'est pas possible de faire la distinction à l'œil nu entre les fibres pré- et postganglionnaires par leur teinte. Celles-ci du reste se groupent fréquemment en un seul tronc.
Les *rameaux viscéraux ou splanchniques* (fig. 117) inne vent les viscères. Ils se composent essentiellement de fibres préganglionnaires dont la synapse se situe au niveau des ganglions prévertébraux, rarement au niveau seulement des ganglions intramuraux. De là, les fibres postganglionnaires forment des plexus périvasculaires, du nom du vaisseau qu'elles entourent, et gagnent les organes. Peu après avoir quitté le tronc sympathique, les fins rameaux viscéraux perdent leur indépendance et se confondent avec les fibres postganglionnaires qu'ils accompagnent jusqu'à l'organe effecteur.
Les *rameaux vasculaires* (fig. 117) innervent les vaisseaux. En tant que fibres postganglionnaires, ils tissent un réseau périvasculaire. Une partie des fibres préganglionnaires passe sans interruption par les ganglions paravertébraux, atteint par les rameaux viscéraux les ganglions préviscéraux et intramuraux au niveau desquels ces fibres font synapse (fig. 117).
Il ne faut pas oublier que les nerfs et les plexus autonomes contiennent plusieurs sortes de fibres. En plus des axones du sympathique décrits ci-dessus, on trouve toujours dans ces nerfs et ces plexus des fibres pré-ou postganglionnaires parasympathiques et viscérosensibles (fig. 117). Les cellules des fibres viscérosensibles siègent, d'une part, probablement, dans les ganglions prévertébraux et dans les ganglions de la chaîne sympathique, d'autre part, sûrement, dans les ganglions rachidiens. Ces fibres empruntent parfois dans la moelle, qu'elles abordent par la racine postérieure, les mêmes voies que les afférences sensibles. La projection et l'irradiation des douleurs viscérales à la paroi du corps et dans les extrémités deviennent ainsi compréhensibles (cf. zones de HEAD) (cf. p. 217).

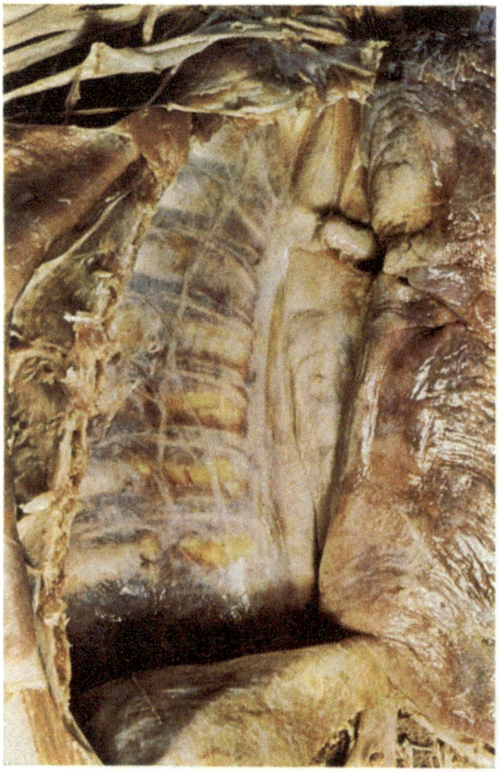

118b

Portion thoracique de la chaîne sympathique

Portion thoracique de la chaîne sympathique

Les ganglions de la portion thoracique de la chaîne sympathique siègent des deux côtés de la colonne vertébrale, en avant de la tête des côtes. Leurs fibres interganglionnaires croisent la face antérieure des vaisseaux intercostaux. Le sympathique thoracique est entièrement recouvert par la plèvre pariétale. Si la plèvre est saine et qu'elle ne soit pas doublée d'un tissu adipeux sous-pleural trop épais, la chaîne sympathique, les rameaux communicants et les nerfs splanchniques brillent à travers le mince feuillet séreux (fig. 118) sans y adhérer toutefois. Aussi sont-ils facilement accessibles après avoir récliné la plèvre. Ils sont fixés au plan profond par le fascia endothoracique. Les 10 à 12 ganglions sympathiques, le plus souvent triangulaires et aplatis, sont disposés à gauche et à droite de la colonne ne vertébrale, devant les articulations costotransversaires (fig. 119), unis en chaîne par un ou plusieurs rameaux interganglionnaires. Le plus volumineux d'entre eux est en général le premier qui fusionne presque toujours avec le ganglion cervical inférieur. Étant donné ses multiples rameaux radiaires, il se nomme *ganglion étoilé* (fig. 120).

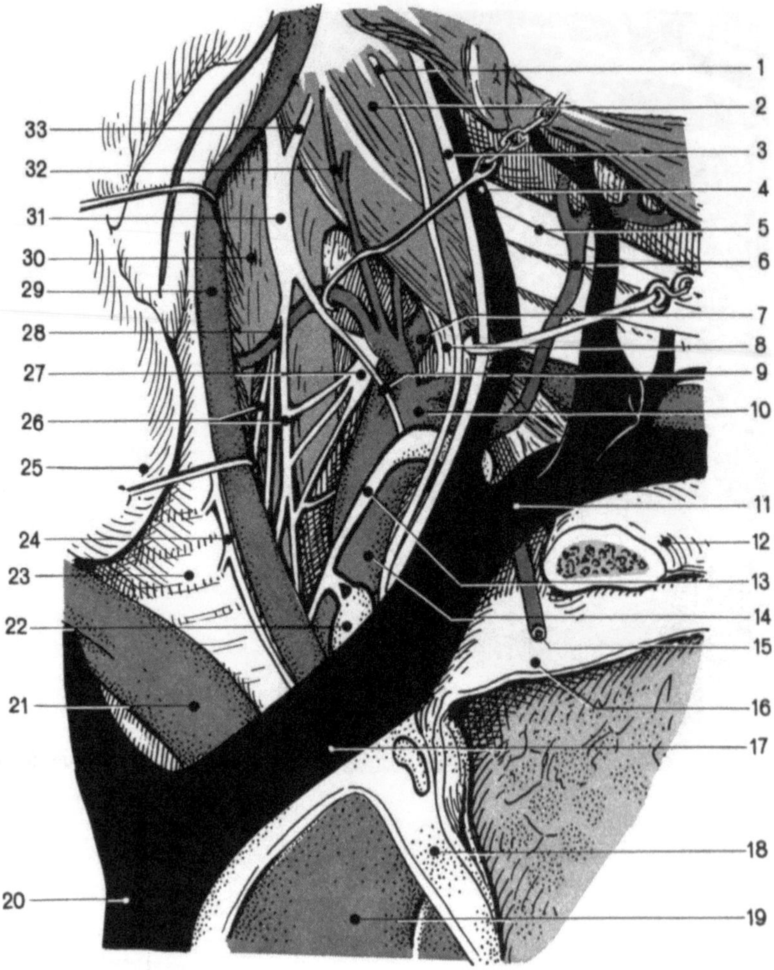

119a

1 Nerf phrénique gauche
2 Scalène antérieur
3 Nerf pneumogastrique gauche
4 Jugulaire interne gauche
5 Plexus brachial
6 Artère cervicale transverse superficielle
7 Artère vertébrale
8 Ligament vertébropleural
9 Anse sympathique sous-clavière de Vieussens
10 Tronc thyro-bicervico-scapulaire
11 Angle veineux gauche
12 1ère côte
13 Portion cervicale du canal thoracique
14 Artère sous-clavière gauche
15 Artère mammaire interne
16 Dôme pleural
17 Tronc veineux brachio-céphalique gauche
18 Péricarde
19 Crosse de l'aorte
20 Veine cave supérieure
21 Tronc brachiocéphalique artériel
22 Ganglion lymphatique cervical profond
23 Trachée
24 Nerf récurrent gauche
25 Thyroïde
26 Rameaux cardiaques
27 Ganglion étoilé
28 Artère thyroïdienne inférieure
29 Carotide primitive gauche
30 Aponévrose cervicale profonde
31 Ganglion cervical moyen
32 Artère cervicale ascendante
33 Rameau communicant profond

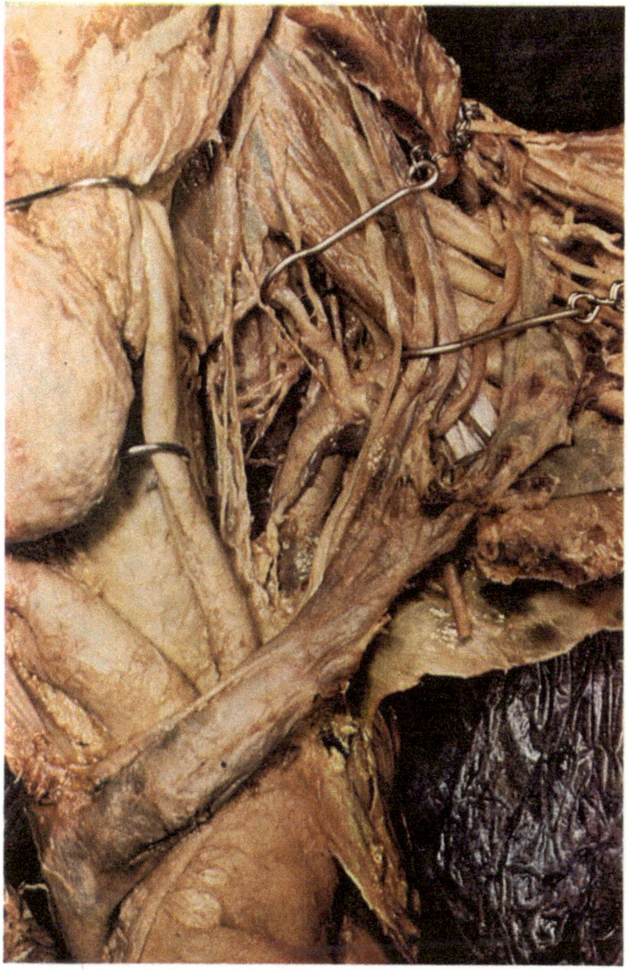

119b

Portion cervicale du ganglion étoilé (après dissociation des éléments du paquet vasculo-nerveux du cou)

Topographie du ganglion étoilé

Le ganglion étoilé représente la limite entre le sympathique cervical et le sympathique thoracique. Né de la fusion du ganglion cervical inférieur et du 1er ganglion thoracique, il s'étend de l'apophyse transverse de la 7e vertèbre cervicale au 1er espace intercostal. La *partie supérieure du ganglion étoilé,* recouverte par l'aponévrose cervicale profonde, est située derrière le dôme pleural (fig. 119). Juste en avant du ganglion, passent l'artère et la veine vertébrales et l'artère sous-clavière, autour de laquelle le rameau interganglionnaire supérieur du ganglion étoilé décrit une anse, l'*anse sous-clavière de Vieussens* (cf. p. 212). L'artère vertébrale chemine souvent dans une dépression du ganglion. Ce dernier peut même l'entourer complètement. Si cette partie du ganglion est séparée du reste du ganglion étoilé, on la nomme ganglion vertébral.

Étant donné sa profondeur, le ganglion étoilé est difficile à atteindre par voie antérieure car il faut pour cela écarter en avant le chef claviculaire du sternocléido-mastoïdien, traverser le muscle omo-hyoïdien et l'aponévrose cervi-

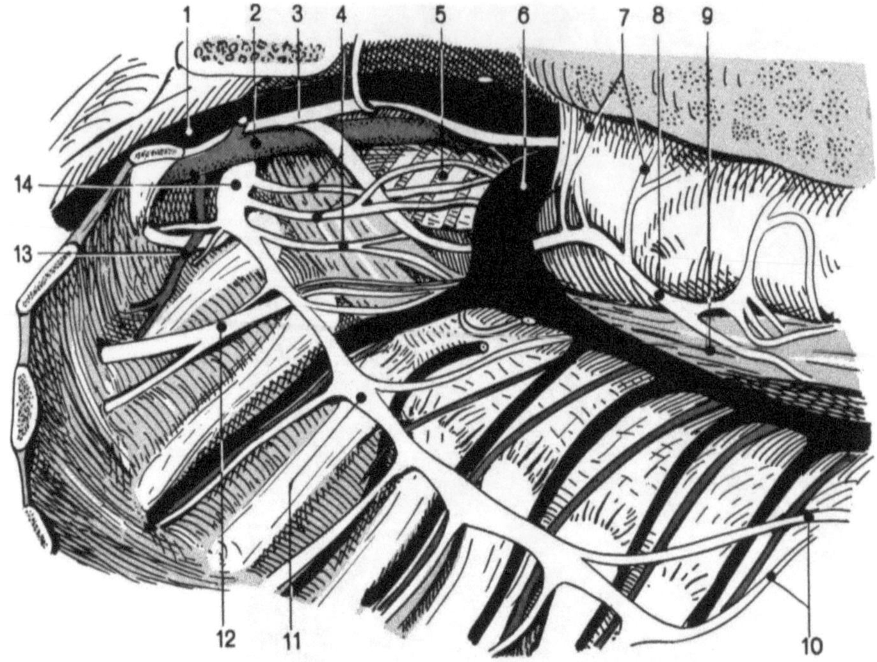

120a

1 Veine sous-clavière droite
2 Artère sous-clavière droite
3 Nerf phrénique droit
4 Rameaux viscéraux (trachéaux et œsophagiens)
5 Trachée
6 Crosse de l'azygos
7 Rameaux bronchiques du nerf pneumogastrique
8 Nerf pneumogastrique droit
9 Œsophage
10 Rameaux splanchniques
11 Tronc sympathique
12 2e nerf intercostal
13 Artère intercostale supérieure
14 Ganglion étoilé

cale moyenne, dissocier la carotide primitive et le tronc thyro-bicervico-scapulaire. De plus, l'abord antérieur du ganglion peut être gêné par l'existence d'un lobe thyroïdien augmenté de volume. L'abord postérieur est plus aisé au point de vue anatomique car il suffit de traverser la musculature dorsale et de faire l'ablation de l'apophyse transverse de la 1ère vertèbre dorsale et du col de la 1ère côte. Il va de soi que le clinicien préfère la voie antérieure pour infiltrer le ganglio».

La *partie inférieure du ganglion étoilé* correspond au 1er ganglion thoracique du grand sympathique, ganglion qui repose sur la tête de la 1ère côte, recouvert par le fascia endothoracique et la plèvre pariétale (fig. 120). Si le 2e ganglion thoracique entre aussi dans la

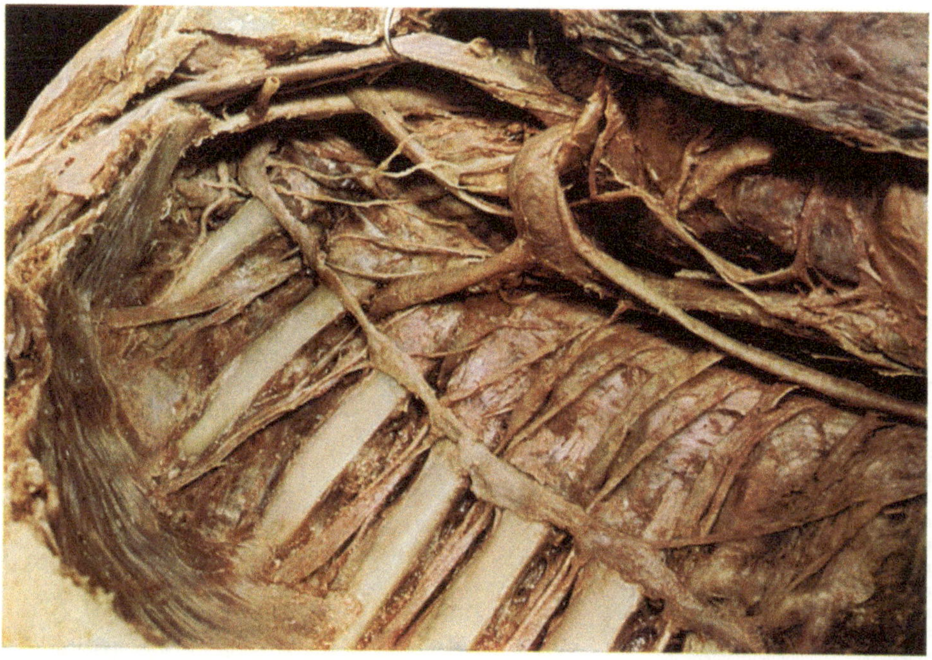

Portion thoracique du ganglion étoilé. Rameaux viscéraux du grand sympathique 120b

composition du ganglion étoilé, le pôle inférieur de ce dernier peut se situer au niveau du col de la 3e côte. On parle alors du siège profond du ganglion. La partie intrathoracique du ganglion étoilé a les rapports topographiques suivants (fig. 120):

Sur sa face interne, elle répond au muscle long du cou. A droite, sa face antérieure est en rapport avec la veine anonyme droite, à gauche, avec l'artère sous-clavière gauche. Sa face externe est longée par l'artère intercostale supérieure. Le ganglion est masqué en avant par le sommet du poumon. Conséquence pratique, les affections apicales peuvent se propager à la plèvre pariétale et de là au ganglion ou irriter ce dernier.

121

Schéma du trajet des fibres dans le ganglion étoilé

Trait continu: fibres préganglionnaires
Ligne pointillée: fibres postganglionnaires

1 Rameau interganglionnaire supérieur
2 Anse sous-clavière de Vieussens
3 Artère sous-clavière et son plexus périvasculaire
4 Rameaux vasculaires
5 Rameaux viscéraux (splanchniques)
6 2e ganglion thoracique
7 Rameau interganglionnaire inférieur
8 Rameau communicant gris
9 Rameau communicant blanc
10 Rameau communicant biparti
11 Nerf vertébral
12 Artère vertébrale

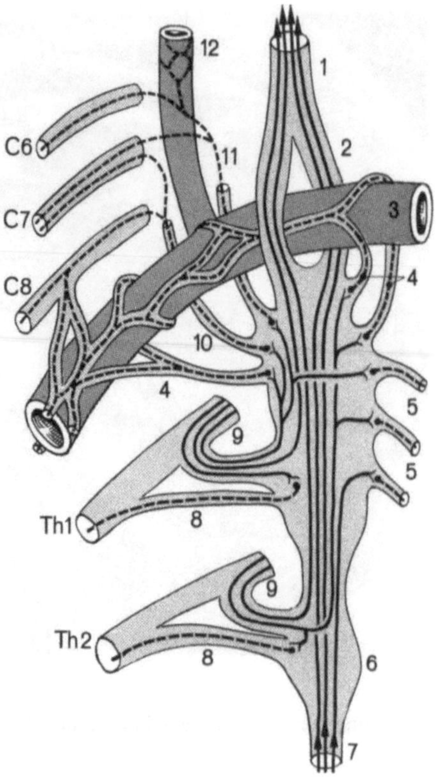

Branches afférentes et efférentes du ganglion étoilé

Le rameau interganglionnaire et les rameaux communicants blancs comptent au nombre des *branches afférentes* du ganglion étoilé. Le rameau interganglionnaire inférieur unit le pôle inférieur du ganglion étoilé au ganglion sous-jacent et renferme des fibres préganglionnaires émanant du 2e au 4e, voire au 6e segment dorsal de la moelle. Les fibres préganglionnaires du 8e segment cervical et du 1er segment dorsal atteignent le ganglion par les rameaux communicants blancs (cf. schéma du trajet des fibres, fig. 121). Une partie des fibres afférentes se termine dans le ganglion étoilé où se situe la synapse avec les fibres efférentes. Le reste des fibres traverse le ganglion, forme le rameau interganglionnaire supérieur destiné aux deux ganglions cervicaux sus-jacents. La portion inférieure du rameau interganglionnaire supérieur se scinde et décrit une anse autour de l'artère sous-clavière (anse de VIEUSSENS) (fig. 121). Les *branches efférentes du ganglion étoilé, contenant par conséquent des fibres postganglionnaires,* se groupent dans les rameaux communicants gris, les rameaux vasculaires et les rameaux viscéraux. Les *rameaux communicants gris* s'anastomosent avec les 6e, 7e et 8e nerfs cervicaux et les deux premiers nerfs dorsaux. Les branches destinées aux nerfs cervicaux sont recouvertes par la musculature cervicale profonde ou cheminent par les trous transversaires. On les appelle aussi pour cette raison rameaux communicants profonds. Comme une branche efférente fournit toujours des fibres à deux nerfs segmentaires voisins et se divise en T, ces branches se nomment aussi rameaux communicants gris bipartis. Le rameau communicant qui passe avec l'artère vertébrale dans le trou transversaire de la 6e vertèbre cervicale est dit de ce fait nerf vertébral. Il fournit des fibres végétatives au 6e et parfois au 5e nerf cervical puis se prolonge par le plexus vertébral. Les *rameaux vasculaires* du ganglion étoilé forment les plexus périvasculaires de l'artère sous-clavière et de ses branches (plexus sous-clavier, plexus thyroïdien inférieur, plexus mammaire interne, plexus vertébral).

Le ganglion étoilé donne des *rameaux viscéraux* qui s'épuisent dans la thyroïde, les parathyroïdes et le cœur.

Enfin, il faut signaler les branches qui unissent le ganglion étoilé au nerf phrénique, au nerf pneumogastrique et au nerf récurrent. Le rameau destiné au nerf phrénique peut décrire une anse autour de l'artère sous-clavière (anse phrénicosympathique), tout comme le rameau interganglionnaire supérieur.

L'importance pratique capitale du ganglion étoilé provient d'abord de ce qu'il fournit l'innervation sympathique des membres supérieurs (fibres vasoconstrictrices, pilo-motrices, sudorales). En outre, par l'intermédiaire du nerf vertébral et du plexus vertébral, ses fibres gagnent le cou, la colonne vertébrale, les méninges cérébrales et les artères du cerveau. Ses rameaux viscéraux, enfin, se distribuent à la thyroïde, aux parathyroïdes et au cœur. Comme les fibres à destination des ganglions cervical moyen et supérieur passent toutes par le ganglion étoilé, l'excitation et l'inhibition de ce dernier ganglion se transmettent à l'ensemble du territoire du sympathique cervical. Sa stimulation entraîne la dilatation pupillaire et l'élargissement de la fente palpébrale, de l'exophtalmie, du larmoiement, de la sudation, la vasoconstriction de la moitié correspondante du visage et celle du membre supérieur homolatéral. Si l'on déconnecte ce ganglion (anesthésie stellaire), il en résulte le syndrome de Claude Bernard-Horner (myosis, rétrécissement de la fente palpébrale, énophtalmie), le tarissement de la sécrétion lacrymale et sudorale, une vasodilatation (rubéfaction et hyperthermie) de la moitié correspondante du visage et du membre homolatéral. Les rameaux vasculaires et les rameaux communicants gris participent à l'innervation vasomotrice du membre supérieur, de sorte que le plexus périvasculaire à la périphérie reçoit au fur et à mesure des fibres des branches du plexus brachial. La sympathectomie locale n'équivaut donc jamais à une énervation complète. Il est de loin préférable de déconnecter le ganglion étoilé.

Autres ganglions thoraciques (fig. 122)

Au fur et à mesure que la chaîne sympathique descend dans le thorax, ses ganglions, disposés à gauche et à droite de la colonne vertébrale sur la tête costale, diminuent de taille. Situé au niveau du passage diaphragmatique, le dernier ganglion thoracique fusionne parfois avec le premier ganglion lombaire qui se trouve, comme les autres ganglions lombaires, en dedans de l'articulation costovertébrale, sur le flanc du corps vertébral. Les ganglions sympathiques sont reliés, en dehors, aux nerfs intercostaux par les *rameaux communicants*. En dedans, ils donnent les rameaux vasculaires et viscéraux qui peuvent aussi se détacher du tronc sympathique en tant que branches latérales des rameaux interganglionnaires.

Les *rameaux vasculaires*, issus soit des ganglions, soit des rameaux interganglionnaires, innervent l'aorte thoracique, la veine azygos, la veine hémiazygos, le canal thoracique et les vaisseaux intercostaux. Ces fins rameaux, filets à peine perceptibles et difficiles à isoler, naissent par de nombreuses racines des ganglions sympathiques thoraciques supérieurs, par quelques racines seulement des éléments inférieurs de cette chaîne ganglionnaire.

En fonction de leur territoire, les *rameaux viscéraux ou splanchniques* peuvent se diviser en nerfs splanchniques thoraciques provenant

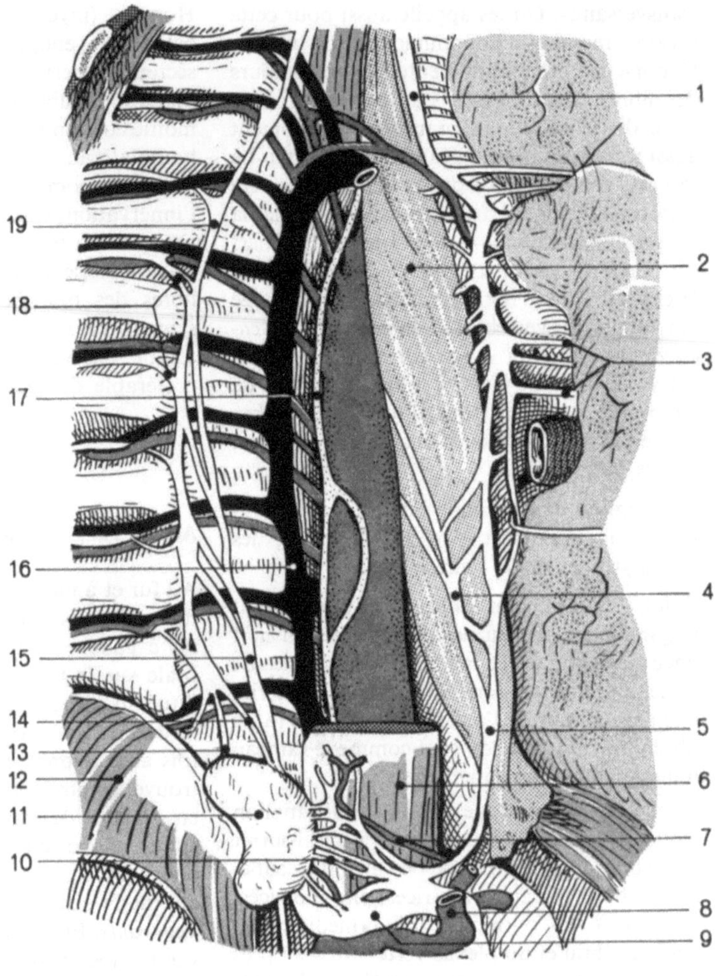

122a

1 Nerf pneumogastrique droit
2 Oesophage
3 Rameaux bronchiques
4 Plexus oesophagien
5 Nerf pneumogastrique postérieur
6 Pilier interne du diaphragme
7 Artère diaphragmatique inférieure
8 Tronc coeliaque
9 Ganglion coeliaque
10 Plexus nerveux surrénalien droit
11 Surrénale droite
12 Diaphragme
13 Tronc sympathique
14 Nerf petit splanchnique
15 Nerf grand splanchnique
16 Veine azygos
17 Canal thoracique
18 Rameaux communicants
19 Ganglion paravertébral de la chaîne sympathique

des 5 premiers ganglions et en nerfs splanchniques abdominaux issus des ganglions thoraciques 6 à 12. Les rameaux cardiaques thoraciques, les rameaux bronchiques et les rameaux œsophagiens font partie des *nerfs splanchniques thoraciques.* Les rameaux cardiaques thoraciques naissent des 2e et 3e ganglions thoraciques et aboutissent au plexus cardiaque. Les rameaux bronchiques proviennent des 3e-5e ganglions, sont satellites de l'artère bronchique et forment avec le nerf pneumogastrique le plexus bronchopulmonaire. Les rameaux œsophagiens n'innervent que la partie rétrotrachéale de l'œsophage et la trachée. La partie rétropéricardique de l'œsophage dépend du grand splanchnique et du petit splanchnique.

Nerfs splanchniques abdominaux. Les branches internes des ganglions thoraciques 6 (ou 7) à 9 se joignent au niveau des 9e-11e côtes pour

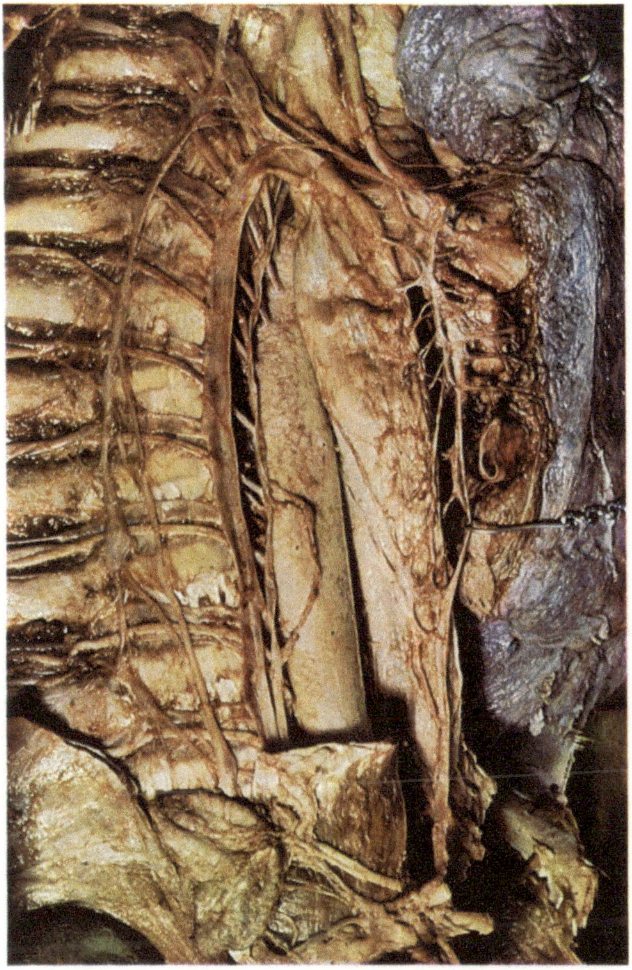

122b

Portion thoracique du tronc sympathique (poumon droit rabattu en avant, excision de la plèvre et du diaphragme)

donner le *nerf grand splanchnique* (fig. 122) qui gagne la cavité abdominale, en longeant le côté de la colonne vertébrale, devant les vaisseaux intercostaux, entre les veines azygos, hémiazygos et le nerf petit splanchnique. A l'union de la racine inférieure avec le tronc du grand splanchnique se trouve parfois le petit ganglion de LOBSTEIN suivi du ganglion splanchnique (ARNOLDI), au niveau du passage transdiaphragmatique. Formé le plus souvent de deux racines émanant du 10e et du 11e ganglion thoracique, le *nerf petit splanchnique* (fig. 122) descend entre le grand splanchnique et le tronc sympathique. S'il est indépendant, le nerf qui unit le dernier ganglion thoracique au plexus rénal se nomme nerf splanchnique inférieur (nerf rénal postérieur de WALTER). Il est du reste inconstant car ses fibres cheminent souvent avec le petit splanchnique.

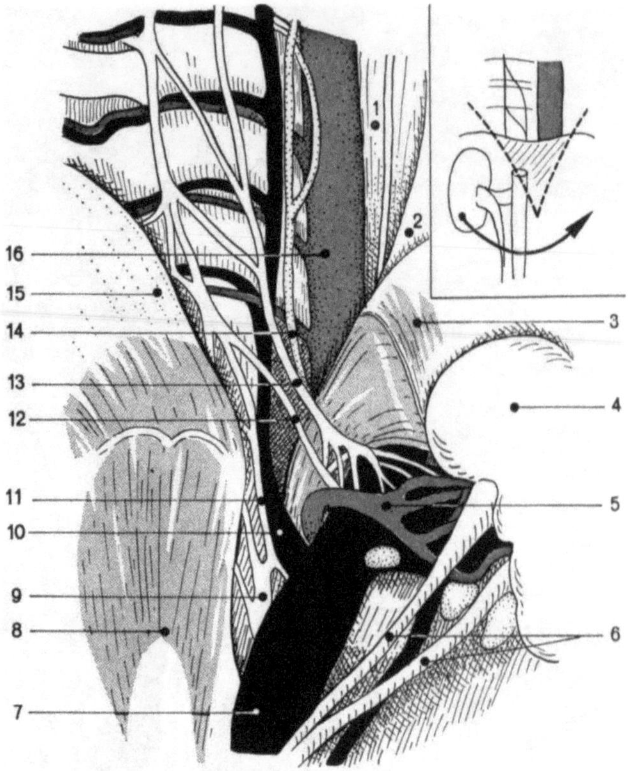

123a

1 Œsophage
2 Poumon droit
3 Pilier interne du diaphragme
4 Rein droit (rabattu sur la gauche)
5 Artère rénale
6 Uretère (double)
7 Veine cave inférieure
8 Muscle grand psoas
9 Ganglion lombaire du tronc sympathique
10 Veine azygos
11 Tronc sympathique (portion lombaire)
12 Nerf petit splanchnique
13 Nerf grand splanchnique
14 Canal thoracique
15 Pilier externe du diaphragme
16 Aorte thoracique

Passage transdiaphragmatique du tronc sympathique et des nerfs splanchniques. Cet interstice est situé entre le pilier interne et le pilier externe du diaphragme (fig. 123). La veine azygos et la veine hémiazygos l'empruntent également. Ce passage est souvent divisé par un pilier accessoire (pilier intermédiaire) en un orifice interne, dans lequel s'engagent les nerfs splanchniques, les veines azygos et hémiazygos, et en un orifice externe, entre les piliers intermédiaire et externe, traversé par le grand sympathique. Le petit splanchnique peut accompagner le tronc sympathique pour parvenir à l'abdomen ou fusionner avec le grand splanchnique dans la cavité thoracique. Une fois passé le diaphragme, le grand splanchnique se termine dans le ganglion semi-lunaire. Le nerf vague postérieur, qui s'achève aussi au niveau du ganglion semi-lunaire droit, forme avec le bord supérieur de ce ganglion et le nerf splanchnique droit l'anse mémorable de Wrisberg (fig. 122). A partir de cette formation, les fibres sympathiques et parasympathiques se mêlent dans les plexus périvasculaires (fig. 117). Celles du petit splanchnique aboutissent au plexus cœliaque et au plexus rénal. Le grand sympathique se continue par sa portion lombaire. Outre des fibres préganglionnaires et postganglionnaires, les nerfs splanchniques contiennent aussi des fibres afférentes (viscérosensibles) (fig. 117). A noter que la synapse

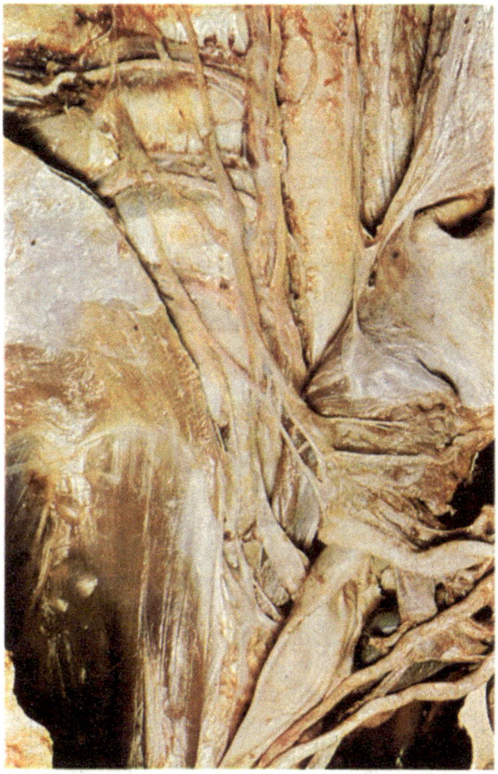

123b

Passage du tronc sympathique et des nerfs splanchniques dans l'espace rétropéritonéal (incision du diaphragme, ablation du foie, poumon droit et rein droit rabattus sur la gauche)

entre les fibres pré- et postganglionnaires n'a pas seulement lieu dans les ganglions paravertébraux ou prévertébraux. Tout au long des nerfs viscéraux se trouvent des cellules ganglionnaires avec synapses. C'est pourquoi le rapport des fibres pré- et postganglionnaires varie suivant la hauteur de la coupe transversale.

INNERVATION SENSIBLE DES VISCÈRES THORACIQUES

Généralités : Zones de Head-Mackenzie

La pathologie d'un organe se reconnaît, d'une part, aux troubles fonctionnels, d'autre part, à l'apparition de symptômes douloureux et de divers réflexes musculaires et viscéraux. La *douleur viscérale directe (splanchnic pain)*, qui compte au nombre des symptômes douloureux de l'affection, et la *douleur irradiée (referred pain)* sont transmises par les fibres afférentes des nerfs viscéraux (rameaux viscéraux). Inconstante, la douleur viscérale directe est sourde, difficile à localiser. Aussi permet-elle rarement de préciser son point de départ. Se manifestant assez loin du viscère atteint, la douleur projetée, au contraire, fournit de précieux indices sur son origine car l'apparition de ce genre de douleur obéit à certaines lois. Dans la plupart des cas, cette douleur viscérale irradie en surface. Ainsi HEAD remarque-t-il, lors de l'atteinte de certains organes, que des zones cutanées précises présentent une hyperesthésie aux stimuli tactiles et thermiques. Celle-ci est telle que des excitations cutanées, infimes et normalement indolores (contact de la main ou d'un objet froid), engendrent déjà des perceptions douloureuses. Les territoires cutanés hypersensibles ont une organisation segmentaire. Ce sont les *zones hyperesthésiques* ou *zones de* HEAD. Elles correspondent aux dermatomes innervés par les segments médullaires desquels l'organe reçoit son innervation efférente et auxquels il envoie ses fibres afférentes (fig. 124).

L'hyperalgésie ne ceinture généralement pas la totalité du dermatome, elle se localise plutôt en certains points de prédilection appelés «*points maximaux*». Ceux-ci se groupent d'ordinaire sur le côté de l'organe atteint *(loi de latéralité)*.

Comme un segment médullaire intervient dans l'innervation afférente et efférente de plusieurs viscères, le dermatome correspondant fournit des zones de HEAD à plusieurs organes. C'est pourquoi le diagnostic ne peut pas se poser uniquement d'après la localisation de la douleur. L'étendue des zones de HEAD est fonction du nombre de segments médullaires entrant en jeu dans l'innervation d'un organe. L'extension des zones de HEAD ou l'exception à la loi de latéralité *(généralisation)* traduisent souvent la propagation du processus nosologique ou une complication secondaire.

Plus fréquemment encore que l'hyperesthésie cutanée, on note lors d'affections viscérales l'hyperalgésie des plans profonds, de la musculature, en premier lieu. Normalement perçue comme telle, la pression devient douloureuse. Les zones hyperalgésiques des plans profonds s'appellent *zones de* MACKENZIE. Leur distribution est segmentaire tout comme l'innervation des viscères. De même que les zones de HEAD, les zones de MACKENZIE présentent des points particulièrement douloureux (points maximaux). L'hyperesthésie cutanée s'étend en fonction des dermatomes, la douleur profonde en fonction des myotomes qui ne sont pas forcément sous-jacents aux dermatomes. C'est la raison pour laquelle, lors de l'atteinte d'un seul organe, l'hyperalgésie cutanée et la douleur profonde ne se recouvrent pas nécessairement (fig. 24). Au niveau du dos, la distance séparant la zone de MACKENZIE de la zone de HEAD peut être considérable. Il faut en tenir compte en clinique (cf. p. 37 et 45). La douleur profonde se manifeste souvent spontanément. Elle peut en imposer pour un rhumatisme si elle s'assortit d'une contracture musculaire isolée.

Le substrat anatomique de la douleur irradiée est constitué par les fibres afférentes des nerfs viscéraux *(fibres viscérosensibles)* et par leur connexion centrale avec des fibres analogues des nerfs rachidiens (fibres somatosensibles) (fig. 124). Les cellules des deux groupes de fibres se trouvent dans le ganglion rachidien. Les prolongements périphériques des cellules viscérosensibles atteignent les viscères en passant par les racines postérieures, le nerf rachidien, le rameau communicant blanc, la chaîne sympathique et le nerf viscéral (rameau viscéral). Leurs prolongements centraux aboutissent à la corne postérieure de la moelle. Ils s'articulent avec les cellules funiculaires du *faisceau spinothalamique* au niveau de la *substance gélatineuse de* ROLANDO et de la *zone marginale de* LISSAUER. Cette voie dirige les afférences viscérales sur le cortex par l'intermédiaire du thalamus. Les afférences viscérales et une partie des afférences somatiques provenant du dermatome et du myotome correspondants font synapse avec les mêmes cellules cordonales puis cheminent vers les centres par une voie commune. Ces afférences provoquent au niveau du cortex une perception douloureuse qui est projetée dans le viscère et le territoire pariétal en question. Étant donné que la perception de la douleur cutanée et musculaire (afférences somatiques) est beaucoup plus précise que celle de la douleur viscérale, la première est plus intense. Par suite de l'hyperexcitabilité des cellules de la corne postérieure par les stimuli afférents provenant des viscères, il suffit de la moindre excitation cutanée pour engendrer une violente perception douloureuse. L'apparition des points maximaux au sein des zones découle de ce que le dermatome consiste en une mosaïque de champs particuliers dont l'innervation afférente est assurée par divers faisceaux de fibres à terminaison bien distincte au niveau de la corne postérieure.

L'affection d'un organe ne se manifeste souvent que par un seul genre de douleur, la douleur irradiée. Aussi est-il essentiel de la connaître en tant que telle pour pouvoir en inférer l'atteinte éventuelle d'un viscère. A souligner à ce propos que les hyperalgésies segmentaires n'expriment pas toujours l'atteinte d'un viscère. Elles peuvent résulter de l'action directe d'un facteur nocif, quel qu'il soit, sur le ganglion rachidien, la racine postérieure ou la corne postérieure, comme elles peuvent être aussi le symptôme d'une inflammation ou d'une compression nerveuse au niveau du trou de conjugaison. Il faut signaler encore à ce sujet que la douleur projetée peut être transmise d'un viscère à la paroi du corps et vice-versa. Un viscère peut constituer pour ainsi dire la « zone de HEAD » d'une affection cutanée.

Il est difficile d'expliquer les hyperalgésies du territoire de C3 et C4 *(zones cervicales)* et de la tête (nerf trijumeau et C2, *zones céphaliques*). L'observation clinique enseigne qu'il doit exister certains rapports entre ces zones et les viscères. Les *hyperalgésies* superficielles et *profondes* du territoire de C3 et C4, ressenties souvent comme une douleur scapulaire spontanée, s'observent lors d'affections pulmonaires et vésiculaires. Peuvent entrer en ligne de compte pour la conduction de la douleur les fibres afférentes du nerf phrénique qui sont en rapport avec les mêmes segments cervicaux au niveau desquels se terminent aussi les nerfs sus-claviculaires (fig. 124). Les *douleurs scapulaires* caractérisent en outre les affections du cœur, de l'aorte, du tube digestif, du pancréas, de l'ovaire, etc., quoique le nerf phrénique ne participe pas directement à l'innervation de ces organes. L'apparition de la douleur scapulaire lors de l'atteinte de ces viscères abdominaux s'explique par l'anastomose qui relie le nerf phrénique au ganglion cœliaque (cf. p. 141). Si le cœur et l'aorte sont touchés, il faut admettre un processus complexe et indirect car ces organes sont anatomiquement indépendants du nerf phrénique.

Les voies de conduction impliquées dans ce processus se composent des fibres afférentes des nerfs cardiaques thoraciques (cf. p. 147) qui s'achèvent au niveau des cellules sympathiques de la corne latérale de la moelle. Les axones de ces cellules, qui sont des fibres préganglionnaires, vont de la corne latérale à la chaîne sympathique par les rameaux communicants blancs pour gagner, par un trajet ascendant, le ganglion étoilé. Les fibres postganglionnaires qui proviennent de ce ganglion passent par les rameaux communicants gris dans les nerfs sus-claviculaires et, par l'intermédiaire de ces derniers nerfs, atteignent la périphérie. Au niveau de la peau et du tissu sous-cutané, ces fibres peuvent provoquer de l'œdème, des perturbations de la structure colloïdale et de l'équilibre électrolytique et déclencher des douleurs scapulaires.

L'explication de l'hyperalgésie et de la douleur spontanée au niveau des *zones céphaliques* reste encore du domaine de l'hypothèse. HEAD pensait que les influx afférents se transmettaient du pneumogastrique aux noyaux du trijumeau. Cette voie paraît improbable car le pneumogastrique intervient bien dans des réflexes d'organe, tels la nausée, le vomissement, mais pas dans la douleur.

Plus vraisemblablement, il s'agit ici d'une action sur les vaisseaux transmise par le système sympathique. L'origine de ces fibres intervenant dans ce processus se situe entre C8 et Th2-4, dans la corne latérale. Cette zone nucléaire peut être atteinte par des voies spinales ascendantes issues de tous les segments dorso-lombaires au niveau desquels s'achèvent des fibres viscérosensibles. Ainsi s'expliquerait l'apparition de céphalées et de mydriase homolatérale lors d'affections viscérales très diverses (fig. 124).

Réflexes viscérogènes

L'*hypertonie musculaire* et les réflexes viscéro-viscéraux comptent au nombre des signes

pathologiques réflexes d'origine viscérale. Le *réflexe viscérosomatomoteur* emprunte, semble-t-il, les voies suivantes: fibres viscérosensibles jusqu'aux cellules de la corne postérieure - neurone(s) intermédiaire(s) jusqu'aux cellules de la corne antérieure avec influx efférent pour la musculature (fig. 124). Il se caractérise par une hypertonie durable d'un territoire musculaire délimité correspondant au segment médullaire auquel aboutissent les fibres afférentes du viscère en question. On reconnaît souvent cet état à la posture figée typique du malade à la recherche d'une position antalgique. La contracture de la sangle abdominale lors d'atteinte des viscères abdominaux (appendicite, p. ex.) est particulièrement nette. La tension musculaire d'origine viscérale s'exprime par une désinhibition des réflexes proprioceptifs des muscles en question et augmente ainsi leur réponse à toute excitation pouvant les toucher (élongation, tiraillement, etc.). Les muscles sous tension réagissent vivement à toute pression, à tout effleurement, empêchant par là toute lésion supplémentaire de l'organe malade *(défense musculaire)*.
Autres phénomènes d'accompagnement d'une affection viscérale, on peut noter des troubles fonctionnels atteignant des organes proches ou distants. Ce sont les *réflexes viscéro-viscéraux ou réflexes d'organe*. La branche afférente de cet arc réflexe est formée par les fibres viscérosensibles qui se terminent au niveau des cellules des cornes latérales. La branche efférente, constituée d'un neurone préganglionnaire et d'un neurone postganglionnaire, gagne l'organe effecteur par les rameaux viscéraux (cf. p. 206 et fig. 117). Les réflexes d'organe concernent avant tout les viscères abdominaux. Leur symptôme initial est souvent un vomissement réflexe. Au niveau de l'intestin, ces phénomènes concomitants (spasmes, atonie, météorisme, diarrhée, iléus paralytique ou spastique) peuvent être si nets qu'ils en arrivent à masquer le foyer pathologique primaire. Les réflexes d'origine abdominale peuvent en outre engendrer des troubles passagers de l'irrigation cardiaque et simuler une angine de poitrine, d'où l'importance du diagnostic différentiel. En empruntant les mêmes voies mais en sens inverse, des troubles cardiaques peuvent déclencher tous les réflexes abdominaux mentionnés.

Phénomènes algiques et réflexes lors d'atteinte des viscères thoraciques

Poumon. Dans les affections pulmonaires, les zones de HEAD et de MACKENZIE sont toujours homolatérales et se situent au niveau du territoire de C3-C4 et de Th2-Th9 (Th12). L'emplacement des points maximaux est variable. Ils siègent le plus souvent dans la région scapulaire (C3-C4) ou dans la région pariétale abdominale correspondant au segment du poumon et de la plèvre (Th9-Th11). Il est donc possible de confondre une atteinte pleuro-pulmonaire avec un rhumatisme articulaire ou des affections abdominales aiguës, surtout si, en outre, des réflexes d'organe attirent l'attention sur l'abdomen (diagnostic différentiel entre la pneumonie et l'appendicite, la perforation de l'ulcère d'estomac, l'iléus, une affection vésiculaire, etc.). Lors de pneumonie, les points maximaux siègent sur Th9 et non sur Th12 (point de McBURNEY) (fig. 22). Ces symptômes abdominaux sont plus fréquents chez les enfants à cause de leurs réactions somatiques et neuro-végétatives plus fortes. La rétraction de l'hémithorax malade à la respiration, le resserrement des espaces intercostaux et la posture antalgique de la colonne vertébrale sont autant de réflexes viscérogènes. La mydriase homolatérale, l'hyperhidrose, l'horripilation et les phénomènes vasomoteurs (cyanose, pétéchies segmentaires) sont autant de signes de réflexes viscéromoteurs. Les douleurs irradiées peuvent être les premiers indices de tumeurs malignes de l'arbre bronchique. Il faut toujours y songer devant des « névralgies intercostales » rebelles.

Plèvre. Les affections de la plèvre pariétale entraînent une douleur locale, profonde le long des nerfs intercostaux mais pas d'hyperesthésie cutanée. Cette douleur provient de l'excitation concomitante des nerfs intercostaux, très proches de la plèvre entre la colonne vertébrale et l'angle costal postérieur (cf. p. 45). L'hyperalgésie tensionnelle de la muscu-

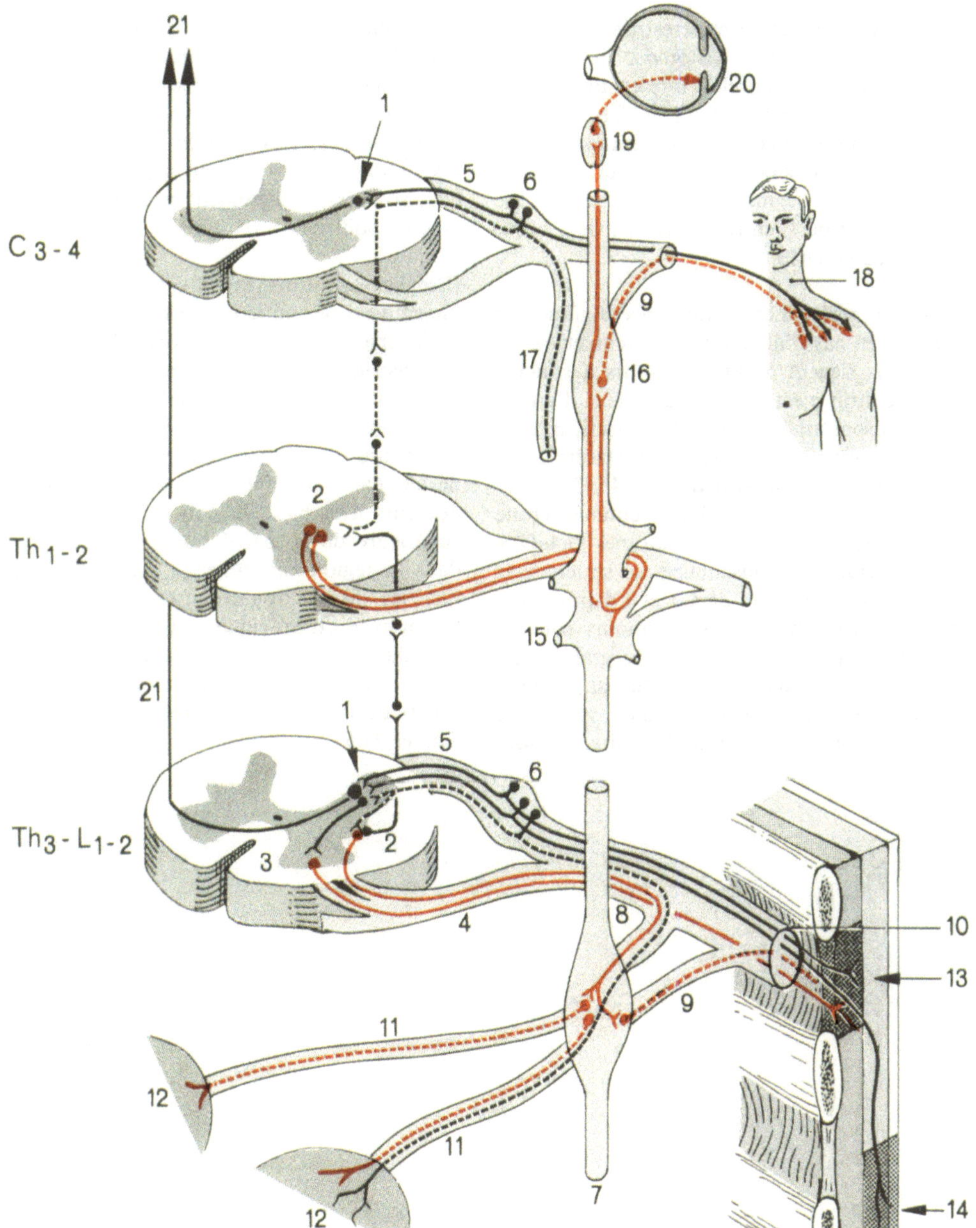

1 Corne postérieure
2 Corne latérale
3 Corne antérieure
4 Racine antérieure
5 Racine postérieure
6 Ganglion rachidien
7 Chaîne sympathique
8 Rameau communicant blanc
9 Rameau communicant gris
10 Nerf intercostal
11 Rameaux viscéraux
12 Organes
13 Zone de Mackenzie
14 Zone de Head
15 Ganglion étoilé
16 Ganglion cervical moyen
17 Nerf phrénique
18 Nerfs sus-claviculaires
19 Ganglion cervical supérieur
20 Dilatateur de la pupille
21 Faisceau spinothalamique

124

Schéma du trajet des fibres viscérosensibles et de leurs connexions spinales

lature (MACKENZIE), l'hyperesthésie profonde des zones C3-C4 (C5) (shoulder tip pain) et l'hypertonie des muscles intercostaux et de la musculature du tronc (Th2-Th3 à Th9-Th12) sont d'origine réflexe et rentrent dans le cadre de la projection de la douleur.
L'innervation segmentaire de la plèvre se situe, d'une part, entre C3 et C5, de l'autre, entre Th2 et Th13.

Cœur et aorte. Les symptômes algiques et réflexes en cas d'affections du cœur et de ses vaisseaux siègent presque toujours à gauche. Le côté droit n'est douloureux que si d'autres organes sont atteints (stase hépatique, p. ex.). Sourde, imprécise, la douleur viscérale est rétrosternale, au niveau des 3e, 4e, 5e extrémités costales. L'hyperalgésie cutanée (zone de HEAD) s'étend sur les dermatomes Th4-Th6. Les hyperalgésies musculaires se situent surtout dans le territoire de C3 et C4 (musculature cervicale et scapulaire), moins souvent au niveau des intercostaux et du grand droit de l'abdomen dans sa partie supérieure. L'irradiation cervicale de la douleur va jusqu'à l'articulation temporo-mandibulaire, la douleur touche en avant les pectoraux, gagne l'épaule gauche, le membre supérieur jusqu'aux doigts. On peut observer de la dilatation pupillaire et de l'hyperhidrose faciale homolatérales. Les réflexes viscéro-viscéraux tels le hoquet, le vomissement, le météorisme, etc., sont particulièrement nets en cas d'angine de poitrine.

Œsophage. L'innervation sensible de l'œsophage n'est pas entièrement élucidée. Comme à l'inverse de sa portion viscérale, le nerf pneumo-gastrique dans sa portion bronchiale, contient des fibres de la sensibilité douloureuse, on admet que les fibres afférentes de la partie supérieure de l'œsophage parviennent à ce dernier par le nerf récurrent. L'irradiation des douleurs à la base du cou et dans la partie supérieure de la paroi abdominale, surtout dans la région xiphoïdienne, laisse entendre que les fibres douloureuses provenant de l'œsophage thoracique gagnent les nerfs rachidiens dorsaux par les rameaux viscéraux et les rameaux communicants. La zone de HEAD de l'œsophage est rétrosternale, entre Th3 et Th5.

SOURCES

BENNINGHOFF, A., K. GOERTTLER: *Lehrbuch der Anatomie des Menschen,* Tome II, 7e édit. Urban & Schwarzenberg, Munich, 1964

CAIX, M.: Hauteur et profondeur des hémicoupoles diaphragmatiques, *C. R. Ass. Anat.,* 102 (1959), 243-253

CLARA, M.: *Das Nervensystem des Menschen,* 3e édit. Barth, Leipzig, 1959

COCCHI, U., P. THURN: *Einführung in die Röntgendiagnostik,* 2e édit. Thieme, Stuttgart, 1967

CORDIER, G. J., C. CABROL: *Les pédicules segmentaires du poumon,* Tomes I-II. Expansion Scientifique Française, Vichy, 1955

CORNING, H. K.: *Lehrbuch der topographischen Anatomie für Studierende und Ärzte,* 2e édit. Bergmann, Wiesbaden, 1909

EDWARDS, J. E.: *Atlas of congenital anomalies of the heart and great vessels.* Thomas, Springfield, 1954

ELLIS, H.: *Clinical Anatomy,* 3e édit. Blackwell, Oxford, 1966

FENEIS, H.: *Anatomische Bildnomenklatur.* Thieme, Stuttgart, 1967

GRAY, H., W. H. LEWIS: *Anatomy of the human body,* 24e édit. Lea & Febiger, Philadelphie, 1944

HAFFERL, A.: *Die Anatomie der Pleurakuppel, ein anatomischer Beitrag zur Thoraxchirurgie.* Springer, Berlin, 1939

HAFFERL, A.: *Lehrbuch der topographischen Anatomie,* 2e édit. Springer, Berlin, 1957

HANSEN, K., H. SCHLIACK: *Segmentale Innervation, ihre Bedeutung für Klinik und Praxis.* Thieme, Stuttgart, 1962

HOLLINSHEAD, W. H.: *Anatomy for surgeons,* Tome II. Hoeber – Harper, New York, 1956

HOVELACQUE, P., O. MONOD, H. EWARD: *Le thorax. Anatomie médico-chirurgicale.* Malvine, Paris, 1937

JACKSON, C. M.: *Morris'human anatomy,* 9e édit. Blakiston, Philadelphie, 1933

KOVÁTS jr., F., Z. ZSEBÖK: *Röntgenanatomische Grundlagen der Lungenuntersuchung.* Akadémiai Kiadó, Budapest, 1953

KUBIK, ST.: Bau und Blutversorgung der bronchopulmonalen Segmente und ihre Varianten. *Ergebn. Anat. Entwickl.-Gesch.* 36 (1962), 112-270

v. LANZ, T., W. WACHSMUTH: *Praktische Anatomie.* Der Arm. Tome I/3, 2e édit. Springer, Berlin, 1959

LUISADA, A. A.: *Development and structure of the cardiovascular system.* McGraw-Hill, New York, 1961

NAGY, D.: *Röntgenanatomie.* Akadémiai Kiadó, Budapest, 1959

NICK, J.: Zur Einmündungsweise der Lungenvenen in den linken Vorhof. *Thoraxchirurgie* 1 (1954), 387-402

PATURET, G.: *Traité d'anatomie humaine,* Tome III. Masson, Paris, 1958

POIRIER, P., A. CHARPY: *Traité d'anatomie humaine.* Le thorax. Tome IV/2e partie, Masson, Paris, 1912

RAUBER, A., F. KOPSCH: *Lehrbuch und Atlas der Anatomie des Menschen,* 19e édit., Tome II. Thieme, Stuttgart, 1955

REHMAN, I., N. HIATT: *Descriptive atlas of surgical anatomy.* McGraw-Hill, New York, 1964

ROUVIÈRE, H.: *Anatomie des lymphatiques de l'homme.* Masson, Paris, 1939

ROUVIÈRE, H., A. DELMAS: *Anatomie humaine descriptive et topographique,* 10e édit. Masson, Paris, 1967

SEIB, G. A.: The azygos system of veins in american whites and american negroes, including observations on the inferior caval venous system, *Amer. J. phys. Anthrop.* 19 (1934), 39-163

SÉRY, Z., J. KRALIK: Über den Muskelbau des Hiatusteiles des Zwerchfells. *Acta anat.* 31 (1957), 136-149

TESTUT, L., O. JACOB: *Traité d'anatomie topographique.* Doin Paris, 1914

TESTUT, L., A. LATARJET: *Traité d'anatomie humaine,* 9e édit. Doin, Paris, 1948

THÉVENET, A., J. B. PRIOTON: « La terminaison de l'artère mammaire interne. » *C. R. Ass. Anat.* 96 (1957), 807-812

TÖNDURY, G.: *Angewandte und topographische Anatomie,* 3e édit. Thieme, Stuttgart, 1965

TÖNDURY, G.: « Die Anatomie des Brustkorbes in der Sicht der Thoraxchirurgie. » Extrait de: KIRSCHNER, M.: *Allgemeine und spezielle chirurgische Operationslehre,* 2e édit. Tome VI/6, N. GULEKE, R. ZENKER, Springer, Berlin, 1967

WALTERS, W., H. A. NEIBLING, W. F. BRADLEY, S. T. SMALL: « Anatomic distribution of the vagus nerves at lower end of the oesophagus. Relation to gastric neurectomy for ulcer. » *Arch. Surg.* 55 (1947), 400-422.

ZENKER, R., G. HEBERER, H.-H. LÖHR: *Die Lungenresektionen.* Anatomie, Indikationen, Technik. Springer, Berlin, 1954

INDEX

B

C

D

E

F

G

L

M

N

O

P

R

S

T

Z

Bei Fragen zur Produktsicherheit wenden Sie sich bitte an:
If you have any questions regarding product safety,
please contact:

Walter de Gruyter GmbH
Genthiner Straße 13
10785 Berlin
productsafety@degruyterbrill.com